孕产宝典

30⁺轻松
孕产一本通

30⁺ Qingsong
Yunchan Yiben Tong

陈咏玫 主编

U0226558

中国农业出版社

图书在版编目（CIP）数据

30⁺轻松孕产一本通 / 陈咏玫主编. — 北京：中国
农业出版社, 2013.9
ISBN 978-7-109-17261-6

Ⅰ.①3… Ⅱ.①陈… Ⅲ.①妊娠期－妇幼保健－基
本知识②产褥期－妇幼保健－基本知识 Ⅳ.①R715.3

中国版本图书馆CIP数据核字(2013)第124191号

策划编辑	张丽四	
责任编辑	张丽四	
出　　版	中国农业出版社　（北京市朝阳区麦子店街18号　100125）	
发　　行	新华书店北京发行所	
印　　刷	北京三益印刷有限公司	
开　　本	889mm×1194mm　1/20	
印　　张	$18\frac{2}{5}$	
字　　数	400千	
版　　次	2013年9月第1版　2013年9月北京第1次印刷	
定　　价	39.00元	

（凡本版图书出现印刷、装订错误，请向出版社发行部调换）

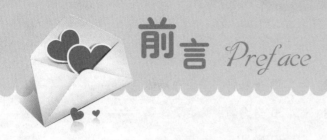

前言 *Preface*

30⁺，我要当妈妈

当我和我的他还在20⁺的路上"奔跑"时，不管是妈妈循循善诱地说："早点要个孩子吧！"还是婆婆千里之外传话来："我想抱孙子啦！"说实话，我都没有放在心上。为什么？我的青春还没有折腾够，要个孩子来做拖油瓶？再说，"生养、生养"不能光生不养啊，可我们事业刚刚起步，房贷压在肩头，还是个"月光族"，拿什么来对那娇嫩的小生命负责？

在20⁺聚精会神的"奔跑"中，不知不觉我就踏上了30⁺的路段。30岁，对女人来说是一个有点可怕的命题。如果20⁺玩是理所当然，那30⁺重新定义一下人生，就成了世上最不能拖延的事情。

有哪些"光荣任务"是在30⁺的年龄需要完成呢？我在思索中……突然有一天，一个特定的时间，特定的地点，特定的情景之下，我下了一个连自己都觉得有点不可思议的决定："30⁺，我要当妈妈！"这个念头一旦出现就再也挥之不去，且越来越强烈，最后简直迫不及待了。

30⁺，我就这样着了魔似的踏上了研究"生"之旅。科学有序的备孕，心跳加速的验孕，小条条上的双杠，让我兴奋不已。怀孕的感觉真是美好，以前"霸道"的老公开始俯首听命，婆婆、妈妈也尽其所能关心备至，身边的同事、朋友以至很多陌生人都对我呵护有佳。与之相比，孕期的各种不适，来往产检医院的奔波，都显得那么微不足道。

30⁺，感觉又做了一回上苍的宠儿，愿所有30⁺的姐妹都能像我一样得偿所愿。虔诚地呈上此书，里面有我作为过来人的生活总结，有方便实用的胎教方案，有产科专家的科学主张，有贴心的营养方案推荐，一册在手，让你的孕产生活轻松相伴。

编 者

目录
contents

PART 1

30⁺，踏上研究"生"之旅
——孕前准备全程指导

身体倍棒，好孕自然来

PART 2

精王子和卵公主秘密盟约

——30⁺准妈孕1月全程指导

PART 3

我肯定，宝宝"如约而至"

——30⁺准妈孕2月全程指导

胎教方案推荐

产科专家主张

营养方案推荐

本月食谱推荐

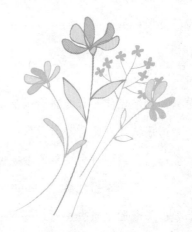

PART 4

吐or不吐是个问题
——30⁺准妈孕3月全程指导

本月食谱推荐

PART 5

小胎儿"人模人样"

——30⁺准妈孕4月全程指导

胎儿密语与妈妈体语

生活保健知识

胎教方案推荐

产科专家主张

PART 6

小家伙开始踢我啦

——30⁺准妈孕5月全程指导

PART **7**

宝贝儿，你听到了么

——30⁺准妈孕6月全程指导

胎教方案推荐

产科专家主张

营养方案推荐

本月食谱推荐

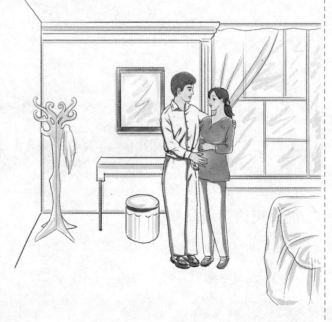

PART 8

30⁺，秀一下我的完美孕姿

——30⁺准妈孕7月全程指导

PART 9

加倍呵护，巩固好成果噢

——30⁺准妈孕8月全程指导

PART 10

等待，有点激动有点忐忑
——30⁺准妈孕9月全程指导

胎儿密语与妈妈体语

生活保健知识

胎教方案推荐

产科专家主张

营养方案推荐

PART 11

万事俱备，宝宝要"搬家"
——30⁺准妈孕10月全程指导

30⁺分娩，与宝宝"一见钟情"
——30⁺准妈妈分娩全程指导

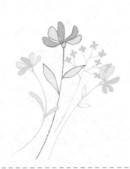

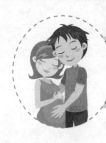

30⁺要生孩子N个必然

💜 20⁺享受青春，不想生

　　20⁺的女孩，很多刚刚走出大学校门，对她们来说，终于脱离了谆谆教导的老师，终于不用受父母好心的管束。走上社会，用自己所学去走自己的路，开创属于自己的美丽天空。20⁺，青春如歌，美妙动听；青春像水，纯洁美好；青春似火，激情四射。享受青春，活出自我，是她们对世界发出的独立宣言。至于结婚生子的念头一般都是在脑子里一闪而过，不会排在人生的日程表里。她们自己还是长不大的小孩，要个孩子？怎么可能！青春是自由的季节，青春是奋斗的季节，奋斗、成功、努力抑或失败的滋味，都还没有尝够，不想生！

💜 20⁺事业为先，没空生

　　20⁺初入职场，精力旺盛，大有天生我才必有用，此时不搏何时搏的气魄。职场发展之路还很长远，小医生想做主任医生，小讲师想当教授，小助理想当主管……只有现在全身心投入，奋寝忘食，才有可能预约到理想的自己。所以，宁愿加班加点，甘心放弃休假，都是正常的事儿！在这样充实的忙碌中，哪有时间停下来要孩子，就算有了孩子，也没空好好照料。

　　这样的情况很普遍，在事业和孩子的PK过程中，20⁺的年龄多数会选择事业，因为没有拼搏怎么对得起这样的年华，况且事业上每天一大堆的事儿就摆在眼前，而孩子还没有出现，生孩子10月怀胎不说，科学地养育他长大也是要付出半辈子的心血的。所以20⁺理所当然地以事业为先，事业发展好，将来养宝宝才更从容。

♥ 20⁺经济问题，不敢生

生个宝宝，不是生下来就了事，必须算好经济账。社会竞争压力大，就业形势不乐观、房价不断上涨、抚养孩子成本不断增加，20⁺的年龄只能面对现实说"生不起、养不起"。她们自己是忙得不亦乐乎的还房贷的"月光族"，如果婚后马上添个孩子，生活质量会大大下降。奶粉及各种宝宝生活用品都很贵，总不能有了孩子还"月光族"。

那就只有好好工作，努力发展，置业购车，一不小心到了30⁺，小夫妻才敢说想要孩子，于是紧锣密鼓，甚至全家总动员，人生进入"造人"阶段。

♥ 30⁺生个孩子，是趋势

虽说现在很多人认为生育的最佳年龄在25～30岁，但大中城市"晚育族"群体却越来越壮大，经意不经意间生育这件事儿就成了30⁺女人的"光荣任务"。

我们看影屏上大型交友类节目收视率居高不下，就明白"剩男剩女"有多少。"剩女"多数情况下是主动剩下的，她们学历高、收入高，相貌也不错，结婚成了迟迟不愿下手的事儿，那生育就更要晚一步提到日程上来。当然，"晚育族"成为潮流，也是现在的教育制度使然，有几个女孩甘心一出校门就开始研究"生"计划。总之，不论是个人主观想30⁺生育，还是客观因素造成的30⁺生育，毋庸置疑的是，30⁺生育已经成为我们这个时代的流行趋势。

♥ 30⁺生个孩子，是自然

20⁺的时候青春飞扬疯狂够了，为梦想而燃烧自己的日子过过了，爱情的甜蜜和二人世界的浪漫，也品味过了。30⁺事业小有起步，收入已经稳定，房子至少付了首付，要一个娇嫩可人的小宝宝，完成自己作为一个女人来到世界上的最特殊任务，就成了自然而然的事情。

调查显示：职业女性的婚育年龄被一再推迟，以至于有78.9%的未生育者打算29岁以后再说。虽然有很多老人语重心长地说：生孩子要趁早。但随着人们生活水平与医疗技术的提高，年龄已不是制约生育早晚的主要问题。社会用事实告诉我们：理想的育儿黄金期在30⁺，因为这个年龄段的女性在心智、事业、财力方面都该算是"熟女"了。

💗 30⁺生个孩子，不能等

英国的医学专家曾就最佳孕育年龄的问题，对3000名母亲作了调查，结果发现："在34岁第一次生育的女人要比18岁就开始生育的女人看上去更年轻。"35岁以后生育能力下降趋势比较明显。因为排卵次数减少，35岁以上的夫妇受孕一次所需的时间是一对年轻夫妇的2倍（1年半～2年），40岁以上的女性则需要更长的时间。

有的姐妹们可能不服气，看很多女明星都是40⁺了才结婚生子，为什么我们不能再等一等。咱有她们的保养条件吗？咱有她们那么光鲜的事业吗？她们之所以拖得更晚，可能也是无奈之举。所以，抓住咱们的30⁺生个聪明可人的小宝贝儿不能再等了。

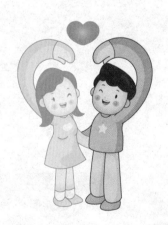

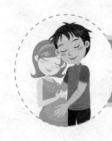

30⁺孕娩的N个优势

♥ 30⁺当妈妈，淡定从容

我们经常在生活中或影视作品中看到这样的场景：一对年轻的夫妻在大庭广众之下吵架，女的抱着个不足一岁的孩子，两个人吵得不可开交，剑拔弩张，小孩被吓得哇哇大哭。究其原因便是夫妻双方太年轻气盛了，便可怜了那孩子。

30⁺的女人褪去青涩和浮躁，变得淡然、从容而柔和。她们像一杯清茶，性格文静的更加心平气和，个性浮躁的也不会心急如焚。面对突发事件能够冷静以对，沉稳处之，对怀孕带来的各种身体和心理的不适更加宽容，对初为人母的幸福感会有更强烈的感知，对孩子的爱也更加深沉隽永，并且特别懂得用心感受养儿育女过程中的点点滴滴。这些特点会使孩子成长过程中受益颇多。

♥ 30⁺当妈妈，郑重其事

20⁺做妈妈，面对孩子的诞生可能有改朝换代的错愕感：生活面貌和节奏被打乱，家庭模式需要重建，气氛需要再造，一切都在摸索中。二人世界突然变成三口之家或者N口之家，这些变化常常使她们惊慌失措，甚至会出现妈妈、宝宝一起哇哇大哭的情形。

而30⁺女人对生活已经拥有较好的操控能力，她们很少被动接受生活的变化，顾此失彼，而是满怀喜悦，有条不紊地让孩子融入已经成型、稳固的家庭生活中。生儿育女绝不是"奉子成婚"的轻率，而是他们对父亲、母亲这两个角色经过充分心理准备后的理性选择，是对未来二三十年三口之家稳定生活模式的一种郑重承诺。

♥ 30⁺当妈妈，经济优势

30⁺当妈妈，经过了几年打拼，再打算生育孩子，这时的她们可以给孩子提供相对稳定和宽裕的物质条件。小到买玩具、衣服、请保姆，大到带孩子出国旅游，良好的经济基础在一定程度上决定了养育的质量。

英国皇家妇产学院的梅勒尼·艾夫瑞教授说："推迟生育的女性往往受过良好的教育，具有较高的收入，有健康的饮食习惯和更好的住房条件，这些因素都很重要。如果要综合考虑社会保险、经济环境等因素，等年龄稍大一些再生育反而会更好。

♥ 30⁺当妈妈，事业中场休息

30⁺好不容易闯下事业天空，如果停下来去生孩子，会不会让多年的奋斗付诸东流？当然不会。事业只是人生的一个方面，人生的终极目标是生活幸福。怀孕、生孩子这样独特的幸福体验，绝对无法用别的事情来代替。钱是永远赚不完的，地球离了谁都能照样转。明白了这个道理，我们还有什么理由放不下手头的工作呢？把工作安排妥当，从疲惫的职场中暂时解脱出来，把怀孕作为事业的中场休息，给自己放个特殊的假期，为下一次更华丽的出场积蓄力量。30⁺生下了健康可爱的宝宝，让女人的生命更加完整。做了妈妈之后，还可以让生活和事业达到新的巅峰。所以，放心大胆在孕育中体味意想不到的惊喜吧。

♥ 30⁺当妈妈，家庭更美满

30⁺熟女相比20⁺的青涩，已善于理家和正确地解决家庭矛盾，对于促进家庭和睦有了很多的感悟和经验。另外，爱情虽浪漫，婚姻却现实，没有人能保持永远的甜蜜期，二人世界过久了谁都难免会审美疲劳，而孩子往往会是两人生活"发痒"时的调和剂，是夫妻俩的感情寄托。这个孩子拥有你们两人的血液、特征和希望。听到有个小孩叫"爸爸、妈妈"，难道不是一件很有成就感的事吗？精心营造一个温馨家庭，要孩子是女人的重生，在家庭中完成一个华丽转身，还原女人母性本色，家庭会更加美满。

30⁺当妈妈，教育更有利

西方有一句教育格言：推动摇篮的手就是推动世界的手。妈妈是孩子的第一位老师，孩子一出生就受到了母亲的"教育"。妈妈的一颦一笑、举手投足都在无形中影响着宝宝。30⁺的女性对人性的善良和丑陋，世事的美好和黑暗，都已经在头脑中形成了独到的见解，这就是生活阅历。

在不远的将来，妈妈可以把自己的人生经历变成"活"的教科书，给孩子提供合理的生活建议和心理疏导。开阔的眼界使大龄妈妈更懂得让孩子看什么、学什么，在教育孩子问题上不迷茫、不盲从。在现如今人们对幼儿的教育充满争论和急燥的年代，这一点至关重要。

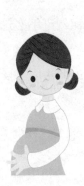

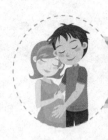

30⁺孕娩的N个注意事项

30⁺之后升级做妈妈的幸福感可想而知会更多，但欣喜之余为宝宝也为自己，要特别注意下面几点。

♥ 解除过多忧虑，生出健康宝宝

30⁺怀孕，最担心的问题就是宝宝是否能够健康地出生。研究表明，唐氏综合征在25～34岁的比例差不多，为1/2 000，而超过这一年龄段，在35～44岁的产妇比例则猛增至1/250。不过即使有这样的比例也不必过分担心，因为化解到个体上，可能性还是非常小的。所以30⁺怀孕做妈妈也没有必要为此过多忧虑。目前就临床来看，30岁以上孕妇产下健康婴儿的比例和30岁以下孕妇相比没有明显区别。

♥ 生活方式健康，享受快乐孕期

老人们常说："30⁺怀孕会非常辛苦。"使得不少30⁺女人谈孕色变。其实，只不过是30⁺孕期症状相比更年轻的孕妇来说会更明显，只要定期接受检查并在生活方式上予以注意，或者在需要的情况下进行药物控制，这些症状是完全可以得到良好控制的。所以，保持健康的生活方式，同样可以像20⁺女人一样享受快乐的孕期生活。

♥ 相信现代医学，坚持例行检查

30⁺怀孕，不能再让意外把我们忽悠，所以我们要相信现代医学，坚持例行检查。在产前检查上，其实30⁺怀孕和20⁺怀孕相比，只是35岁以上的孕妇一般会被建议做羊水穿刺检查，其他的检查和注意事项都没有因为怀孕年龄不同而有所区别。

♥ 行事稳妥为上，谨防意外发生

30⁺孕育小生命，行事一定要稳妥至上。日常生活中一些细节要特别留心：饮食要搭配均衡，家务要量力而行，心态要保持平和；尽量保持良好的睡眠，工作不能过于拼命。如果被建议多做检查，也不要过于担心，科学的检查更是为了谨防意外发生。

♥ 坚持孕期锻炼，顺产分娩最好

是否能够顺产和年龄没有关系，重要的是根据产妇自身条件和胎儿的胎位、大小等实际情况来判断，很多30岁以上的妈妈都成功完成了自然分娩。实际上，就自然分娩率来说，30岁以下年龄段的产妇与30～35岁产妇在自然分娩率上并没有太大差距。

♥ 决心加上耐力，身材不难恢复

女人30⁺，无论怀孕与否，都会进入一个体重开始增长的时期，而且减肥也可能没有20⁺时那么容易。但是，只要30⁺做好怀孕期的体重管理工作，分娩后身材恢复也不难。决心加上耐力，会让"苗条身材"再次爱上你。

PART 1

30⁺，踏上研究"生"之旅

——孕前准备全程指导

对怀孕这个水到渠成的事儿，为什么还要大张旗鼓地准备？因为怀孕并不是从精子和卵子结合的那一瞬间开始的，而是从做好心理准备后开始实践的那一瞬间开始。所以，为了"遇见"更健康幸福的宝宝，"百分百准备"比"临时突击"要好得多。

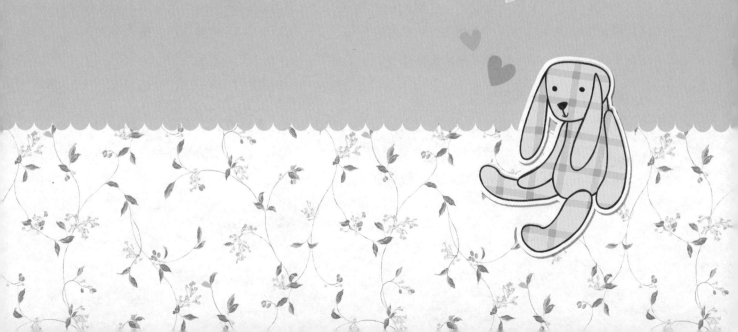

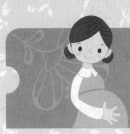

身体倍棒，好孕自然来

❤ 这些事早计划提前做

　　30⁺的年龄，想要一个健康可爱的宝宝，孕前准备很重要！那么想在不久的将来加人30⁺准妈妈的行列，到底要准备些什么呢？

• •

提前6个月考虑停服某些药物

　　某些药物可能导致精子、卵子的变异，会引起胎儿的畸形。因此，为了能够孕育一个健康的宝宝，计划怀孕的夫妻，应提前6个月甚至1年避免长期用药，如抗结核药物；激素类药物，因为它可能导致男胎女化或是女胎长大后容易得阴道癌，也要提前停用；避孕药，停用后可以让自己的内分泌环境恢复一下，会对受孕有帮助。

提前6个月看牙

　　牙病不仅影响准妈妈的健康，严重的还会导致胎儿发育畸形，甚至流产或早产。因此应该在孕前防患于未然。早孕期的3个月不易看牙和洗牙，所以怀孕前清洁一下，整个孕期都没有牙病来捣乱。拔牙的事情应该安排在孕前。

提前3个月到1年调整饮食

　　准备怀孕的夫妻要提前3个月到1年对饮食进行健康调整。对男性和女性来说，饮食与生育能力密切相关。坚持均衡饮食，不仅能提高孕育宝宝的概率，而且还能提高孕育健康宝宝的概率。孕前应结合受孕的生理特点安排饮食。

♥ 30⁺要当妈，运动先行

适宜而有规律的运动锻炼，对女性而言，可以促进体内激素的合理调配，确保受孕时体内激素的平衡与精子的顺利着床，避免怀孕早期发生流产；对男性而言，可以帮助提高身体素质，确保精子的质量。那么，锻炼有哪些讲究呢？

◉ 合理安排，逐步养成习惯

尊重科学，讲究方式。锻炼身体除讲究心理卫生、排除杂念、以饱满情绪全神贯注进行锻炼外，还要讲究正确的运动姿势，并根据生理和心理状态，一切从实际出发掌握运动量。要根据个人情况，选择最适合自己的运动项目和运动时间，逐步养成习惯，不可三天打鱼，两天晒网。

◉ 选择平坦开阔、空气新鲜的地带

运动过程中，健身的基本途径是通过呼吸从外界摄取大量新鲜空气。选择环境是运动前的重要准备。所以，准爸妈一定要选择平坦开阔、空气新鲜的地带进行健身活动，才能达到理想的效果。

◉ 运动不要太激烈

孕前运动应该以乐而不疲、精神振作为佳，尽量避免太过激烈的运动，减少不必要

的伤害。适合准爸妈的运动有：步行、慢跑、游泳、健美操、瑜伽等。

◉ 运动的时间要合理安排

每次运动的时间不要太久，最好控制在30～60分钟。另外，每天的8～12时、14～17时是人体速度、力量和耐力处于相对最佳状态的时段，如果准爸妈能在这个时间段里进行健身锻炼和运动，将会收到意想不到的效果。

◉ 做好热身训练

在进行孕前运动之前，准爸妈应该做好热身训练，比如伸臂扩胸、扭腰转体、屈膝压腿、缓步小跑等一系列准备工作，这样才能够放松四肢，避免运动时出现腿部抽筋等情况。

♥ 孕前检查，切莫忽视

在实施"造人"计划之前，30⁺最好去医院做一次孕前检查！这对于生育一个健康的宝宝有着非常重大的关系。因为谁都可能患有自己不知道的疾病，而且很多遗传病、传染病等都可以通过孕前体检排查。

下面这些几项孕前检查都是非常简单的，在任何一家医院的妇产科都可以做。当然，孕前检查不只是准妈妈一个人的事情，准爸爸也有检查的义务。

● ●

♥ 常规血液检查

可知道血红素的高低，如有贫血可以先治疗；可得到血小板的数值，血小板与凝血机能有关，过多过少都会出血；可测得红血球的大小（MCV），有助于发现地中海贫血携带者。

♥ 梅毒血清检查及艾滋病病毒检验

梅毒会影响胎儿，但幸好梅毒可以治疗，只要完全治愈便可安心怀孕；艾滋病则比较麻烦了，但至少我们不要让这种成人的恶性病影响到下一代，不要让无辜的宝宝带着艾滋病病毒来到这个世界。

♥ 麻疹抗体检查

麻疹会造成胎儿异常，没有抗体的准妈妈们，最好先去接受麻疹疫苗注射，但疫苗接种后三个月内要作好避孕措施。

♥ 乙型肝炎检查

乙型肝炎本身不会影响胎儿，即使妈妈是高传染性或是乙型肝炎抗原携带者，新生儿也可在出生后立刻注射免疫球蛋白保护。

♥ 子宫颈刮片

能筛查出霉菌、支原体衣原体感染、滴虫和其他阴道炎症等妇科疾病，这些疾病都有可能导致胎儿流产或早产，要慎重对待。

♥开心乐园 ● ● ● ● ● ●

儿子：妈妈，你爱我吗？

妈妈：爱呀！

儿子：那你为什么不跟爸爸离婚，然后嫁给糖果店的叔叔呢？

💗 备孕时的五个"不可为"

30⁺备孕期间有五个"不可为"，大家一定要注意：

• • • • • ❤ • • • • • • ❤ • • • • • • ❤ • • • • • • ❤ • • • • • ❤ • • • • • ❤ • • • • •

◉ 不能让体重过高或过低

研究证明，女性的体重与孕力有关。体重过轻会造成脑下垂体分泌促滤泡素及促黄体素不足，使卵泡减少卵子的生产，以至引发慢性不排卵及不孕症；而体重过重则会造成体内雄性激素增加，导致多囊性卵巢症及多毛症，进而造成不排卵及不孕症。

◉ 不能做"素食准妈妈"

试验证实，全素饮食的女性6周后有78%的人出现了停止排卵的生理现象，而且几乎全组人的月经周期都比正常时间短。正常饮食组中67%的女性排卵正常，月经周期没有发生变化。

◉ 莫常穿紧身衣

研究发现，紧身衣裤在子宫及输卵管的四周会产生极大压力。当脱去紧身衣服时，对输卵管的压力会减弱，但子宫仍会保持一段时间的压力。压力差会使子宫内膜细胞离开子宫，形成子宫内膜异位症。

◉ 不能频繁冲洗阴道

有关专家认为，阴道冲洗不能太过频繁，需要在医生指导下进行，不然可能会破坏阴道内环境平衡。研究发现，常用冲洗器具冲洗的女性，发生宫外孕的危险性是从不做阴道冲洗者的3~4倍。此外，不当的阴道冲洗还可能成为输卵管炎和盆腔炎的诱因。

◉ 不能经期做爱

因为经期生殖道黏膜处于损伤状态，如果做爱容易使精子与免疫细胞接触，产生AsAb抗体，从而使射入体内的精子凝集而失去活力。约80%的不孕女性的血清中发现有AsAb抗体，所以女性一定要注意自我保护。

把坏习惯抛到九霄云外

想要一个健康聪明的宝宝么？那么，在你有了这个想法的那一瞬间，就请你留意，将不利于宝宝健康的习惯抛到九霄云外。

吸烟

尼古丁有降低性激素分泌和杀伤精子的作用，它会影响生殖细胞和胚胎的发育，造成胎宝宝畸形。无论你烟瘾有多大，为了宝宝还是戒掉吧。

饮酒

较多的酒精能够影响精子和卵子的质量，酒精中毒的卵细胞可与精子结合形成畸形胎宝宝。准妈一般在孕前3～4周戒酒；准爸在计划怀孕前2个月最好不要多喝酒，前1周内绝对别碰酒。

喝咖啡

对有喝咖啡习惯的妈妈，宝宝早产率会上升30%，且流产的可能性也会增加20%。同时，咖啡也会抑制精子的活跃度!

偏食

为了生出漂亮健康的宝贝，孕前可不要偏食哦。如果妈妈孕前营养不良，可能会导致不孕，或者导致孕初胎宝宝发育迟缓。而爸爸的精子生存更需要优质蛋白质、钙、锌等矿物质和微量元素，如果缺少这些营养素，会对宝宝生长不利。

熬夜

现代都市生活、开夜车加班或Happy成为很多年轻人的习惯。但大家一定要注意，经常熬夜常会使身体处于亚健康状态。

吃腌制食物

腊肠、咸肉、盐腌咸鱼、咸菜等食物内含亚硝酸盐、苯并芘等，长期食用会导致胚胎畸形，想要宝宝的夫妻要尽量避免食用。

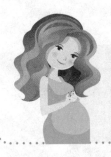

♥ 特|别|提|示   TIPS

一旦准备孕育一个机灵活泼健康的小宝宝，你就担负着何其重大的责任。一定要严格要求自己，把坏习惯扔到九霄云外。

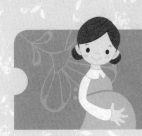

心情快乐，好孕喜欢你

准妈妈的心态决定孕率

临床上经常见到一些夫妇双方生殖功能检测都是正常的，可就是迟迟不能受孕。这些患者中有部分人就是心态出现了问题，长期的焦虑紧张可影响男性的性功能及精液质量，也会影响女性的排卵及卵子功能，大大降低了受孕的概率。所以说孩子和父母是有缘分的，一切要随缘、顺其自然，着急只会帮倒忙。

那么，哪些情绪会影响受孕几率呢？

＼ 夫妻感情不和睦。夫妻在日常生活中如果经常发生口角、打骂，以致过度紧张、悲伤、忧愁、恐惧、抑郁等，会导致很多女性精神长期受刺激，使大脑皮层的高级神经中枢活动受到阻碍，以至于内分泌、代谢等功能改变，导致孕育发生困难。

＼ 紧张、焦虑。由于紧张出现不孕的情况很多，比如新婚夫妇首次进行性生活，疼痛或者害怕而导致精神紧张，或者未婚同居者害怕怀孕而紧张形成了心理障碍。

＼ 恐惧导致神经障碍。一些夫妻、婆媳或者同事之间的小摩擦就会令一些女性坐卧不宁，担心这个担心那个，每天生活在惊恐之中，导致内分泌失调。一些神经质类型的女性，对性刺激很敏感，性交怕痛，进而出现阴道痉挛，无法进行性生活，造成多年不孕。

＼ 羞涩。有的女性由于思想闭塞，存有怕羞心理，不敢到医院检查，也没有想到会是身体的某一个方面存在炎症，以至于耽误了大好的生育年龄。有的女性，准备怀孕的时候不去咨询医生，几乎不了解健康生育的常识，以至于孕育不理想。

所以，备孕时一定要放松，减轻心理压力，在悠然的心态下宝宝会不请自到的。

♥ 理想居室让您心情舒畅

想要个聪明可爱又健康的宝宝，这个美梦还需要行动来支持，还要我们脚踏实地干些实际的事，为自己、为宝宝提供一个舒适温暖的"窝"，这样才会尽享美满孕程啊！

♥ 乔迁之"喜"不着急

新居装修完3个月或半年后才可入住，这是因为新建和新装修的房屋中含有多种有害物质，如甲醛、苯、甲苯、乙苯、氨等；且新建房屋中湿度较大，易使有害物质和粉尘微粒滞留于室内，这样会增加胎宝宝的畸形率。因此乔迁之"喜"不应操之过急。

♥ 清洁卫生很重要

家里各处都应归置得整整齐齐。卫生工作更是不可马虎，况且干净整洁的环境也能让人心情舒适。

♥ 日常起居要安全

经常使用的物品要放在能够方便取放的地方。清理床下与衣柜上的东西，调整一下厨房用品的位置，消除所有可能的安全隐患。

♥ 室内阳光要充足

没有阳光的房间，会使准妈妈和胎宝宝得不到阳光的照射，对钙的吸收也会受影响，从而影响孕产妇及孩子的骨骼发育。

♥ 布置搭配要合理

选择自己所喜爱的颜色来装饰居室，使心情舒畅。如果觉得房间的布置比较单调，不妨用点艺术品。如果居室小，东西多，使人感到拥挤和紧张，不妨用优美宜人的风景图片、油画开阔视野。

♥ 小心家电危害

家电要区别对待：电视、音响、手机只要保持一定的距离，影响不会太大；微波炉、电磁炉、复印机尽量不用。

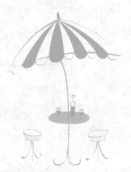

♥ 快乐预约孕后生活变化

我们要调整心理、精神状态，快乐预约孕后生活变化。从准备怀孕起，未来的妈妈们便将开始经历生命中最大的变化。为了更好地适应这一变化，孕前良好的心理准备对30⁺女人来说至关重要。

◉ 愉快地接受孕期的各种变化

怀孕会使女人在体形、情绪、饮食、生活习惯、对丈夫的依赖等诸多方面发生变化，所有这一切都是正常的，而且是必须经历的自然过程。想做妈妈的人，都应以平和自然的心境来迎接怀孕和分娩的到来。

◉ 接受未来家庭心理空间的变化

小生命的诞生会使夫妻双方的二人世界变为三人世界；使二人生活格局变为三人生活格局。孩子不仅要占据父母的生活空间，而且要占据夫妻各自在对方心中的情感空间。这种心理空间的变化，往往为年轻的夫妇所忽视，从而感到难以适应。

◉ 做好受累的心理准备

孩子的出生会增加许多家务，夫妇双方要共同分担。特别是妻子，生了孩子后，既要上班，又要照顾孩子，还要操持家务，非常辛苦。因此，丈夫更要主动承担家务，切忌大男子主义。总之，从女孩到妻子，从结婚到怀孕，从分娩到做母亲，所有这一切都是女人从生理到心理不断成熟的过程，相信30⁺女人会用自己的智慧迎接这一切的到来。

◉ 消除不必要的担心

很多女性对怀孕之后的生活存有些许担心。其实，顾虑都是没有必要的。只要你能够放松心情，勇敢面对，这些"困难"都能在医生和家人的帮助下被成功克服。

❤开心乐园

一位老先生看见一个小男孩正在够一个门铃，怎么也够不到，老先生好心说道："我来帮助你打铃吧。"于是他使劲儿打响铃儿。小孩这时却对老先生说："咱们逃走吧，快！""……"

小心"怀孕恐惧症"的偷袭

孕育一个健康、活泼的宝宝是一个漫长而艰辛的过程，作为女性，要经历从怀孕、妊娠到生产、哺育的全过程。当然，未来宝宝的健康与妈妈的孕前、孕后的心理健康有着密不可分的微妙关系。因此，从备孕那一刻起，未来的准妈妈就要小心"怀孕恐惧症"的偷袭。

很多女性对怀孕也抱有焦虑恐惧的心理，这是为什么呢？

害怕自己不再美

爱美，是女性的天性。孕产期间体形会变得臃肿、皮肤会变得粗糙……有的女性因此会害怕怀孕，甚至拒绝怀孕。其实不必担心，这种变化是暂时的。靓丽的容颜、曼妙的身材不会一去不复返。只要孕期注意保健，产后积极锻炼，产后女人会更有风韵、更有魅力！

害怕"二人世界"一去不回

有人希望"二人世界"的甜蜜能够一生一世，担心孩子会对"二人世界"的温馨造成威胁。但你或许没有意识到，在"审美疲劳"萌芽时，孩子是最佳情感调节剂。三口之家，有享受不尽的"天伦之乐"，更有"同舟共济"的充实感。

害怕生孩子太痛

有的女人害怕分娩的痛苦，认为这种疼痛承受不了。其实，女人一生没有那样撕心裂肺的痛一回是件太遗憾的事。不痛，就不会懂得"新生"的欢喜和珍贵。何况既然大多数女人都可以承受，为什么你要选择做脆弱的那一个？

害怕不会照看小宝

女人天生是个好母亲。学习照顾新生婴儿，就像学习其他技能一样，只要投入时间、耐心和爱，就一定能做好。谁也无法说自己是 个完美的母亲，对于孩子来讲，能够与孩子一起成长的母亲就是好母亲。在怀孕前或孕期，30⁺女性可以通过浏览杂志书籍或上孕妇学习班补充养育知识。

💗 胎宝宝不爱"娇气"准妈妈

有的女性一旦开始备孕便"一切以怀孕为中心"。听人说怀孕前要多休息，她干脆辞掉工作，当起"闲"妻；为了避免在公共场所感染病菌，把自己关在家里，大门不出，二门不迈；饮食上更是"三天一大补，两天一小补"，讲究到极致。不但对自己"高标准、严要求"，还对"孩子他爸"也是"严加看管"：戒烟、戒酒、戒可乐；不看电视、不开电脑、不打手机，搞得家里好像装了个定时炸弹，两个人都紧张兮兮。其实真的没必要这个样子，原因如下：

💬 紧张过度易弄巧成拙

怀孕前的准备，要理性从容。完全没有必要过度谨小慎微。因为高度紧张而造成的忧虑、郁闷、神经质等不良情绪，会影响到精子和卵子的质量。整天生活在"山雨欲来"的气氛中，情绪肯定好不到哪儿去。如果因此影响到性生活的和谐，那才真是"亏大了"。

💬 盲目进补，有害无益

孕前盲目进补是不可取的。身体瘦弱、贫血的女性可以多补充营养，以便增强体质。但是如果原本就比较胖，就应该注意避免体重增加过快、营养过剩了。孕前应该保持饮食的均衡营养、食物的丰富新鲜。进补之前一定要查明个人体质需要，哪里虚弱哪里补，哪里需要哪里补。盲目地不科学地乱补只会适得其反。

💬 一动不动身体受损

孕前锻炼是不可忽视的，缺乏适量的体育锻炼不利于女性体内激素的合理调配，由于缺乏锻炼导致肥胖的女性，极易出现孕期糖尿病。

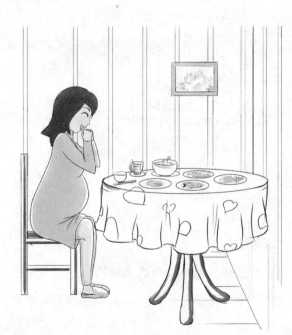

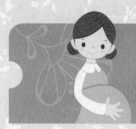

营养丰富，好孕爱上你

♥ 四招保证营养均衡

怎样才能保证孕前的营养均衡呢？不妨关注以下四点：

◎ 认识营养金字塔

营养学家建议，每天摄取的食品最好参考如下的饮食金字塔。

↘ 第一层：主食为400～500克，包括米饭、面包、面条。

↘ 第二层：蔬菜、蘑菇、薯类、海藻类，共计为500克。

↘ 第三层：鱼、肉、蛋、大豆及豆制品共400克，其中肉约在100～150克即可。

↘ 第四层：牛奶2杯，水果500克以内。

◎ 少吃"加料"食品

尽量避免食用含添加剂、色素、防腐剂的食品，如罐装食品、饮料及方便食品等。少吃腌制、熏制、烧烤类食物，这类食品虽然美味，但内含亚硝酸盐、苯并芘等，对身体很不利。多饮用白开水，少喝咖啡、可乐、茶等含咖啡因的饮品，不喝含酒精成分的饮料。

◎ 算算你每天需要多少热量

一般女性日常所需热量的计算公式为：[65.5+9.6×体重（千克）+1.9×高度（厘米）-4.7×年龄]×活动量。一般人的活动量为1.1～1.3不等，运动量大的人活动量约为1.3，若你平日只坐在办公室工作的话，活动量约为1.1。

◎ 偏食怎么办

每个人都知道偏食不好，但如果多年已养成不爱吃肉或不爱吃蔬菜的习惯，那就要想想办法进行调理。或许你可以给自己不喜欢的食物找到替代品，让自己美餐一顿。

♥ 维生素E——让怀孕更给力

维生素E，在学术上又被称为α-生育酚。为什么会被称为"生育酚"？1922年，科学家们在研究中发现了一种脂溶性物质，雌鼠若缺乏这种物质，就会引起子宫萎缩等导致不孕及流产的情况，于是将这种物质命名为"生育酚"。由于他具有维生素的特性，并且按照发现排序，定为维生素E。

♪ 维生素E效果显著

一般情况下，精子的成熟需要72~74天，所以，男性在孕前准备期，要注意维生素E的补充，这将有利于孕育出高质量的精子。并且，当男人吃了维生素E之后，精子的数目、质量与活力都会增加很多。

有一位医生曾经说过，只要父母体内的维生素E充足，并且母亲在怀孕中仍继续吃这种维生素E，就不会生下畸形或智能障碍的孩子。

对育龄女子来说，维生素E能提升体内雌性激素的浓度，提高生育能力。所以想要有个健康宝宝的育龄女子，一定要坚持补充天然的维生素E。

♪ 维生素E的补充方案

富含维生素E的食物有：瘦肉、乳类、蛋类、果蔬、坚果、压榨植物油等。果蔬包括猕猴桃、菠菜、羽衣甘蓝、莴苣、菜塞花、甘薯、卷心菜、山药；坚果包括杏仁、榛子和胡桃；压榨植物油包括向日葵籽、玉米、橄榄、花生、芝麻、山茶等。此外，红花、小麦胚芽、大豆、棉籽、鱼肝油都有一定含量的维生素E。

♥ 服用维生素E制剂需遵医嘱

孕前是否需要服用维生素E制剂应该根据个人的具体情况确定。一般来说，口服是每天1~3次，每次10~100毫克。如超过剂量服用，会引起反胃、胃肠气胀、腹泻和心动过速等不良反应。建议准备在孕前服用维生素E的准妈妈，一定要咨询专业的医生。

💜 警惕孕前食物"杀手"

孕育一个最健康的宝宝，是每一个母亲的心愿。准备怀孕时，有一些食物过多食用会影响到宝宝的健康，甚至会造成不孕。所以准备怀孕的时候，一定要尽可能地远离下面8种潜伏于我们身边的"杀手"。

↘ 山楂：山楂有活血通瘀作用，同时又有收缩子宫功效，最好不要吃。

↘ 茶：不易过多饮茶，尤其是浓茶，因为茶中所含的茶碱（咖啡因）具有兴奋作用，会使胎动增加，甚至会危害胎儿生长发育。

↘ 桂圆：女性怀孕以后阴血偏虚，阴虚

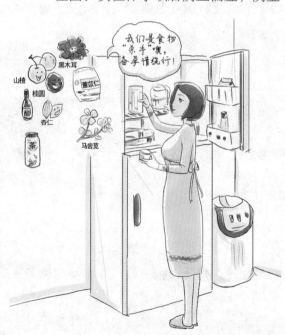

则滋生内热。桂圆虽有补血安神、养血益脾之效，但性温太热，孕妇食用后不仅不能保胎，反而易出现漏红、腹痛等先兆流产症状，因此孕妇不宜食用桂圆。

↘ 杏仁：杏仁中含有毒物质氢氰酸，为了避免其毒性透过胎盘屏障影响胎儿，孕妇应禁食杏仁。

↘ 薏苡仁：薏苡仁是一味药食兼用的植物，其性滑利。药理试验证明，薏苡仁对子宫肌肉有兴奋作用，促进子宫收缩，因此有引发流产的可能。

↘ 马齿苋：马齿苋既是药物又可做菜食用，但其性寒冷而滑利，经试验证明，马齿苋汁亦对子宫有明显的兴奋作用，使子宫收缩增多，易造成流产。

↘ 黑木耳：黑木耳虽有滋阴养胃的作用，但同时又有活血化瘀之效，不利于胚胎的稳固和发展，容易引起流产，故宜禁食。

↘ 醋：过多的醋和含酸性食物是导致胎儿畸形的元凶之一，尤其是怀孕最初半个月左右，大量的酸性食物可使体内的碱度下降，从而引起疲乏无力。而长时间的酸性体质，会影响胎儿正常的生长发育，甚至可能导致胎儿畸形。

❤ 食物帮你先排毒后怀孕

人们每天从外界接触过多的"有毒物质"，长此以往，就会对身体造成危害，尤其是女性朋友，在准备怀孕前，先把这些"有毒物质"清理出去，方可怀孕。

如何清理？下列食物可以帮你。

↘ 韭菜：韭菜富含挥发油、纤维素等成分，粗纤维可助孕前女性排出毒物。

↘ 牛奶和豆制品：所含有的丰富钙质是有用的"毒素搬移工"。

↘ 豆芽：豆芽中含有多种维生素，能清除体内致畸物质，促进性激素生成。

↘ 动物血：某些动物血液中的血红蛋白被胃液分解后，可与侵入人体的烟尘和重金属发生反应，提高淋巴细胞的吞噬功能，还有补血作用。

↘ 海藻类：海带、紫菜等所含的胶质能促使体内的放射性物质随大便排出体外，故可减少放射性疾病的发生。

↘ 魔芋：是有名的"胃肠清道夫"、"血液净化剂"，能清除肠壁上的废物。

↘ 苹果：苹果中的半乳糖荃酸有助于排毒，果胶则能避免食物在肠道内腐化。

↘ 草莓：含有多种有机酸、果胶和矿物质，能清洁肠胃，强固肝脏。

↘ 芹菜：芹菜中含有的丰富纤维可以像提纯装置一样，过滤体内的废物。经常食用可以刺激身体排毒。此外芹菜还可以调节体内水分的平衡，改善睡眠。

↘ 香蕉：可以润肠和减肥，还可以防止血压上升、肌肉痉挛、消除疲劳、提高免疫力、预防直肠癌。

此外，多食用胡萝卜、大蒜、葡萄、无花果等可帮助肝脏排毒；黄瓜、樱桃等蔬果有助于肾脏排毒；猪血、苹果、草莓、蜂蜜、糙米等众多食物都能帮助消化系统排毒。

❤开心乐园 ♥ ♥ ♥ ♥ ♥

在公园里，一个小男孩不停地把流出鼻孔的鼻涕吸进去，一位女士实在受不住，就非常和善地对他说："小朋友，你有手帕吗？"结果小男孩非常不高兴地说："我妈妈说了，手帕不能给别人用！""……"

♥ 补充叶酸要趁早

叶酸是女性在做母亲前必须补充的一种维生素。虽然身体对这种营养素的需求量并不大，但是它对胎儿的发育却起着至关重要的作用。

叶酸虽小作用大

别看叶酸在人体内似乎不太起眼，可它却是蛋白质和核酸合成的必需因子，对细胞的分裂生长及核酸、氨基酸、蛋白质的合成起着重要的作用，也是胎儿生长发育不可缺少的营养素。

缺乏表现

妊娠早期若缺乏叶酸，会使胎儿的神经髓鞘与构成传递神经冲动介质的原料缺乏，从而影响胎儿大脑与神经管的发育，造成神经管畸形，严重者可导致脊柱裂或无脑儿等先天畸形。

每日供应量

当准妈妈意识到已经怀孕时，可能已经错过了小生命发育的最重要时期。因此，准妈妈应至少提前3个月开始补充叶酸。每天的摄入量应控制在400微克左右。

✚ 专家叮咛

吃叶酸不是女人的"专利"，由于叶酸参与了体内遗传物质DNA和RNA的合成，所以传递着准爸爸遗传信息的"种子"也离不开叶酸！

最佳补充方案

富含叶酸的食物有动物类食物，如动物肝脏、肾脏；蛋类；鱼类食物；蔬菜类食物，如芹菜、菜花、红览菜、菠菜、生菜、芦笋等。除了食物，服用叶酸补充剂和叶酸强化食品，如添加叶酸的谷类、奶粉等也是一个好办法。不过，事物都是过之则不及的，叶酸补充也要适量，补充太多叶酸对身体反而会不利。服用叶酸补充剂时，也要严格遵照医嘱。

养"精"蓄锐吃什么

为了养"精"蓄锐，准爸爸饮食有什么特别讲究呢？

♥ **海产品**

含多种不饱和酸，能阻断人体对香烟的反应，增强身体的免疫力。

♥ **畜禽血**

猪、鸭、鸡、鹅等动物血液中的血蛋白被胃液分解后，可与侵入人体的烟尘发生反应，以促进巨噬淋巴细胞的吞噬功能。

♥ **韭菜**

又称起阳草，富含挥发油、硫化物、蛋白质、纤维素等营养素，温中益脾、壮阳固精。其粗纤维可助吸烟、饮酒者排泄体内的毒物。

♥ **豆芽**

贵在"发芽"。无论黄豆、绿豆，发芽时产生的多种维生素都能够消除体内的致畸物质，并且促进性激素生成。

♥ **锌**

微量元素锌被誉为"夫妻和谐素"，男人缺锌，会使性欲及性功能减退，精子数量下降30%～40%，甚至使人丧失生育能力。锌元素主要存在于海产品和动物内脏中。

♥ **赖氨酸**

赖氨酸是精子形成的必要成分。含赖氨酸较高的食物有鳝鱼、泥鳅、鱿鱼、山药、豆腐皮等。

♥ **核酸**

核酸是支配生命活动的核心物质，既是蛋白质合成的基础，又提供遗传信息，对人体生长、发育、繁殖、遗传等重大生命活动起关键作用。含核酸丰富的食品有牛肉、动物肝肾、虾、牡蛎、蘑菇、坚果等。

孕前的中医调养妙方

30⁺想要孩子的夫妻可以在孕前通过中医调养身体。下面就根据夫妻不同的体质，列举几种不同的调养妙方。

阴虚者

阴虚者一般身体较为瘦弱，容易出现头晕眼花、盗汗、手足心发热等症状，平时要注意多食绿豆、西瓜等食物清火降燥。

食疗妙方：糙米1千克，山药100克，人参25克，百合25克。先将糙米淘洗干净，然后把山药、人参、百合切成小块，全部都放入锅中，加入适量的水一起熬煮，直至煮熟后加入调味品搅匀后即可。

阳虚者

一般症状有胃寒、脸色发白、尿频、阳痿早泄等。日常饮食要避免食用过于生冷的食物，特别是在夏天不宜食用过多的冷饮。

食疗妙方：鸭子1只，人参、冬虫夏草各25克。把鸭子处理干净后洗净，将人参和冬虫夏草填进鸭子腹中，再放入锅中倒入5碗水炖熟，加入盐调味即可。

血虚者

血虚的人通常面色苍白，指甲没有血色。女性容易出现贫血、心慌、手足发麻冰冷等症状。在日常生活中要注意多吃富含铁的食物，如鸡肝、葡萄等。

食疗妙方：白扁豆60克，粳米60克。粳米淘洗干净，白扁豆洗净，然后一同放入锅中加入适量的水，煮成粥即可。

气虚者

气虚者往往易疲劳、食欲不振、易出汗。在饮食方面要注意补充营养，多吃鱼、肉、蛋、奶等营养丰富的食物。

食疗妙方：冰糖50克，人参15克，莲子15个。把冰糖、人参和莲子一起放在碗中，然后隔水蒸1个小时，放温后食用即可。

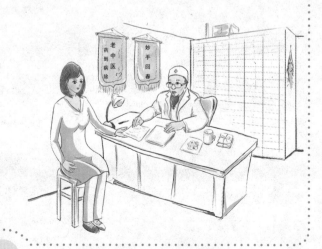

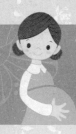

♥ 炼成最有活力的精子

小小的精子里承载着珍贵的信息，那就是父亲的基因密码。想要有个聪明、健康的宝宝，了解一下优质精子的由来非常必要。

♥ 什么是精子

精子身长仅50～60微米，形态如蟒蚁，通常都很活泼，动作敏捷。有大而呈椭圆形的头和细长而善于摆动的尾巴，靠尾巴的摆动，精子能快速前进，每分钟游动2～3毫米。

♥ 精子如何产生

男子从青春期起，悬垂在阴囊中的两个睾丸逐渐成熟，开始生成精子和男性激素，并持续到生命终止。睾丸内盘曲着千余条管子，叫曲细精管。曲细精管内有无数个精原细胞，它们是制造精子的原始生殖细胞。除了精原细胞外，还有无数个为精原细胞提供营养的营养细胞和产生睾丸素的间质细胞。睾丸间质细胞分泌睾丸素，可直接被释放到血液中，影响着男性特征，如体形、喉结、性欲及性功能等。

♥ 优质精子的炼成

↘ 少去或不去桑拿房、蒸汽浴室。

↘ 手机和笔记本电脑放在远离下体的地方。

↘ 少骑车，少穿紧身裤。减少骑车的次数，可以避免压迫睾丸，因为骑车会使脆弱的睾丸外囊血管处于危险之中。少穿不透气的、紧身的裤子，否则不仅压迫睾丸，还会导致睾丸高温，影响生精功能。

↘ 控制体重。身体过度肥胖，会损害精子的成长。

↘ 保持精神愉快。准爸爸在精神压力大的时候，应主动做些能让自己放松的事情。

💟 培养优质卵子交好"孕"

卵子生活在每个女性的身体中，看不见，摸不着，也感觉不到。但是不可小觑，它才是受孕活动中的"女主角"。

我们知道，要实现优生那就必须要有优质的卵子和精子做基础，优质的卵子不仅能提高受孕几率，而且还关系到将来宝宝的健康哦。所以我们有必要对她进行充分了解。

😊 什么是卵子

卵子是女性的生殖细胞，承担着人类繁衍生命的作用。卵子必须成熟以后才能从卵巢中排出。卵子在一个充满液体的囊泡中成熟，用水母的形象来形容卵子非常贴切。一个女性一生约排出400个卵子，最多也不过500个卵子。

😊 卵子如何产生

卵子是由我们通常所说的女性性腺——卵巢产生的，直径约0.2mm。在未怀孕以前，排卵这件事每个月都在女性腹中秘密地、始终如一地进行着。一个卵子排出后约存活48小时，在这期间等待与精子相遇、结合。若不能与精子相遇形成受精卵，便在48~72小时后自然死亡。

😊 如何培养优质卵子

根据女性的生理特点，40岁以后卵子质量明显下降，所以最好在40岁前生育。另外，要尽量减少妇科疾病；避孕药具最好在医生的指导下使用；要保持心情愉快；要戒除抽烟、酗酒或熬夜的不良嗜好，它们被称为受孕的"三减客"；忌滥用补品；要远离环境污染；还要适当运动，以确保卵子质量。

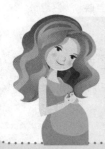

💟 特 | 别 | 提 | 示   **TIPS**

期待宝宝的姐妹们，从这一刻起就开始善待自己的身体，因为卵子的质量与受孕的成败、甚至宝宝的健康息息相关，马虎不得哦。

精子与卵子相遇记

精子与卵子是如何浪漫邂逅的呢？性交发生后，精子大军争先恐后地往前冲，因为胜利只属于第一名。冲过层层关卡，能到达卵子周围的精子已不足200个。而在这200个当中，还要进行一次淘汰赛，最后只有1个精子能够得到卵子的青睐。

当第一名精子穿透卵细胞外层的透明带时，卵子似乎一见钟情，触电一般，她会立即释放出一种特殊的酶，这种酶能溶解卵子的外壳，帮助精子头部进入卵子内，同卵子的核融合，并把其他精子全部阻隔在外面，就是第二也没有任何机会。

著名作家鲍尔吉·原野在他的著作《子宫海》中对这一过程有更为传神的描述：

一个精子在阴道中以每分钟2毫米的速度前进——就其体积而言，这速度相当快。他们头上没有探寻器，寿命只有三四天，迷路死亡者众多，卵子对其没有实施任何化学性战术指引，他们只凭运气和能力，因此，当一个精子最终穿过卵子外环冠的细胞围墙时，可谓纵横捭阖，九死一生。到达目的地后，精子立即用自己的破坏性酶对卵子进行纯细菌性化学侵蚀。这种透明质酸酶和胰蛋白酶不断破坏卵子的防线。当精子接近质膜时，卵子产生抗原——抗体反应。但精子从容镇定，阵脚不乱。无非胶合而已，精子不能辜负一个"精"字。当精子穿过卵子核心时，立即锁定卵子的细胞质，收缩变成液体空间——一个混沌的鸡蛋黄一样的海，然后向子宫进行艰难而诗意的迁徙。精子的母亲是子宫，因此当它听到"回家"的呼唤时，温暖油然而生。

精子和卵子就这样孕育了一个含有46条染色体的受精卵，这46条染色体中，23条来自父亲，23条来自母亲。几个小时之后，这个受精卵复制了全部的DNA，并一分为二……于是，在你或许浑然不觉中，神奇的生命之旅已经开始了。很伟大，对不对？

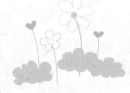

❤ 掌握排卵的规律

排卵期是受孕的最佳时间，那要怎样推算自己的排卵期呢？根据个人身体状况的不同，一般分为四种自测的方法：月经周期推算法、经间痛感觉法、宫颈黏液法、基础体温法。

◉ 月经周期推算法

对于月经比较规律的女性来说，可以利用月经周期推算出排卵日。只要根据月经周期，找出下月月经初潮的时间，再往前面数14天就是排卵日。不过排卵日也会受到情绪、环境、药物或疾病的影响，因此这种方法最好与其他方法合用，以便你能准确地算出排卵日。

◉ 经间痛感觉法

经间痛是指卵子在离开卵巢后，会造成轻微出血，如果出血部位正好对着腹膜，女性则会感到一种隐隐的疼痛。经间痛可能会持续几分钟或几小时，但也有可能整个月经周期都不会觉得疼痛。女性经间痛时有人是觉得腰部一侧发酸，也有人是觉得腰部酸胀。卵子离开卵巢一般需要两分钟左右，当出现经间痛时，你也可以据此判断出自己的排卵日期。

◉ 宫颈黏液法

每当快到排卵期的时候，子宫颈的黏液就会增多，变得又清又薄并且富有弹性，看起来像鸡蛋清，不宜被拉断，一般出现这种黏液后的24小时就是排卵日。

◉ 基础体温法

在一个月经周期内，每晚经过了充足的睡眠清早醒来时立即测量自己的体温，基础体温最低的那天就是排卵期。通常排卵期前几天的基础体温都在36.5℃以下，体温会一直下降，直到排卵期那天基础体温最低，排卵后体温会开始回升，直到半个月后月经来潮。

💜 了解遗传的奥秘

宝宝出生之后，亲朋好友都会围着那个小可爱评判一下："孩子的眼睛像妈妈；呦，这孩子就是她爸爸的翻版……"从遗传学的角度来讲，父母的哪些特质会传给宝宝呢？

💜 绝对遗传的特征

肤色和鼻梁的遗传通常是"中和"。孩子像调色盘一样取父母皮肤的中和色。宝宝通常会中和爸爸妈妈的鼻梁高度取中间值。

↘ 下巴和酒窝是显性遗传。父母中间任何一人有，小宝宝就会有。

↘ 大眼睛双眼皮是显性遗传。如果父母有一方是的话，宝宝大眼睛双眼皮的可能性就比较大。

↘ 长睫毛也是显性遗传。如果父母双方有一方的睫毛很长，那宝宝就一定有漂亮的长睫毛。

↘ 深颜色眼球相对浅颜色眼球是显性遗传。如果父母一方是蓝眼睛，而另一方是黑眼睛，那么宝宝的眼睛通常是黑的。

💜 半数遗传的特征

↘ 决定孩子身高的因素约有70%来自父母，后天因素的影响占30%。

↘ 秃头是真正的"传男不传女"。造物主似乎偏爱女性，把秃头只传给男子。

↘ 青春痘也与遗传有关。如果父母双方都患过青春痘，那么子女的患病率将比无家族病史的人高20倍。

💜 先天遗传，后天可塑

↘ 声音是男孩的声音像父亲，女孩像母亲。但可以通过后天的发音训练加以改善。

↘ 在性格上，常常讲"有其父必有其子"。但后天的教育、家庭环境、生活方式、与周围人的关系也会在一定程度上影响宝宝的性格。

↘ 智力也遗传。父母智商高，就容易生出智商高的孩子。但这与后天的教育、学习和营养也有很大关系。

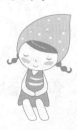

♥ 受孕最佳时机别错过

30⁺想要拥有一个健康可爱的宝宝，除了制定好宝贝计划外，还需要注意选择时机。科学研究表明，对于想要宝宝的夫妻来说，选择受孕的最佳时机也是十分重要的。

♥ 一年中最佳受孕季节

秋季是一年中的最佳受孕季节，这时天气温暖舒适，对睡眠和食欲的影响都比较小。秋季还是一个丰收的季节，瓜果蔬菜种类繁多，对补充营养和促进胎宝宝大脑发育都大有好处。并且预产期是来年春季，气候宜人，有利于产后恢复和乳汁的分泌，充分的光照还可以促进宝宝骨骼的生长发育。

♥ 一月中最佳受孕时间

一月中受孕率最高的一天为排卵期当天，所以排卵期是一月中最佳的受孕时间。通常性交时间越接近排卵期当天受孕率越高，排卵期前5天也是很好的受孕时间。但是要注意在排卵期性交前最好要节欲5天，这样可以提高精子的数量和质量。

♥ 一天中最佳受孕时间

研究表明，上午人体的生理现象和功能状态呈上升趋势，直到下午1点到两点时会有所下降，是一天中状态最差的时段，下午5点以后身体功能状态开始回升，直到晚上11点又开始下降。专家们认为，晚上9点到10点是一天中最佳的受孕时间。性交后女性平躺睡眠可以帮助精子游动，提高精子和卵子结合的几率。

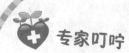

♣ 专家叮咛

每月的阴历14～16三天，由于月球对地球的引力最大，容易使人情绪波动、身体疲乏，生殖细胞易发生突变，因此每月的这三天不宜同房受孕。

💗 生男VS生女，谁主沉浮

您是想要一个活泼可爱的男孩还是想要一个美丽可人的女孩呢，这是由谁来决定的呢？

◉ 染色体决定胎宝宝性别

人体细胞的染色体有23对，其中22对为常染色体，一对为性染色体。性染色体又分X染色体和Y染色体两种。女性的性染色体是XX，只能形成含一条X染色体的卵子；男性雄染色体是XY，可分别形成含X染色体或含Y染色体的两种精子。如果与卵子结合的是含X染色体的精子，这一受精卵就会发育成女孩；反之则为男孩。

◉ 影响胎宝宝性别的其他因素

↘ 年龄因素：准爸妈年纪越大，生女孩的概率越高。

↘ 职业因素：长期受到温度、气压或水压变化的影响，或吸入过多的有毒气体，或所受电离辐射较多，承受较大的工作压力时，易生女孩。

◉ 容易生男孩的情况

↘ 接近排卵日时同房：越接近排卵期同房，Y染色体活动力越强，生男孩的可能性越大。

↘ 选择房事体位：深插入的性交体位，在临近子宫口处射精，较容易生男孩；性交结束后，女方先不要移动身体，可夹紧双腿，抬高臀部静躺20分钟。

◉ 容易生女孩的情况

↘ 排卵期后同房：X精子动作慢但寿命长，过了排卵期后两天同房容易生女孩。

↘ 注意房事细节：男方射精后女方才达到性高潮，或无明显性快感，易得女孩；短期内性生活频繁，每次射出的精液量少，生女孩的可能性大。

↘ 阴道环境呈酸性：酸性环境里带有X染色体的精子较为活跃，易生女孩。

PART **2**

精王子和卵公主秘密盟约

——30⁺准妈孕1月全程指导

胎宝宝：亲爱的妈妈，我曾经是爸爸体内的一只"小蝌蚪"，我与3亿多个竞争对手一同来到您的身体里。在这场异常激烈的比赛中我胜出了，我是当之无愧的精王子。我以自己出色的表现，穿过秘密通道，揭开了卵公主的神秘面纱。我与可爱的卵公主一见钟情，我们已定下秘密盟约，并打算住在您为我们提供的非常舒适的"临时住所"——子宫里，一起渡过10个月的浪漫之旅。

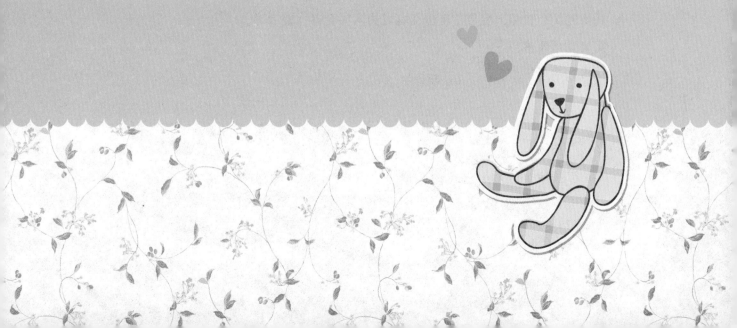

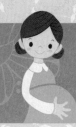

胎儿密语与妈妈体语

♥胎儿：全重约1克的小·胚芽

受精卵在受精后7~11日着床，着床成功后它能从母体吸收养分，开始自己的生命旅程。3周左右的胎芽，其大小刚能用肉眼看到，形状很像小海马，重量约1克。受精卵不断地分裂，一部分形成大脑，另一部分则形成神经组织。

♥母体：迎接天大的惊喜

恭喜你，"中奖"啦！这真是天大的惊喜！那么在最初的日子里身体有什么变化呢？

↘子宫如鸡蛋般大。

↘月经不来。

↘基础体温持续高温。

↘乳头的颜色变深、变黑，有些准妈妈的乳头变得比较敏感。

↘容易觉得疲倦。

↘饮食习惯可能改变。

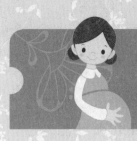

穿衣有"道"，"孕"气更好

准妈妈要知道，一不小心穿错了衣服，可是会伤害到肚子里的胎儿。正所谓，孕妇穿衣有"道"，"孕"气会越来越好！具体讲究以下几点：

不能太随意

有些妈妈认为孕程只有短短的10个月，花钱买孕妇装太浪费了，总是拿一些宽松的或者老公的衣服来凑合，其实，准妈妈的穿着直接影响到情绪。所以，还是要讲究一些，买中意的漂亮的孕妇装来穿。购买孕妇装首先考虑的应该是面料的安全性与健康性，安全和健康才是最重要的。怀孕期间的衣着，最主要是穿起来要舒适，所以宽松、便捷、透气的衣物是最好的选择。

颜色注意暖色调

衣着灰暗令人萎靡。准妈妈宜穿暖色调鲜艳一点的衣服，如红、绿和紫罗兰色。在搭配上，可以考虑用浅蓝+深灰色，再配上鲜红、白、灰色，这样也是适宜的。此外，穿上黄棕色或黄灰色的衣服，脸色会显得明亮一点；若穿上绿灰色衣服，脸色会显得红润一点。

莫穿紧身牛仔裤

怀孕穿紧身牛仔裤，会增加孕妇外阴部和腹部与裤子的摩擦。加上很多牛仔裤都是紧身的，面料也不透气，因此可能使女性内分泌物不易排出，引起外阴炎和阴道炎等妇科疾病。另外，盛夏时，牛仔裤的金属纽扣长时间和腹部皮肤接触，容易诱发接触性皮炎。因此，孕妇不宜穿紧身牛仔裤。

❤ 关于洗澡的三个关键数字

女性怀孕以后，由于体内发生了许多特殊的生理变化，如汗腺和皮脂腺分泌旺盛，表现为容易出汗，汗液与头部的油性分泌增多，应该经常洗澡，但准妈妈洗澡宜关注以下数字。

❤ 水温：以27～37℃为宜

准妈妈洗澡水温应在27～37℃为宜。因为如果水温或室温过高，很可能因为缺氧导致胎儿发育不良。有的女性为了皮肤保健在淋浴时会冷热水结合，这种方法对孕妇来说很容易影响子宫和胎儿，孕妇不宜采取这种淋浴方法。

❤ 时间：10～20分钟为佳

建议准妈妈洗澡的时间最好控制在10～20分钟左右，时间不宜过长。孕妇淋浴时容易出现头昏、眼花、乏力、胸闷等症状，这是由于浴室内空气逐渐减少、温度较高、氧气供应相对不足所致，加之热水的刺激会引起全身体表的毛细血管扩张，使孕妇脑部的供血不足。同时胎儿也会出现缺氧、胎心率加快，严重者还可使胎儿神经系统的发育受到不良影响。

❤ 次数：最好每天1次

洗澡频率如何决定呢？一般来说最少三四天一次，有条件的话，最好是每天1次，炎热的夏天每天洗两次都可以。因为准妈妈身体负担不断增大，新陈代谢逐渐增强，汗腺及皮脂腺分泌也比常人旺盛，如果出汗了或者说代谢的细胞脱落得比较多，皮脂腺分泌得也比较多。如果做不到每天都洗澡，也要尽量每天都用温水擦擦身，洗洗外阴。

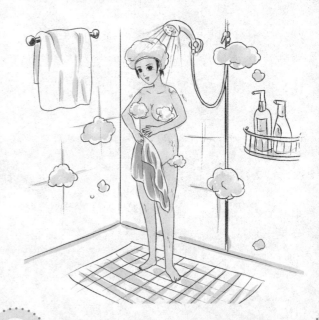

💗 清洁敏感部位要讲究方法

准妈妈洗浴时，下面几个关键部位要特别关照。

💗 **外阴**

对准妈妈来说，最不能忽视的是外阴部位的清洗，一定要每天清洗。此部位最好用清水洗，尽量少用洗剂，避免坐浴，也不要冲洗阴道，否则会影响阴道酸碱环境引起感染。大便后最好也要清洗肛门，还可有效防治痔疮。洗好澡后，一定要擦干阴部再穿内裤。

💗 **乳房**

准妈妈应注意用温水冲洗乳房，动作要轻柔，不可用力牵拉乳房及乳头，不可用力搓揉，应以一手往上轻托乳房，另一手指腹顺时针方向轻揉，避免引起子宫收缩。准妈妈可在浴后抹些橄榄油，以使乳房皮肤滋润而有韧性。

💗 **肚脐**

为了保持肚脐的清洁，我们可在每次洗澡前，用棉花棒蘸点乳液来清洗污垢，等其软化后再洗净。如果无法一次清除干净，不要太过勉强，以免因为用力过度而伤害肚脐

周围的皮肤，造成破皮出血，反而容易引起感染，对准妈妈及胎儿造成严重伤害。

💗 **颈部、耳后**

颈部、耳后是污垢容易堆积的部位，清洁时宜用手指指腹轻轻向上来回搓揉。许多人常使劲搓，但要注意颈部容易生长小的丝状疣，一旦搓破，会引起感染。

💗 **腋下**

准妈妈可抬起胳膊用温水冲洗腋下，因此处皮肤组织较松弛，可以把沐浴液揉出丰富泡沫后清洗，再以指腹按揉，促进血液循环。注意：不可用热水刺激腋下，也不宜用澡巾大力搓洗。

💗 **腹股沟**

准妈妈宜在淋浴时用温水冲洗腹股沟，并用两个手指指腹从上向下抚摩轻搓腹股沟。肥胖者则要拨开褶皱仔细搓洗。

♥ BYE，亲爱的宠物

几乎所有的哺乳动物身上都有一种弓形虫原虫寄生，可通过动物的身体和排泄物传染给准妈妈。准妈妈身体抵抗力低，最易受到感染。为了优生，准妈妈一定不要和小宠物亲密接触，也不要到饲养动物的人家里做客或动物园去游玩，以免被感染。

♥ 猫

实验证明，弓形虫的终宿主是猫和其他猫科动物。一只猫的粪便中每天可以排泄数以万计的弓形虫卵囊，一个卵囊只需要经过24小时就可以分裂成两个孢子囊。它们很可能会经准妈妈胃肠壁进入血液或组织，导致病毒感染。情况比较严重的是，准妈妈只要接触了猫的唾液或饮用了受其污染的水、食

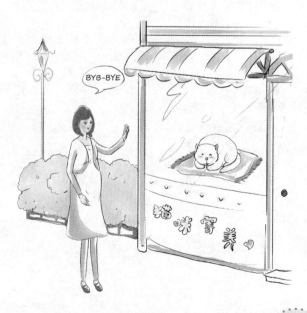

用受其污染的食物，都有可能被感染。所以，最好准备怀孕就把宠物送走，委托自己的朋友代养。

♥ 狗

狗也可以感染弓形虫，但是狗的粪便和排泄物并没有传染性，所以单纯与狗接触不会感染弓形虫病。但狗也可能携带有其他病菌，若准妈妈长期与宠物狗打交道，不可避免也会受到病菌的感染，影响到胎儿的发育。

♥ 鸟类

早在一百多年前，人们就发现，女性孕前或孕期频繁接触鸟类，会患一种叫"鹦鹉热"的怪病。研究证实，引起此病的病原体是"鹦鹉热衣原体"，它是微生物群中衣原体属中的一种。家禽和鸟类都是衣原体的宿主。这一点值得准妈妈警惕。

把好孕期"牙口关"

孕期不幸得了牙病，这可是个恼人的问题。所以，对付牙病要以预防为主，提前把好"牙口关"，具体应注意以下四点：

预防这些牙病来袭

↘ 龋齿：孕期症状会加重，不及时治疗会引起牙髓炎或根尖炎，影响进食。同时，龋齿病菌可能会传播给胎宝宝，其日后龋齿的概率会增大。

↘ 牙眼炎和牙周炎：孕前有此炎症者孕期病情会加重，牙龈会出现增生，个别的还会增生至肿瘤状，生出早产儿和低体重儿的概率也会增加。

↘ 智齿冠周炎：孕期会加重，严重时会造成面部肿胀、呼吸困难、吞咽困难等。

口腔保健3要点

↘ 每次进餐后都要漱口，每天至少刷两次牙，早晚各1次。

↘ 养成使用牙线作为辅助方式清洁牙齿的习惯。牙线可以进入牙缝间，清除使用牙刷无法去除的牙菌斑和食物残渣。

↘ 使用不含蔗糖的口香糖清洁牙齿，如木糖醇口香糖。每次饭后咀嚼1片，对于牙齿和牙跟健康很有帮助。

牙膏、牙刷要讲究

市售的牙膏多数都含氟。准妈妈氟中毒，可能会影响胎宝宝大脑神经元的发育。为了避免氟中毒，每次使用牙膏的量控制在1克左右，即挤出的膏体约占牙刷头的1/3或1/4即可。

准妈妈的牙龈部位毛细血管较脆弱，宜使用细软毛牙刷弹性好，既可以深入去除牙菌斑，还可以减轻对牙龈的伤害。每次刷牙后用清水将牙刷清洗干净，刷头朝上置于通风处干燥，避免滋生细菌，最好两把牙刷轮流使用，以便晾干。

❤ 排除餐具中的健康隐患

由于餐具直接接触口腔，因此对健康至关重要。30⁺准妈妈稍不留神用错餐具，不仅会危害自身的健康，还会给胎宝宝的健康和生命造成威胁。因此，准妈妈有必要对餐具精挑细选。

◔ 一次性餐不能用

一次性餐具含有大量的有害物质，盛食物的时候，一遇到高温很容易就会溶解，长期使用，很可能会导致胃肠、肝脏、胆等脏器发生病变，甚至致癌。准妈妈千万别为了贪图一时的方便而损害自己和胎宝宝的健康。

◔ 陶瓷餐具需挑选

有的陶瓷所用颜料含铅、锆过多，且铅、锆含量在烧制过程中很容易受到温度和通风条件的影响，稍有不慎就会引起其溶出量超标。准妈妈如果长期使用，铅可能会造成中毒，镉会对肾造成极大损害。

◔ 不锈钢餐具应慎用

一般情况下，正规的不锈钢餐具上都会标出铬含量和镍含量。如果其含量显示值为"13～0"、"18～0"、"18～8"等即为符合国家规定的产品，否则即为假冒伪劣产品，准妈妈选购时要格外小心。另外，不锈钢餐具中的铬、镍等金属元素，容易受强酸和强碱的刺激而发生分解，因此该类餐具不适宜长时间盛放强酸和强碱性食物。

◔ 彩色餐具易致毒

彩色餐具多用喷颜料或涂漆，而以彩釉为主要原料的颜料和油漆都含有大量的铅和铬，很可能被食物分解，引起中毒。因为胎宝宝和母体相连，有毒物质很可能会进入胎宝宝体内，极大地影响胎宝宝的智力发育。

不要和厨房太亲近

准妈妈怀孕后往往会变得比较敏感，尤其是对于油烟等味道，因此为了少受妊娠反应的折磨，准妈妈应该尽量避免下厨。另外，厨房可能暗藏危机。

粉尘油烟危害大

煤气或液化气的成分都很复杂，燃烧后会产生二氧化碳、一氧化碳等有害物质。这些有害气体要比室外空气中的浓度高出很多倍，加之煎炒食物时产生的油烟重，这些有害物质会经呼吸进入准妈妈的体内，并通过血液进入胎盘，影响胎宝宝正常发育。

对策：尽量少下厨房，如果无法避免，则一定要缩短停留时间。做饭时开启抽油烟机或打开窗户，保持厨房内空气流通。少用煎炸、爆炒等。

抹布暗藏致病菌

厨房里的抹布经常处在潮湿的环境下，容易滋生细菌。一条全新的抹布在家中使用1周后，细菌数量高达22亿，包括大肠杆菌等多种致病菌。

对策：每隔3～5天将抹布洗干净后用沸水煮30～40分钟，或用消毒液浸泡30分钟。厨房里至少要备3～4块抹布，擦水池、台面、餐桌、餐具做到"专布专用"。

水龙头也有"罪"

厨房的水龙头长期接触油渍、污垢，而且总是处于潮湿状态，很容易滋生细菌。有研究表明，厨房水龙头上的有害菌可能比厕所抽水马桶按钮的还要多。

对策：每周用消毒液刷洗1次水龙头，有过滤装置的，将过滤网拧下，用漂白剂稀释溶液浸泡，再用清水冲洗干净。

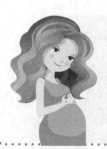

♥ 特 | 别 | 提 | 示   TIPS

准妈妈在做饭时身体尽量离灶台远一点，否则腹部受到炉灶的高温烘烤，也可能会引起胎动不安。

警惕！致畸洗涤剂

现在日常生活中，像肥皂、洗衣用的中性洗涤剂、清洗家具和地板用的强碱性洗涤剂、刷洗瓷砖用的酸性洗涤剂和清洗蔬菜、水果用的合成洗涤剂等，因为都具有清洁去污的功能，所以被广泛地使用。

但是，研究表明，准妈妈如果长期使用洗涤剂，洗涤剂就会从皮肤或者消化道进入人体，对健康造成不利的影响。

那么，哪些洗涤剂会对准妈妈有伤害呢？

洗洁精、强力油污清洁剂

能轻易地进入人类的皮肤和身体，如果与这些化学品频繁接触，会降低女性的生育能力。虽然这些从理论上讲无毒，但有些有害物质的单体可经过皮肤、消化系统进入体内，被人体吸收。就会危害身体健康，所以30⁺怀孕的女性应尽量避免使用。

洗衣液、柔顺液

洗涤剂中含有的十二烷基苯磺酸钠，是造价较低的表面活性剂，具有较好的去污能力。但是高浓度的十二烷基苯磺酸钠可以破坏生物原有的生理平衡机制，干扰生物体内正常的生理生化作用。柔顺液中含有乙酸苄酯等多种有害化学成分，最好少用。

玻璃清洁剂

玻璃清洁剂中的烃类物质，可致女性卵巢丧失功能。若孕妇经常使用，可致卵细胞变性，卵子死亡。在怀孕早期，玻璃清洁剂中的某些化学物质还有致胎儿畸形的危险。

专家叮咛

准妈妈在使用洗涤剂的时候，一定要小心谨慎，最好能够佩戴手套。洗涤剂的使用浓度也不要高于0.1%。蔬果在洗涤剂溶液中浸泡时间应少于5分钟。

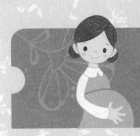

胎教方案推荐

♥ 胎教从"我是妈妈"的感觉开始

30⁺做妈妈的感觉是什么样的？是期盼？还是幸福？还是很多说不清的情绪？先分享一下著名印度诗人泰戈尔的一首诗吧，也许你能从中找到答案。

开 始

"我是从哪儿来的，你，在哪儿把我捡起来的？"宝宝问他的妈妈说。

她把宝宝紧紧地搂在胸前，含泪微笑着答道——

你曾被我当作心愿藏在心里，我的宝贝。

你曾存在于我孩童时代玩的泥娃娃身上；每天早晨我用泥土塑造我的神像，那时我反复地塑了又捏碎了的就是你。

你曾活在我所有的希望和爱情里，活在我的生命里，我母亲的生命里。

当我做女宝宝的时候，我的心的花瓣儿张开，你就像一股花香似的散发出来。

你的软软的温柔，在我的青春的肢体上开花了，像太阳出来之前的天空上的一片曙光。

上天的第一宠儿，晨曦的孪生兄弟，你从世界的生命的溪流浮泛而下，终于停泊在我的心头。

当我凝视你的脸蛋儿的时候，神秘之感淹没了我，你这属于一切人的，竟成了我的。

"为了怕失掉你，我把你紧紧地搂在胸前。是什么魔术把这世界的宝贝引到我的手臂里来呢？"（选自泰戈尔的诗集《新月集》）

做妈妈是天下最幸福的事。胎教就从"我是妈妈"的感觉开始！"作为妈妈，我要健康饮食，给宝宝提供最好的营养；我要规律作息，让宝宝养成良好的生活习惯；我要尽力做好每件事，给宝宝树立良好的榜样，我要……"当你树立这样的信念时，胎教便开始了。

爱是一切胎教行为的源头

我们常说："宝宝是爱情的结晶。"因此，胎教首先源于爱。和美浓厚的爱意是为胎宝宝提供的最好的胎教和保护。父母实施胎教时必须充满爱心，在这样一个充满爱心的孕育过程中，准妈妈才能深切感受到胎宝宝的点滴变化，并能缓解和转移烦躁与不安情绪，从而产生出一种对胎宝宝健康成长极为重要的母子亲情。在这个过程中实施胎教，对准爸妈来说都是爱心和耐心的挑战，爱心越强烈，胎教效果越好。

爱的基础是家庭美满

在美满幸福家庭中，胎宝宝会安然舒畅地在母腹内顺利成长，出生后往往聪明健康。反之，如果夫妻不和睦，彼此间经常争吵，长期的精神不愉快，过度的忧伤抑郁，会导致准妈妈大脑皮层的高级神经中枢活动障碍，引起内分泌、代谢过程等发生紊乱，并直接影响到胎宝宝的健康成长。

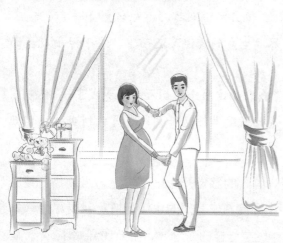

夫妻双方和睦相处

夫妻要心平气和地对待彼此的分歧，相互爱慕，并以极大的爱心共同关注着爱情的结晶，使整个家庭在孕期充满温馨，充满爱。让胎宝宝能在和谐、愉快的家庭氛围中安然成长。

爱要勇敢表达

准爸妈要勇敢地说出爱，把对宝宝的期待、对宝宝的爱，真诚地说出来。不要吝啬爱的表达，不管是准爸妈对宝宝，还是准爸妈之间，爱才能使家庭更加温馨。同时不要只是空泛地说"爸爸妈妈好爱你"，要让我们说出来的爱更加具体，比如喜欢宝宝什么，爸爸妈妈为了爱宝宝会有哪些努力付出等。

💛 直击胎教的真面目

我们提倡胎教，并不是因为胎教可以培养神童，而是胎教可以使个体的素质潜能得到更早地发掘，让每一个胎宝宝的先天遗传因素获得最大的发挥。

💙 胎教的实质——让胎宝宝拥有丰富的大脑

胎教的实质是通过营养和环境的手段使胎宝宝大脑网络更加丰富化。所以，科学的胎教必然是在保证准妈妈营养丰富和心态豁达的条件下，对胎宝宝实施的系统的声、光、触摸等刺激。借助这些良性刺激使胎宝宝的听觉、视觉和触觉神经通路产生的神经电脉冲，在大脑细胞构成的网络中传递，从而诱导这些神经通路所途径的细胞，伸展出更多的树突，便于和周围的神经元建立更多的突触，使胎宝宝更加聪明。

💙 胎教的作用——万丈高楼平地起的工作

胎教就好比在为建造一座人生的摩天大厦打根基。而这栋大厦能否最后屹立在阳光下，发挥积极作用还有许许多多方面的因素。所以不能说有了胎教，就有了天才，胎教不是培养天才，只是在为天才的生长准备肥沃的土壤，从而让天才拥有一个良好的物质基础，让出生后的宝宝拥有一个最佳的人生开端。

💙 胎教的目的——激发胎宝宝内部的潜力

胎教的目的在于激发胎宝宝内部的潜力。所谓"胎宝宝都是天才"，并不是说胎宝宝都可以成为天才，而是指处在这个时期的胎宝宝存在可以激发的潜力，能够接受外在的教育。

💙 胎教的原则——适可而止

有的孕妇实施胎教时期望值过高，心太切，把胎教变成了对胎宝宝的折腾，结果适得其反，收不到好的效果。胎教也要适度，不能让胎宝宝心烦而产生反抗情绪。

❤ 中国古代的胎教要义

　　我国古人对胎教有不少详尽准确的记载，讲述了胎教的重要意义和具体内容。孟子的母亲在怀孕期间曾说："吾怀妊是子，席不正不坐，割不正不食，胎之教也。"

🐾 司马迁——《史记》

　　太任有妊，目不视恶色，耳不听淫声，口不出秽言，食不进异味（辛、辣、苦、涩），能以胎教。

🐾 西汉刘向——《烈女卷》

　　古者妇人妊子寝不侧，坐不边，立不跛，不食邪味，割不正不食，席不正不坐，目不视于邪色，耳不听于淫声，夜则令瞽诵诗书，道正色。如此则生子形容端正，才德必过人矣。故妊子之时必慎所感，感于善则善，感于恶则恶，人生而肖父母者。

🐾 隋朝巢元方——《从诸病源侯论》

　　妊娠三月……形象始化，未有定仪，因感而变……欲子美好，宜佩白玉；欲子贤能，宜看诗书；是谓外象而内感也。"

🐾 《医心方——求子》

　　凡女子怀孕之后，须行善事，勿视恶声，勿听恶语，省淫语，勿咒诅，勿骂詈，勿惊恐，勿劳倦，勿妄语，勿忧愁，勿食生冷醋滑热食，勿乘车马，勿登高，勿临深，勿下坂，勿急行，勿服饵，勿针灸，皆须端心正念，常听经书，遂令男女，如是聪明，智慧，忠真，贞良，所谓胎教是也。书中还建议：弹琴瑟，调心神，和情性，节嗜欲，庶事清净。

　　以上胎教法都是古人的经验，至今仍有一定的参考价值。总之，准妈妈要用良好的行为习惯来对胎宝宝产生潜移默化的作用。

系统胎教后的宝宝什么样

胎教是为开发宝宝能力而施行的胎儿教育，近年来愈来愈引起人们的关注。那么，有过系统胎教的宝宝和没有进行过胎教的宝宝有什么区别呢？

能较早与人交流

受过系统胎教的宝宝，出生2~3天就会用小嘴一张一合与大人"对话"，20天左右就会逗笑，2个多月就能认识父母，3个多月就能听懂自己的名字。

不爱啼哭

受过系统胎教的宝宝，因饥饿、尿湿和身体不适等原因啼哭时，只要得到满足啼哭立即停止。他们还比较容易养成正常的生活规律，如在睡前播放胎教音乐或母亲哼唱催眠曲宝宝就能很快入睡，满月后就能养成好的作息习惯。而且，他们的感音能力较好，每当听到母亲的脚步声、说话声就会停止啼哭。

较早地理解语言

受过系统胎教的宝宝4个半月时能认出第一件东西，6~7个月时能辨认手、嘴、水果、奶瓶等。他们还能较早理解"不"的意思，早期学会服从"不"的宝宝更懂事、更听话。他们还会较早学会用姿势表达意思，会做"欢迎"、"再见"、"谢谢"等动作，也能较早理解别人的表情。

智商要高一筹

事实证明，受过胎教与没有受过胎教的宝宝相比，智商有差距。美国费城一家生理研究所对200多名受过胎教的4~7岁孩子进行了调查，结果发现：受过胎教的孩子比没有接受胎教的对照组智商要高20%~45%。

开心乐园

周末时，儿子又在睡懒觉，早上，我催儿子起床："宝贝，早起的鸟儿才有虫吃，不能再睡了。"儿子"嗯"了一声，便又没动静了。我只好又催："你这个小懒虫，快起来。"儿子："妈妈，小懒虫应该晚点起，要不然会被鸟吃掉。"说完又躺下了。

❤ 情绪胎教，开心为胎教第一要义

许多人以为胎教就是让胎儿接受教育。实际上这是一种误解。什么是胎教？胎教实际上是给胎儿创造一种更加良好的发育环境，使胎儿的神经系统发育得更加完善。准妈妈能够开心快乐地面对生活，是对胎宝宝最好的情绪胎教……

❤ 乐观情绪促进胎宝贝生长发育

乐观情绪让准妈妈的身体处于最佳状态，十分有益于胎盘的血液循环供应，促使胎宝贝稳定地生长发育，不易发生流产、早产及妊娠并发症。

乐观情绪使胎儿的活动缓和而有规律，器官组织进行着良好分化、形成及生长发育，尤其是对脑组织发育。

开心妈妈生出的宝宝，一般性情平和，情绪稳定，不经常哭闹，能很快地形成良好的生物节律，如睡眠、排泄、进食等，一般来讲智商、情商较高。

❤ 消极情绪易让胎儿发育畸形

消极情绪往往可致宝宝出生后体重低、好动、爱哭闹、睡眠不良等。而且，会经常发生消化系统功能紊乱，患其他疾病的可能性也会增高，幼儿时期还会常常发生行为问题以及学习困难等。

准妈妈若是在早孕7~10周内情绪极度不安，就会引起兔唇、腭裂、心脏有缺陷等畸形；因为这个时期是胚胎腭部和脏器发育的关键时期，若是在妊娠后期，则可使胎动过速（可达正常胎动的10倍）、子宫出血或胎盘早期剥离，引发早产、胎儿死亡等。

品味着即将做母亲的喜悦，让美好的心情贯穿在日常生活中，孕妇没有理由不歌唱。望着天边的白云，闻着泥土的芬芳，听着小鸟的歌唱，哼着儿时最喜欢的儿歌，随着节拍抚摸着腹中的胎儿，这样才是最好的胎教——准妈妈发自内心的快乐高于一切！

美学胎教，让宝宝体验生活中一切美

美学胎教要求准妈妈通过看和听，体会生活中一切的美，将自己的感受通过神经传导输送给胎宝宝。美学胎教有以下几种方式。

欣赏美术作品

准妈妈可以选择一些色彩丰富、富于幻想的美丽的图片来看，因为一幅美丽的图片，可以让人展开丰富的联想。准妈妈在利用图片做教材进行胎教时，一定要把图片放大并传递给胎宝宝，从而培养孩子丰富的想象力、独创性以及进取精神，促使胎宝宝的心灵健康成长。

塑造美丽形象

准妈妈千万不要因为怀孕了就不修边幅，邋里邋遢。这样既不利于自己的心情塑造，也不利于胎教。那我们怎么让自己成为世间最美的准妈妈呢？首先，要有良好的道德修养，知识广博，举止文雅，具有内在美。其次是外形，着装上要配上颜色明快、合适得体的孕妇装束，留一头干净、利索的短发，走起路来自信优雅，幸福的微笑挂在脸上。这样从内到外透露出来的美的气息，会使胎儿在母体内受到感染而获得初步的审美观。

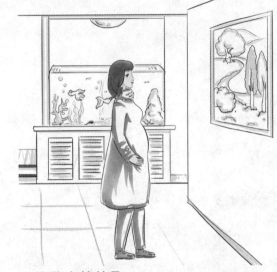

饱览自然美景

大自然是美的最高境界，准妈妈多到大自然中去欣赏美丽的景色，接受大自然的熏陶，可以促进胎宝宝大脑细胞和神经系统的发育，这对准妈妈和胎宝宝都有积极的作用。

亲自动手制作

准妈妈可以做做手工，可做一些美丽的插花、可爱的玩偶、学习茶艺等，都可以得到美的熏陶，让胎宝宝的生活环境充满美。

音乐胎教，让胎宝宝感受优美的旋律

音乐胎教能使孕妇心旷神怡，浮想联翩，产生良好的心境，并将这种信息传递给胎儿，使其深受感染。同时，优美动听的胎教音乐能够给躁动于腹中的胎儿留下深刻的印象，使他朦胧地意识到，世界是多么和谐，多么美好。

那么，可供孕妇采用的音乐胎教方法有哪些呢？

母教胎唱法

当孕妇选好了一支曲子后，自己唱一句，随即凝思胎儿在自己的腹内学唱。尽管胎儿不具备歌唱的能力，只是通过充分发挥孕妇的想象力，利用"感通"途径，使胎儿得以早期教育。

音乐熏陶法

一般有音乐修养的人，一听到音乐就会进入音乐的世界，情绪和情感都变得愉快、宁静和轻松。孕妇每天欣赏几支音乐名曲，听几段轻音乐，在欣赏与倾听当中借曲移情，浮想翩翩，寄希望于胎儿，就可以收到很好的胎教效果。

器物灌输法

可准备一架微型扩音器，将扬声器放置于孕妇的腹部，当乐声响时，准妈妈轻轻地移动扬声器，将优美的乐曲通过母腹的隔层，源源不断地灌输给胎儿。在使用当中需要注意，扬声器在腹部移动时要轻柔缓慢，并且播放的时间不宜过长，以免胎儿过于疲乏。一般每次以5～10分钟为宜。

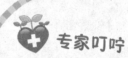

专家叮咛

由于每个人的文化水平、禀赋素质、欣赏水平、生活环境等都不可能一样。因此也就不能对所有孕妇使用同一种固定的曲子。胎教音乐方式也要因人而异。

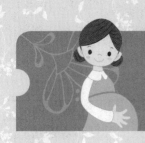

产科专家主张

💗 孕早期产检时间表参考

时　间	产检项目	温馨提示
0～5周	确定妊娠	当女性发现每个月固定要来的"大姨妈"一直迟迟没来，而且开始出现恶心、呕吐、胃口不佳等情形时，就要怀疑自己是否怀孕了。建议您不妨先去药店购买市售的早孕试纸自行测试一下，或直接去妇产科，请专科医师为你检查
5～6周	B超看胚胎数	通过超声波检查，大致能看到胚囊在子宫内的位置。怀孕女性若无阴道出血的情况，仅需看看胚囊着床的位置。若有阴道出血时，通常是"先兆性流产"。另外，还可以看到胚胎数目，以确定准妈妈是否孕育了双胞胎
6～8周	看胎心及卵黄囊	做超声波检查时，可看到胚胎组织在胚囊内，若能看到胎儿心跳，即代表胎儿目前处于正常状态。此外，在超声波的扫描下，还可以看到供给胎儿12周前营养所需的卵黄囊
9～11周	绒毛膜采样	准妈妈若家族本身有遗传性疾病，可在孕期9～11周做"绒毛膜采样"。由于此项检查具有侵入性，常会造成孕妇流产及胎儿受伤，因此，目前做这方面检查的人不多
12周	称体重和量血压、听胎心等系列综合产检	每位准妈妈在孕期第12周时，都正式开始进行第1次产检。由于此时已经进入相对稳定的阶段，一般医院会给妈妈们办理"孕妇健康手册"

♥ 用爱心记录胎儿的成长

现在肚子里已经有宝宝了，那么就从现在开始记胎教日记吧！由于准妈妈会受到体内激素变化的影响，在一天之内可能时而会感到幸福，时而又会感到忧郁，心情总是处于起伏不定的状态。所以，有很多准妈妈习惯写日记，借此来使自己逐渐进入宁静而平和的状态。

那么，准妈妈的日记可以写些什么呢，又有什么好处呢？

♥ 记录每周胎儿与准妈妈发生的变化

写日记能使你看到自己和宝宝的共同成长，一步步走向生育的历程，同时可以帮助孕妇掌握孕期活动及变化情况，帮助医务人员了解孕妇在妊娠期间的生理及病理状态，为及时处理异常情况提供依据，可以减少因记忆错误而造成病史叙述不当及医务人员处理失误。

♥ 日记就好像在和孩子对话

在写日记的时候，准妈妈应该从心里和孩子进行对话。除了文字内容以外，准妈妈还可以把B超检查的照片贴在日记本里。如果把自己每个月发生的外貌变化拍成照片贴在日记本里，今后也一定会成为美好的回忆。

♥ 日记记录特殊的日子

准妈妈可以把在这些特殊的日子里的喜悦和神秘感全部记录下来，比如刚刚得知怀孕消息的日子，第一次感到胎动的日子，在B超检查时看到孩子模样的日子，听到孩子心脏跳动的日子等等。还可以把在胎教过程中读过的诗句或是播放的音乐，自己和丈夫之间的深厚感情以及对孩子的无限期待等全部作为日记的内容。

♥ 写日记能让自己的内心变得平和

由于准妈妈往往都会有一种不安的感觉，所以，有必要对自己的内心进行一番探索。想要达到这个目的的最好手段就是写日记。写日记其实是为了更好地了解自己，通过这个过程可以使准妈妈不安的内心渐渐平和下来，并逐步加深对胎儿的爱。

别让"妊娠月经"忽悠你

妊娠月经，顾名思义就是在怀孕期间还会来月经。但是这个并非是月经，而是在怀孕的前3个月还会有少量的流血。它的特点是流血少，颜色淡、天数短。这种现象都发生在怀孕3个月以内，一般只出现1次，也有个别的孕妇出现2～3次。大约有1/4的孕妇会有此经历。但是发现出血，切不可大意，因为孕早期出血也可能是身体发出的危险信号。

流产

胚胎在胎盘完全形成之前，着床并不稳定，很多因素都可造成流产。流产一旦发生时，胚胎与子宫壁会发生不同程度的分离，分离面的血管一旦破裂，就会造成阴道出血。据统计,有一半以上的流产是胚胎本身异常所致，这是一种自然淘汰。如果经保胎能够继续妊娠，胎儿出生后同样健康。

宫外孕

宫外孕即受精卵着床在子宫以外的地方。95%的宫外孕都是发生在输卵管。如果是宫外孕，一般在怀孕7～8周时便会产生不正常阴道出血，甚至有严重腹痛或因腹内大量出血而导致休克。因此，怀孕初期，如果孕检时超声波检查未能发现子宫内有胚胎迹象，就必须继续检测血液中的绒毛膜促性腺激素（β-HCG），以确诊出是否宫外孕，

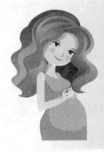

❤ 特|别|提|示　　　**TIPS**

孕期出血是怀孕出现异常的警讯，无论出血量是多还是少，准妈妈都要提高警惕，一定要尽快就医。

以便医学上尽早做出科学的的处理。

葡萄胎

葡萄胎是一种良性绒毛膜疾病。因胎盘绒毛滋养细胞异常增生，末端绒毛转变成水泡，水泡间相连成串，状似葡萄，因而称为"葡萄胎"。在孕早期会有不正常阴道出血、严重孕吐甚至心悸等症状。它的发生率大约是1‰，亚洲国家的发生率较高一些。现今，通常利用超声波和抽血检测绒毛膜促性腺激素便可诊断，治疗方式是利用子宫内膜真空吸引术把葡萄胎清除。

❤ 宝宝的血型可预知

宝宝的血型与父母的关系可要比外貌、性格上的遗传紧密得多。父母的血型决定了宝宝的血型，这也就是我们为什么习惯将这种亲情关系称之为"血缘关系"的原因。人类血型最常见的分类为"ABO"及"Rh"。

如果母子血型不合，可使母体产生抗体，导致胎宝宝及新生儿发生溶血症。所以，有必要先了解夫妻双方的血型，这样就可以推测未来的宝宝会不会发生溶血症，以便采取一些防治措施。ABO溶血症常见于母亲为O型，宝宝为A或B型（即父亲为A或B型）。

❤ ABO血型

ABO血型是我们最熟悉的，它以人体血液内的抗原、抗体所组成的血型的不同而分为A型、B型、AB型和O型，其中AB型血的人是"全适受血者"，O型血比较常见，是"全适捐血者"。血型的遗传规律即：

A＋A→A、O；A＋B→A、B、O、AB；

A＋O→A、O；A＋AB→A、B、AB；

B＋B→B、O；B＋O→B、O；

B＋AB→B、A、AB；O＋O→O；

O＋AB→A、B；AB＋AB→A、B、AB。

❤ Rh血型

Rh（恒河因子RhesusFactor）是血液中另一主要特点，也被读作Rh抗原或Rh因子。Rh是由第一对染色体上一对有两个等位的基因所控制。Rh（＋）是显性，表示人体红细胞有"Rh因子"；Rh（－）是隐性，表示人体红细胞没有"Rh因子"。

ABO血型中配合Rh因子是非常重要的，错配［Rh（＋）的血捐给Rh（－）的人］会导致溶血。但是Rh（＋）的人接受Rh（－）的血是没有问题的。

营养方案推荐

♥ 怀孕了，别做"酸"妈妈

研究发现：健康人的体液是呈弱碱性的，大概pH是7.35～7.45，而低于7.35以下，身体则处于健康和疾病之间的亚健康状态，医学上称为酸性体质者。与碱性体质者相比，酸性体质者常会感到身体疲乏，记忆力衰退，注意力不集中，腰酸腿痛，到医院检查又查不出什么毛病，如不注意改善，就会继续发展成疾病。酸碱体质确实对身体健康的影响很大。对于准妈妈来说，表现就更明显！

◈ 不要成为"酸"妈妈

如果不想让胎宝宝犹如生长在一个"酸菜缸"里，准妈妈应该更加注意均衡摄取各种营养素，如碳水化合物、蛋白质、脂肪、钙质、铁质、无机盐和维生素。尤其要注意不要摄取过多含糖量高的食品，如糕点、糖果或高脂肪的食品，否则很容易导致体内碱度下降，引起疲乏、无力。

◈ 酸性体质调整

在孕前就知道自己是酸性体质的话，在怀孕期间的合理调整就非常关键了，因为酸性体质对自身和宝宝的健康都非常不利。

＼ 首先要保持良好的心情，因为情绪对体液酸化影响很大。

＼ 晚上8点过后不进食，晚上人体活动力低，食物留在肠子里面会变酸、发酵、产生毒素，使体质变酸。

＼ 一定要食用早餐，人体在凌晨4：30体温达到最低点，血循会变慢，如果睡太晚再不吃早餐，血液循环变慢，氧气减少使体质变酸。

＼ 建议调整孕期进食酸碱食物比例为20：80。体质偏酸性，可多食用碱性食物，例如糙米、蔬菜水果及海藻类食品。少喝酸性水，如纯净水、可乐等。

♥ 六样食物让准妈妈心情大好

不好的情绪和心理，无论对准妈妈还是胎宝宝们健康都会产生不良的影响，所以准妈妈要学会自我情绪调节与放松。以下食物可以帮助准妈妈赶走坏情绪，保持好情绪。

♥ 谷物类食品

早在中世纪，欧洲人就把金黄、饱满的谷物称做"快乐粮食"。原因是谷物类的食品能够将太阳的能量很好地储存起来，并且在被人体吸收后重新释放，给人快乐的能量。

♥ 香蕉

香蕉不仅能润肠，让大脑保持精力充沛，并能提高人的创造能力；此外，香蕉中还含有可使神经"坚强"的色氨酸，还能形成一种叫做"满足激素"的血清素能使人感受到幸福、开朗，预防抑郁症的发生。

♥ 菠菜

菠菜除含有大量铁质外，更有人体所需的叶酸。人体如果缺乏叶酸会导致精神疾病，包括抑郁症等。经常食用菠菜，可以使准妈妈保持健康乐观的心态。

♥ 南瓜

南瓜富含维生素B_6和铁，这两种营养素能帮助身体把所储存的血糖转变成葡萄糖，葡萄糖是脑部唯一的燃料。所以经常食用南瓜，可以使大脑保持精力充沛、反应灵活。

♥ 土豆

土豆是让人的情绪积极向上的食物，因为它能减轻心脏的压力，使心脏减少对身体输送刺激成分。土豆的好处还在于能够迅速转化成能量，所以，平时多吃点土豆做的菜是快乐的秘诀。

♥ 樱桃

樱桃含铁量位居水果之首，所含蛋白质、糖类、磷、胡萝卜素、维生素C等均高于苹果、梨等水果，具有很高的营养价值和食疗保健作用，多食樱桃，可以有效缓解肌肉酸疼，促进血液循环。

💚 蛋白质——人体结构的"主角"

蛋白质（protein）是生命的物质基础，没有蛋白质就没有生命。蛋白质占人体重量的16%～20%。

💚 生理功能

蛋白质是人体结构的"主角"。怀孕期间，准妈妈对蛋白质的需要量增加，以满足母体、胎盘的生长和胎宝宝大脑的发育所需。

充足的蛋白质可以预防准妈妈妊娠高血压综合征的发生；还能调整产褥期的生理过程，增加乳汁的分泌；而且蛋白质还是胎宝宝脑细胞的主要成分之一，是脑组织生长、发育、代谢的重要物质基础；蛋白质占脑干重量的35%，是脑细胞产生兴奋与抑制过程中的主要物质，在胎宝宝的记忆、语言、思维、运动、神经传导等方面都有着重要的作用。

💚 缺乏警示

准妈妈如果长期缺乏蛋白质，就不能适应子宫、胎盘、乳腺组织的变化。对胎儿来说，先天营养是决定胎儿生命力的重要环节，如缺乏蛋白质，就会影响神经细胞的增殖，形成智力低下。

💚 每日最佳供给量

一般女性平均每天需蛋白质约60克，但在怀孕期间，蛋白质的需求量从60克增加到75～90克，相当于孕中期的饮食中每天增加1杯牛奶和1个鸡蛋或75克瘦肉。

💚 补充攻略

蛋白质分动物蛋白和植物蛋白两种。

╲ 动物蛋白：主要是肉、鱼、蛋、奶四大类。其中奶类，如牛奶、羊奶等；畜肉，如牛、羊、猪等；禽肉，如鸡、鸭、鹅、鹌鹑等；蛋类，如鸡蛋、鸭蛋、鹌鹑蛋等；水产类，如鱼、虾、蟹等。

╲ 植物蛋白：主要是豆制品，包括黄豆、大青豆、黑豆等。黄豆素有"植物蛋白之王"的美称。据测定，每100克黄豆中含蛋白质36.3克，比鸡蛋高3.5倍，比牛肉高2倍，比牛奶高13倍。

💗 核桃——传统的健脑益智食品

核桃卓著的健脑效果和丰富的营养价值，已经为越来越多的人所推崇，30⁺准妈妈当然不能错过哦！

💗 食补价值

核桃是胎宝宝补脑的"大力士"，中医自古就把核桃称为"长寿果"。

↘ 它能补虚强体。含有容易为人体吸收的大量脂肪和蛋白质。500克核桃仁相当于2 500克鸡蛋或4 500毫升牛奶的营养价值。

↘ 它能健脑防老。富含丰富的蛋白质及人体必需的不饱和脂肪酸，能增强脑功能，防衰抗老。

↘ 它能乌发养颜。富含多种维生素，可提高皮肤的生理活性，使头发乌黑有光泽。

↘ 它能净化血液。能减少肠道对胆固醇的吸收，并可溶解胆固醇，排除血管壁内的污垢杂质，从而为人体提供更好的新鲜血液。

💗 最佳食用方法

核桃可生食、熟食或作药膳粥、煎汤等。但有的人吃核桃时喜欢将核桃仁表面的褐色薄皮剥掉，这样会损失掉一部分营养，建议不要剥掉这层薄皮。

💗 搭配宜忌

核桃仁可以与冰糖搭配食用。如将500克核桃打碎去壳取仁，将核桃仁加冰糖共捣成核桃泥，密闭贮藏在瓷缸中，每次取两茶匙，用开水冲和饮服。核桃仁与黑芝麻研碎后混合食用，可增加皮脂分泌，改善皮肤弹性，保持皮肤细腻，延缓衰老，并迅速补充体力。核桃与芝麻、莲子一同做糖蘸，能补心健脑，还能治盗汗；生吃核桃与桂圆肉、山楂，能改善心脏功能。

💗 营养师提醒

关于核桃仁的食用量，一般认为准妈妈应每天吃5～6个核桃，约20～30克核桃仁为宜，吃得过多，会生痰、恶心。此外，阴虚火旺者、出鼻血者应少食或禁食核桃仁。

❤ 牛奶——全蛋白饮品益处多

喝牛奶不仅能够为母体补充营养，而是对日后宝宝的骨骼发育有很大的益处。所谓科学喝牛奶，两人均受益，赶紧行动吧！

❤ 食补价值

准妈妈最理想的补钙"法宝"。"一杯牛奶强壮一个民族"，"接近完美的食品"是人们赋予牛奶的美誉。想从日常饮食中摄取钙质，牛奶是最佳的来源。牛奶，是准妈妈的好朋友。它能给你提供充足的钙，让你们母子更强壮。

❤ 最佳食用方法

最好喝奶前先吃点东西或边吃食物边饮用。在傍晚或临睡之前半小时饮用牛奶，可以帮助入眠。服药前后1小时不要喝奶。袋装牛奶包装通常是聚乙烯，它不耐微波高温。

❤ 搭配宜忌

牛奶与弹性和韧性都较好的面食搭配更是一绝。无论是制作馒头、面包、包子、饺子和面条，都可以用牛奶代替水来和面，或者直接添加奶粉。由于牛奶中的蛋白质加强了面团的筋力，因此，做出来的面条不易断、馒头有弹性、饺子不破皮、面包更蓬松。

牛奶不适合与巧克力一起吃，牛奶中的钙和巧克力中的草酸发生化学反应，生成"草酸钙"。从而使本来极具营养价值的钙变成了对人体有害的物质。

❤ 营养师提醒

准妈妈要注意煮牛奶时要忌文火煮，要用旺火煮，煮牛奶时间不能过长。牛奶也忌阳光晒，阳光照2小时，牛奶的维生素B_2会少一半，甚至变质。

如果添加牛奶来制作煎饼等软饼，就要注意最好用全麦粉，或者再加一些米粉、玉米粉等没有筋力的原料来配合。因为牛奶带来的过高筋力会影响软饼的口感。

用牛奶煮粥的时候，最好在粥煮好之后放牛奶搅匀，再煮一两分钟即可，以避免牛奶中的营养成分在久煮过程中受到损失。

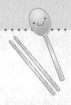

本月食谱推荐

牛肉萝卜汤

原料 牛肉150克，白萝卜200克，香菜末10克，姜末1小勺，小苏打、淀粉各少许，香油、盐、鸡精各适量。

做法

1. 将牛肉洗净，切成薄片，放入碗中，加小苏打，少许盐，姜末和淀粉拌均匀，使之入味；白萝卜洗净，切成薄片。

2. 用大火将水烧开，放入白萝卜片煮开，煮至白萝卜透明后下牛肉片搅散再开锅即关火，加盐、香油和鸡精调味，撒入香菜末即可。

营养分析

孕前、准妈妈吃牛肉有健脾益肾、补气养血和强筋健骨等功效白萝卜含有粗纤维，具有促进消化、增强食欲、加快胃肠蠕动的作用。

冬笋烧牛肉

原料 冬笋200克，牛肉250克，红辣椒1个，葱1棵，生姜1小块，花椒少许，高汤10大勺，豆瓣酱1小勺，盐、胡椒粉各适量。

做法

1. 把牛肉洗净后放入锅中，加入洗净的部分葱、姜用大火烧开，然后撇除血水捞出牛肉切成丝。把红辣椒洗净也切成丝，冬笋用温水泡软后洗净，切成丝。

2. 锅中倒入适量的油，烧热后加入豆瓣酱、辣椒丝和花椒，炒出香味后加入葱和姜，倒入高汤烧出香味时去掉料渣。

3. 把牛肉丝放入锅中，加入胡椒粉、盐，用小火煮至七分熟时加入冬笋，烧入味后即可关火。

营养分析

牛肉中含有丰富的氨基酸和蛋白质，能够提高孕妇的免疫力，促进胎儿的健康成长。冬笋中有大量的植物蛋白质、脂肪、糖类、维生素以及钙、磷、钾等营养成分，能够降低血脂，有效预防各种妊娠疾病的发生。

乌鸡汤

原料 乌鸡1只，玉米两个，口蘑若干，葱、姜、盐适量。

做法

1. 先将乌鸡的内脏清理干净，去掉头和尾，然后放入热水锅中焯至水沸腾。

2. 把口蘑洗净切成两半，玉米洗净后切成小段，葱洗净后切成段，姜洗净切成丝。

3. 将焯好水的乌鸡取出，用清水冲掉外表的血沫，再把切好的葱、姜塞入乌鸡的肚中。

4. 沙锅中加入适量的冷水，放入乌鸡、口蘑和玉米，开大火烧开。烧开后加入适量的盐，盖上盖子转小火再煮两个小时即可。

营养分析

乌鸡自古以来就是食补的佳品，特别是对于女性来说，对治疗体弱不孕、习惯性流产有积极作用，还能够预防准妈妈患缺铁性贫血症。

鱼头豆腐汤

原料 鲢鱼头800克，嫩豆腐1盒，香菜、生姜、大蒜、葱、盐各适量。

做法

1. 将鱼头洗干净，切成两半。嫩豆腐切成小块，生姜切成片，大蒜和香菜切成碎末，葱切成段备用。

2. 将植物油倒入锅中烧热，放葱、姜、蒜爆香，再将鱼头放入稍微煎一下，直至两面都成金黄色。

3. 锅中倒入适量清水没过鱼头，然后开大火煮至沸腾，再转为小火煮15分钟左右。等汤变成乳白色后放入豆腐块，加入盐，轻轻搅拌后，小火焖煮5分钟，撒上香菜即可出锅。

营养分析

鱼头中含有大量的胶质蛋白，可以健脑益智；豆腐中的优质蛋白和钙等微量元素含量丰富，可以补充准妈妈所需的营养物质，有益于胎宝宝的大脑发育。

PART 3

我肯定，宝宝"如约而至"

——30⁺准妈孕2月全程指导

胎宝宝：妈妈，我知道你总是没有力气，还恶心、想吐，有时候还要经常跑厕所。这么多变化让你多少有些不开心，但你千万别发脾气，不然我会怕怕的！我晓得你通过各种方式确认了我的存在，我还预感你悄悄把这个消息告诉爸爸了，那个家伙傻乎乎地乐得真可爱。

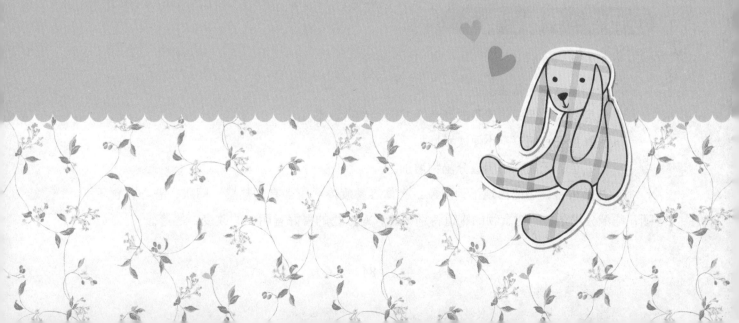

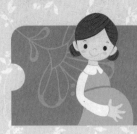

胎儿密语与妈妈体语

♥ 胎儿：长得真快，我像颗葡萄了

妊娠7周左右，胎芽的身长是2.3厘米，重量是4克左右。尾巴逐渐缩短，头和躯干也能区别清楚了，大体上象个人形了。手、脚已分明，手指及脚趾都有了，连指头长指甲的部分也能看得出来。眼睛、耳朵、嘴也大致出现了，已经像人的脸了。但是，眼睛还分别长在两个侧面。骨头还处于软骨状态，有弹性。胃、肠、心脏、肝脏等内脏已初具规模。神经管鼓起，大脑急速发育。

从外表上还分不出性别，但内外生殖器官的原基已经能被辨认。在羊膜腔里积有羊水，胎儿好象漂浮在里面。

母体和胎儿的联系已很紧密。在子宫内的底蜕膜内绒毛不断地繁殖，开始准备制造胎盘，而且将成为脐带的组织也出现了。

♥ 母体：开始害喜了

﹨ 子宫像鹅蛋般大。

﹨ 基础体温持续高温。

﹨ 乳房变大，乳头、乳晕的颜色变深而且变得敏感。

﹨ 膀胱被子宫压迫，小便次数增加。

﹨ 乳白色、无臭味的阴道分泌物增加。

﹨ 开始害喜，可能出现下列现象：身体容易疲倦；胃部有灼热感、闷胀，恶心，食不下咽；唾液分泌增加，对食物的味道特别敏感；对食物的喜好有明显的改变；等等。

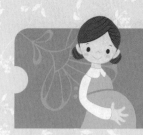

❤ 早一点穿上"宝甲"

孕早期的3个月是胎宝宝各个器官分化的重要阶段，比较敏感脆弱，对电磁辐射的抵抗能力也较差。因此，如果你生活和工作中常常会接触辐射源，如电脑、复印机、电磁炉等，那么从你验出自己怀孕时，最好能穿上防辐射服。防辐射服的挑选也是很有讲究的。

❤ 涂层防辐射服

优点：刚买来的时候防电磁辐射效果较好。

缺点：透气不好、不能水洗；含铅、汞、铬等有害成分，被人体吸收后会产生副作用；在不同环境中测试结果会不同。

❤ 金属纤维防辐射服

优点：较透气，可以水洗；纤维含量达到了屏蔽高低频电磁辐射的效果；不含对人体有害成分。

缺点：颜色单调、发灰，浅色的面料还能看到着色不好的黑线；纤维含量无法检测，质量好坏不易区分。

❤ 银离子防辐射服

优点：轻薄、柔软、透气、抗菌、除臭、能水洗；防辐射效果好。

缺点：价格稍贵，一般在几百元左右。

❤ 挑选防辐射服的方法

↘ 燃烧面料。准妈妈可以将供客户检测用的小块面料点燃，然后观察其中未烧化的部分，如果成网状的防辐射纤维，则说明防辐射服能够有效地放辐射。

↘ 利用手机检测。准妈妈可以将防辐射服挡在电脑屏幕前，然后在电脑前使用手机，如果杂音和杂波消失了，则说明防辐射服能够有效地屏蔽辐射。

看电器辐射强度排行榜

我们来看一下家里电器的辐射强度，哪个更厉害？尽量离它们远一些哦！

NO.1电磁炉

孕期最好不要使用电磁炉。如果要用，则要同时使用电磁炉专用的铁或钢制锅具，因为这类材料的能量转换率高，电磁外泄相对较少，或使用能够盖住整个炉面的大锅，以阻隔电磁波发出的能量。用完之后要及时切断电源，然后再把锅拿开。

NO.2手机

手机在拨出但还未接通时辐射最强，此时要使它远离身体。接听手机时尽量佩戴耳机并且长话短说。建议准妈妈在孕早期不要使用手机，改用小灵通或者固定电话。

NO.3电脑

如果准妈妈在工作中必须使用电脑，则要使身体与屏幕保持30厘米以上的距离，还要避免在其他的电脑背面作业。用完之后最好洗脸，去除吸附在皮肤上的电磁辐射颗粒。

NO.4复印机

准妈妈在工作中也许会用到复印机，它也是电磁辐射的"大户"呢。使用时身体不要贴着复印机，至少要保持30厘米以上的距离。

NO.5电吹风

电吹风在运作时产生的辐射量非常大，尤其是在开启和关闭的瞬间，且功率越高辐射也越大，为保险起见，还是不要用了。

NO.6电视机

电视机的背面辐射较强，尽量不要朝向有人的地方。不要关灯看电视，与电视机距离不要低于2米，且连续看电视不要超过2小时。

NO.7微波炉

质量好的微波炉只有在门缝周围有少量的电磁辐射，30厘米以外就基本检测不到了。

♥ 每天至少喝6～8杯水

水是生命之源，准妈妈孕育着下一代，更离不开水。但是怀了孩子之后，准妈妈喝水也是不能忽视的小事哦！

♥ 怀孕要多喝水

水对于健康怀孕是非常重要的。应把水看成是身体中的运输系统。它可以通过血液把营养带给孩子。水还可以防止膀胱感染，这在怀孕期间是很常见的。如果饮用足够的水，尿液会保持较稀的浓度，从而减少感染的风险。

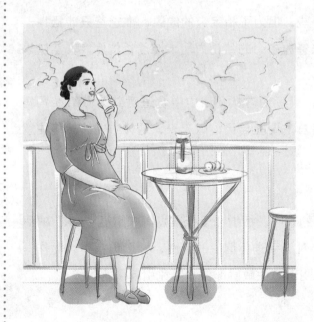

♥ 怀孕喝多少水才合适

喝多少水就够了呢？准妈妈每天至少应喝6～8杯水（共计1000～2000ml）。另外，每做1个小时的轻微运动要多喝1杯水。果汁也可记入你摄入的液体之中，但要记住，它们也能提供许多多余的卡路里。含咖啡因的饮料，如咖啡、可乐和茶不能记入摄取的液体之中，因为它们是利尿的，会使尿液增加，所以，实际上会使身体丢失水分。

♥ 怎样喝水才健康

准妈妈切忌口渴了才喝水。一般当人感到口渴的时候说明身体已经缺水了，口渴是大脑发出的需要补水的信号，此时脑细胞已经脱水到了一定的程度。白开水是最好的饮料，也是最健康的饮料，有洗涤肠胃的作用。反复煮沸的水或隔夜的水，准妈妈最好都不要饮用。

❤ 甜蜜sex，还能继续吗

　　孕早期胚胎和胎盘正处在形成时期，胎盘尚未发育完善，如果此时进行性生活，容易引起子宫收缩，加上精液中含有的前列腺素对产道的刺激，使子宫发生强烈收缩，很容易导致流产。因此，在孕早期，你和准爸爸都需要克制一下，暂时叫停甜蜜sex。

・・・・・❤・・・・・・・❤・・・・・・❤・・・・・・・❤・・・・・❤

❤ 准爸爸要理解"性趣"不高的妻子

　　怀孕期间，性欲可能会有所减退，加上早孕反应带来的不同程度的不适感，一天下来会感觉特别疲劳，对性生活的兴趣自然也会降低，性生活容易陷入困顿和不和谐的境地。这时准爸爸不要不满和抱怨，而是要通过其他的方式来调节二人的关系，比如陪准妈妈听听歌、散散步，这也可以成为你们很好的交流方式。

❤ 准爸释放多余"精力"

　　准爸爸对性的要求可能要比准妈妈强烈一些，但为了胎宝宝的健康，准爸爸只能牺牲一下，暂时忍忍了。但只要找到好的替代方式来释放多余的"精力"，准爸爸依然能安然快乐地度过准妈妈的"不便"期哦。

　　准爸爸可以主动帮准妈妈承担一些家务，或者经常从菜谱中学几道营养菜做给准妈妈吃，再不然就替准妈妈看一些孕产类的图书，总之要让自己忙碌起来，这样才能够转移注意力，"忘记"很多事情。

❤ 换方式尝试"sex"的甜蜜

　　当然，有些时候，准爸爸也可以通过温柔的亲吻、拥抱和爱抚准妈妈来重温"sex"的甜蜜。但一定要注意卫生，尤其是手部，一定要对双手进行彻底的清洗，并勤剪指甲。动作一定要轻柔，还要避免过度刺激准妈妈的乳头、阴部等性敏感部位，以免引起子宫收缩。

💟 这些化妆品不能再用了

爱美之心，人皆有之，但准妈妈现在已经不是一个人了，还要多顾及一下腹中的小宝贝。所以准妈妈要谨慎使用化妆品，尽量不化妆，要知道，怀孕女性的自然美更有韵味。

染发剂

准妈妈不宜使用染发剂。因为，据医学专家调查发现，染发剂不仅会引起皮肤癌，还会引起乳腺癌，导致胎儿畸形。

冷烫精

准妈妈的头发脆弱，极易出现干枯、脱发等症状。若再用化学冷烫精烫发，会加剧头发受损程度。此外，化学冷烫精还会影响准妈妈体内胎儿的正常生长发育。

口红

准妈妈最好不涂口红。口红中的油脂通常采用羊毛脂，羊毛脂除了会吸附空气中各种对人体有害的重金属微量元素，还可能吸附大肠杆菌进入胎儿体内，而且有一定的渗透性。准妈妈涂抹口红后，空气中的一些有害物质就容易被吸附在嘴唇上，并随着唾液侵入体内，使准妈妈腹中的胎儿受害。

美白祛斑化妆品

为了宝宝的健康，准妈妈最好不要用美白祛斑类化妆品。因为，皮肤增白及祛斑类化妆品中常含有无机汞盐等，很容易被皮肤吸收，并产生积聚作用，日久天长会导致染色体畸变率升高，还可能导致DNA分子损伤。更可怕的是，此类有毒物质可经母体转运给胎儿，使细胞生长和胚胎发育速度减慢。

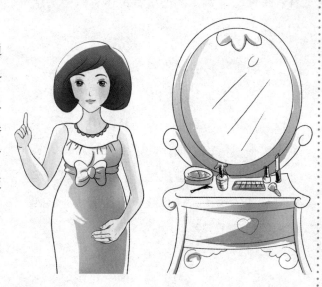

孕早期运动注意事项

生命在于运动，即使怀孕后也要做适当的运动，不过孕早期运动有很多注意事项需要准妈妈们掌握！

准妈妈运动的四大益处

促进消化、吸收功能，准妈妈吸收充足营养，满足肚子里的宝宝的营养需求。

促进血液循环，提高血液中氧的含量，对消除孕期身体的疲劳和不适，保持孕期心情舒畅和精神平和稳定很重要。

对宝宝的大脑、感觉器官、平衡器官以及呼吸系统的发育十分有利。

促进准妈妈及宝宝的新陈代谢，不但有利于增强准妈妈的抵抗力，还可以使宝宝的免疫力有所增强。

孕早期期的运动特点：慢

怀孕头3个月里，由于胚胎正处于发育阶段，特别是胎盘和母体子宫壁的连接还不紧密，很可能由于动作的不当使子宫受到震动，使胎盘脱落而造成流产。因此要尽量选择慢一些的运动，像跳跃、扭曲或快速旋转这样的运动千万不能做。

孕早期运动七大注意

慢慢开始，缓和地进行，时不时地停下来休息一下。

孕早期不要做背部的锻炼。这样做会让胎儿供血的血管承受过大的压力，影响对胎儿的供血。

避免极度牵拉的、跳跃的、过高冲击力的运动。怀孕期间关节组织松弛，这些运动极易导致关节损伤。

不要在海拔高的地方（超过1800多米）运动。这会让胎儿无法获得足够的氧气。

确保运动前、运动中和运动后喝大量的水。

不要在非常炎热和潮湿的环境中运动。

如果感到不舒服，如气短或劳累，休息一下，感觉好转再继续运动。

♥ 准妈妈保养肌肤的妙方

妊娠期激素的分泌紊乱，会使皮肤变得柔润有光泽，但对于某些部位的皮肤也会造成不良的影响。如雌激素会抑制油脂分泌，使皮肤发干，加重色斑沉着。准妈妈该如何保养肌肤呢？

♥ 注意补充维生素C

多摄取黄绿色蔬菜中的维生素，尤其是维生素C，因为它能促进胶原蛋白合成，抑制黑色素形成。要记得那句话：美肤在于以内养外。如果营养均衡，显现在肌肤上就是光彩照人。

♥ 补充大量的水分

准妈妈的皮肤很容易干燥，对策莫过于大量地给皮肤喝水。建议最好每天使用保湿能力卓越的化妆水，有细小皱纹的部位还应涂上专用的精华美容液，每隔2～3天做一次保湿面膜。直到皮肤润泽透明才算做到家了。

♥ 常做按摩

使滞留的血液恢复通畅，最有效的方法莫过于按摩。尤其是步入30岁的准妈妈们，血管自身变细，皮肤机能低下，这时候就更加需要外部按摩。每天涂上乳液后，在脸上轻轻打圈1分半钟即可。

♥ 蒸汽毛巾促进血液循环

由于血液循环、新陈代谢不畅而引起的肤色晦暗，很难一朝一夕改善，所以准妈妈要时常保持肌肤活力，蒸汽毛巾就很有效。毛巾浸入水后拧干，放进微波炉里加热，卸妆后敷在脸上，可以温暖脸部，促进血液循环。泡在浴缸里敷蒸汽毛巾，还能促进全身血液循环，加强新陈代谢。

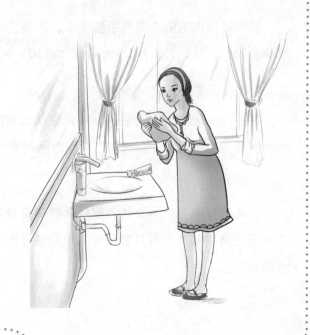

♥ 准妈妈使用电脑须知

电脑能够释放出辐射，危害身体健康，因此准妈妈在使用电脑时应该格外注意保护自己。准妈妈在使用电脑时要注意以下几点。

♥ 多吃一些新鲜的蔬菜和水果

为预防角膜干燥、眼干涩、视力下降，甚至出现夜盲症等，用电脑的孕妇应多吃些富含维生素A的食物，如豆制品、鱼、牛奶等。维生素E可预防白内障，核桃和花生中含有丰富的维生素E，宜多吃。

♥ 每天不能长时间使用电脑

要防止长时间坐位引起盆腔血液滞留不畅，做到张弛有度；要注意电脑与座椅坐姿的高低配合，让胎儿健康发育。

♥ 注意劳逸结合，防止肌腱劳损

长时间操作电脑会导致手指关节、手腕、手臂肌肉、双肩、颈部、背部等部位出现酸胀疼痛。因此，孕妇在工作1小时后应休息10分钟，或者做做工间操。

♥ 电脑房间要保持空气流畅

在室内安装换气扇或空调，减轻溴比二苯呋喃对身体的影响，计算机附近的灰尘密度要比机房其他空间高出上百倍，它们长时间附着于人的皮肤上，可导致各类皮肤病。

♥ 采用正确的打字姿势

正确的打字姿势对身体各部位的健康有着重要的作用，建议孕妇仔细看看自己的打字姿势是否正确，如果你每日都长时间地坐在电脑前，那么一些不良的姿势会给你的身体带来极大的伤害。

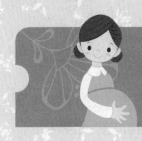

胎教方案推荐

♥ 情绪胎教：四种爱的语言

夫妻双方学习爱的四种语言，可以更好地沟通，增进感情，对腹中的胎儿来说也有极大好处。

◔ 肢体的接触

肢体接触是人类感情沟通的一种微妙方式，也是爱的表达的有力工具。性生活只是这种爱语的方式之一，牵手、亲吻、拥抱、抚摸都是身体的接触。在对方需要自己的时候，送上一个温暖的拥抱，和对方一起感受共同的呼吸，会增加你们之间的亲密感与信任感。

◔ 珍贵的礼物

礼物是爱的视觉象征，表明你的关心，代表你对对方的重视。大小昂贵与否并不重要，重要的是通过送礼物传递给对方"爱"的信息。

◔ 专属的时间

什么是精心的时刻？答案是：给予对方全部的注意力。每对夫妻都需要有一些私密时间，单独待在一起，看图画书或者玩游戏，不要有电话或拜访的打扰，这一点很重要。所以不要总是为一些不重要的事情而占用了你们本应该共同度过的那段私密时间。

◔ 适时的表扬

美国机能主义心理学派创始人之一——威廉•詹姆斯（William James）曾提出，人类最深处的需要，就是感觉被人欣赏。因此，当准妈妈缺少安全感、有自卑情绪、心情低落和为未来担心时，准爸爸如果能说一些鼓励的话语，往往会激发出妻子极大的精神潜力。

美学胎教：感受自然之声

自然之声就是最美妙的音乐，风儿的低吟与怒吼、雨声的轻柔与狂暴、鸟声的婉转与清脆……大自然的声音真是多姿多彩。准妈妈静下心来，通过聆听大自然中的各种声音，让胎宝宝一起来感悟美丽自然的奇妙吧！

倾听风声，体验季节变化

四季之风各不同，春风和煦，夏风欣欣，秋风凉爽，冬风呼啸。准妈妈可以聆听四季不同的风声，然后将不同的感受讲给胎宝宝。另外，风声强弱不同，声色有异，对提升宝宝的声色分辨能力很有益处。

听闻雨声，感悟节奏

雨声，时而沙沙，时而哗哗，时而噼啪，像小提琴协奏曲，又仿佛是大自然造就的天籁之音。四季之雨亦不同，春雨淅淅沥沥，夏雨粗犷飘泼，秋雨苍凉绵绵，冬雨肃杀人心。准妈妈尝试听不同的雨声，可以放松情绪，也能让胎宝宝感受到雨之乐趣。

倾听鸟鸣，使心情欢快

清晨，或者阳光明媚的日子，准妈妈可以漫步林间，仔细听鸟儿歌唱，感受不同的鸟叫声，"唧唧"、"喳喳"……这些声音可以使准妈妈心情愉悦，让胎宝宝在欢快、无虑的环境中健康成长。

感受宁静，无声胜有声

准妈妈要用一颗宁静的心，去感受自然，宁静最大的好处就是超然。宁静是一种气质、一种充满内涵的幽远。宁静的山是心灵的绘画，宁静的水是灵魂的诗篇，宁静的夜是精神的书籍。在一片静谧中，准妈妈可能会对生活有全新的体悟，而这在无形中会影响胎宝宝的成长。

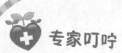

专家叮咛

建议准妈妈们多丰富自己的生活，让自己充实丰富起来，才能给孩子创造舒适的生存环境。能从自然中吸取各种美好的声音、颜色、图像、艺术等，就是最好的胎教。

行为胎教：为宝宝写日记

从确知怀孕的那一刻起，就不妨准备一个漂亮的日记本，记下你的心情吧。以后重新忆起，也会别有一番滋味。日子流走不会重来，但是回忆却可以越久越浓，越久越香！

怀孕日记可以随心所欲，不固定格式，只要随意记录下准妈妈当时的心境和感受就好。

记流水账

在记日记之初，如果没有什么特别的感受，准妈妈也可以记个流水账，把当天的事情按时间顺序记录下来。

____年____月____日

7：00 起床，先向肚里的胎宝宝打声招呼，然后洗脸，刷牙，准备早餐。

7：30 和老公一起吃早餐，喝牛奶、吃水煮蛋，今天比较有胃口，没有觉得恶心。

8：00 和老公一起走出家门，老公"护送"我到了公司，被人呵护的感觉真好。

10：00 上午的工作有点忙，不过同事们还是很照顾我这个孕妇的，心里很温暖。

12：00 午餐时间啦，很开心，期待着今天的工作餐能有我喜欢吃的，因为我和宝宝都饿啦。

用第二人称写

准妈妈也可以采用第二人称，帮宝宝记录在妈妈腹中的每一天，将来宝宝长大后拿给他看，这会是他最大的财富。

____年____月____日

今天你在妈妈肚子里已经呆了4个月了，妈妈特意去医院建立了档案，并做了系列的产前检查。医生说宝宝很健康哦，妈妈也第一次通过仪器听到了你的心跳声，好快啊，一分钟140多下，妈妈非常激动哦。

♥ 意念胎教：准妈妈多动脑，宝宝更聪明

在怀孕期间，很多准妈妈都容易犯懒，这是孕激素造成的自然反应——容易疲劳，什么也不想干，甚至多动一下脑子都觉得累。其实，准妈妈只要稍加克服，就可以让自己活跃起来。

准妈妈的思想活动对胎儿大脑发育的影响至关重要，若准妈妈始终保持旺盛的求知欲，就可以使胎儿不断接受刺激，有利于胎儿大脑神经和细胞的发育，因此，准妈妈勤动脑，宝宝会更聪明。

怀孕日记

老公不知从哪儿看来的，说孕妇如果不动脑子，宝宝也会跟着懒，所以他总是变着法子让我动脑子，不是让我跟他下五子棋，就是找些谜语让我猜。

他教会我做数独游戏，然后将一个题目抄两份，喊一二三开始计时，看谁先把答案推出来。我真是笨啊，总是输给他。后来他为了照顾我的情绪，做完了还假装在那里看啊看的。

他早早地准备了七巧板和各种各样的积木，嬉皮笑脸地对我说："咱娃会玩这些东西之前都归你玩儿啊。"

老公有绝活儿，能用90秒的时间把一个魔方复原六面，这需要记N多个公式，他追着要我跟他学，我偷懒耍滑，他就抓住我财迷心窍的弱点："给你1万块钱，学不学？"结果，我用了3天时间，学会了怎么复原魔方的底面，后面的就死活也弄不明白了。1万块钱虽然没到手，但我还是厚颜无耻地从他那儿勒索了5 000块钱过来。

适合准妈妈做的趣味脑力活动太多了，我们可以猜谜语、下棋、玩数独，坚持每天读报或写作，可以玩扑克、魔方、拼图、模型，还可以来点创意小制作。让脑子活跃起来，宝宝才会更聪明哦。另外，也要根据自己的兴趣而来，不要为动脑而动脑，而要快乐动脑。

❤ 运动胎教：练练孕早期瑜珈

怀孕早期的准妈妈练习瑜珈有哪些合适的招式呢？

❤ 莲花坐式

做法：

1.端坐地上，做深呼吸。

2.双腿弯曲，脚掌相对，脚跟拉近靠会阴处，腰背挺直，双手拇指和食指结成圆，另3指伸直，置于双膝上方，做深呼吸。

3.还原，调息。

注意事项：

做莲花坐式时，双脚亦可交叉盘坐，亦可放松不盘腿，采用最舒适的坐法，这也是瑜伽的基本坐法——静坐的姿势，要坐得好，必须不为身体的不适所困扰，因此勿勉强自己将双腿盘坐，同时意念要集中在呼吸上。

效果：

动作配合着深呼吸来进行，可获得精神和肉体的统一，亦可获至心灵的安静，解除压力与紧张。

❤ 猫式

做法：

1.跪坐，做深呼吸。

2.跪正，臀部和膝盖成垂直。两手放在膝盖的前方，手掌和膝盖成平行，头抬高，脸朝上，吸气时腰部有凹陷感，

3.吐气，腰部提高，头内缩，跟着深呼吸，来回让腰部上下摆动数回。

4.还原，调息。

注意事项：

摆动腰部的动作过程中一定要缓慢，同时呼吸一定要顺畅，才不会造成头昏现象，练习时意念可放在腰部。

效果：

柔软肩膀及腰部，治腰酸背痛，解除腰部疲劳，促进脊椎两旁血液循环，强化母体与胎儿。

准爸胎教：热爱宝宝，呵护妻子

一位妈妈这样描述道："胎宝宝和准爸爸有一种很奇妙的关系！当他在我的肚子里动个不停的时候，我怎么抚摩都不能让他安静下来，可只要他爸爸把手放在我的肚子上，就好像有了一种神奇的力量，小家伙立马不动了，有时我也觉得非常奇怪。这也许就是孩子和父亲之间的那种天然亲密关系吧！"

别不相信，宝宝虽然是在妈妈的肚子里孕育长大的，可是和爸爸却有一种天生的亲密关系。

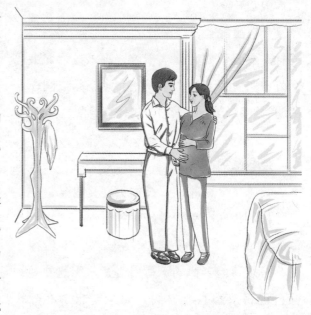

当他在准妈妈肚子里"折腾"不停时，准妈妈的轻柔抚摩还不能满足此时胎宝宝的需要，但只要换成准爸爸的大手，胎宝宝也许就能安静下来。

现代科学研究表明，新生命在孕育过程中绝不仅仅只是准妈妈的事情，与准爸爸也关系密切。怀孕的日子里，准爸爸与准妈妈朝夕相处，是她最亲密的爱人和战友。老公一句体贴的话语，一个关怀的动作，都能抚慰准妈妈焦虑的心情，对胎宝宝也是一种良性刺激。在日本、欧美等发达国家，年轻的准父亲们加入准妈妈的日常胎教活动已渐成一种时尚和风气。

在国内，以前很多大男子主义的男人在妻子怀孕的时候扮演的是旁观者的角色。家庭或自己都理所当然地认为本应该如此。但是，从这一刻起，准爸爸就该调动起自己的积极性，把怀孕当做和妻子都不能错过的美妙旅程。

如果希望宝宝将来健康活泼、聪明伶俐，希望将来和宝宝融洽相处，那么从现在开始，从小事开始，全心全意地去爱妻子，去爱宝宝，让那个即将出世的小生命知道爸爸是多么地在乎他、关心他吧！

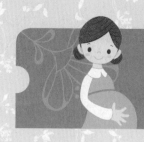

产科专家主张

♥ 如何选择产检医院

　　准妈妈在整个孕期的产检都十分重要，因此选择一家适合自己的产检医院是非常必要的。专业的医院应该具备安全性、便利性、专业性、服务性四个主要特点，具体哪一类型的医院更适合您呢？

◔ 妇幼保健医院

　　在各级妇幼保健医院里，来就诊的对象大部分是孕产妇，医生工作的内容，基本上也都是围绕着产前检查、分娩服务等进行。这里的医生大都具有较为丰富的临床经验，专业技术也比较熟练，还能为孕产妇提供更多的选择，比如产科病房有各种分类，可以允许家属陪产等。此外，妇幼保健医院可以为孕产妇提供更加规范的护理服务，并设有对新生儿的专业服务。

◔ 综合性医院

　　一般综合医院都设有产科，它们能为准妈妈做全面的孕期检查以及分娩服务。综合医院的科室齐全，整体实力雄厚，辅助检查条件更加齐全。如果准妈妈一旦出现产科并发症或紧急状况，综合医院能第一时间进行会诊和治疗。

◔ 民营性医院

　　如今，很多城市也涌现出了一些民营性质的妇产医院。这类医院注重营造温馨干净的就诊环境，为孕产妇提供的服务也非常人性化。医护人员与孕产妇都是"一对一"式的服务，而且环境温馨舒适，方便家人全程陪同，且就诊时间自由。同时，医院的专科医疗设备比较先进。缺点是：不像综合性医院那么齐全，收取的费用也比较贵。

♥ 确定怀孕的几种方法

如何确定怀孕了？以下科学、简单、易行的办法来帮你！

♥ 便宜好用的验孕纸

验孕纸是通过检测尿液中的HCG（人绒毛膜促性腺激素）值来判断妊娠的。在同房后的14天左右，可以从尿液中检验出是否怀孕。验孕纸验孕，简便快捷，如果使用方法正确的话，准确率可以达到95%～98%。

使用方法：用洁净、干燥的容器收集尿液（最好为早晨第一次尿液），将验孕纸标有箭头的一端浸入装有尿液的容器中，3～5秒后取出平放，在30秒到5分钟内观察结果。只显示一条红线，是阴性，说明没有怀孕；显示一深一浅两条红线，表示可能怀孕或刚怀孕不久，需要隔天用晨尿再测一次；显示两条很明显的红线是阳性，说明已经怀孕了。

缺点：有些肿瘤如葡萄胎、绒癌、支气管癌和肾癌等也可使测试结果呈阳性。因此，试纸验孕结果只能作为参考，最安全可靠的方法还是到医院去做全面的检查。

♥ 作用多多的基础体温测量法

基础体温除了可以测量出排卵期外，还能够检验早期妊娠。观察自己绘制的基础体温测量表，如果发现高温曲线现象持续18天以上，则提示可能怀孕。

缺点：由于受到饮食、睡眠、精神状态等个人身体因素的影响，检测结果可能会出现一些误差，只能作为参考，不能最终确定妊娠。

♥ 不会说谎的B超诊断法

如果受孕成功的话，准妈妈可以在月经过期1周，也就是妊娠第5周，到医院进行B超检查。在超声波屏上可以看到子宫内有圆形的光环，这是妊娠环，环内的暗区为羊水，其中还可见到有节律的胎心搏动。

B超诊断还可以检查出是否宫外孕，提高安全系数，这是验孕纸和基础体温测量法所做不到的。

❤ 关键的第一次产检

相信大家通过权衡，已经选择好了一家离家或单位比较近、医疗条件信得过、收费又在你的可承受范围内的产检医院。如无特殊情况，您将在这家医院完成产检和生产的全过程。一般情况下中途不要转院，新医生不了解你之前一段时间的具体情况，就容易出现信息断裂或丢失的情况。

接下来，就是非常关键的第一次产检了。去之前需要做哪些准备呢？

◉ 了解产检时医生会问的问题

- ↘ 月经周期，末次月经时间。
- ↘ 怀孕次数，分娩次数，流产次数，人工流产方式。
- ↘ 既往病史（心、肝、肺、肾等慢性疾病），手术外伤史，药物过敏史。
- ↘ 准爸的年龄和身体状况。
- ↘ 你和准爸的家族遗传病史，等等。

◉ 产检时的衣着

- ↘ 上衣：上衣要宽松、肥大。最好穿分身的上下装，不要穿连衣裙，否则在接受心电图等检查时需要把裙子整个提到胸部以上，不但不方便，还会造成全身暴露的尴尬。
- ↘ 下装：最好是容易脱的裤子，也可以是宽大的裙子，不要穿连裤袜，否则不方便内诊。
- ↘ 鞋子：鞋要舒适且易于穿脱，最好选择"一脚蹬"鞋子，不要穿鞋带过多的鞋子。

◉ 产检前要注意的细节

产检前一天晚上要休息好，第二天才有体力排队等待。把想要向医生咨询的问题提前列在纸上以免遗忘。带上背包、笔、卫生纸和小点心，这些都会有用的。当然，最重要的是要带上足够的钱，各项检查需要一笔不小的开支呢！

让自己远离感冒

感冒是常见病，虽是小病，但准妈妈却不可轻视。流行性感冒发热时产生的毒素可通过胎盘进入胎宝宝体内，影响其脑细胞发育，怀孕早期危害更大。现已分离出十几种感冒病毒，部分病毒对胎宝宝有明显的致畸作用。那么，孕期怎么做才能让自己远离感冒呢？

室内保持适宜的温度、湿度

居室要经常开窗通气，并且保持温度、湿度适宜。一般来说，适宜的室内温度为17～23℃，适宜的室内湿度为40%～60%。如果屋内空气干燥，可用加湿器增加空气湿度；住在潮湿之处的准妈妈，要利用除湿机去除湿气。

注意保暖，及时加衣

冬季气温低，准妈妈要注意保暖，根据天气变化及时添加衣服。特别是足部的保暖十分重要。如果脚部受凉，会反射性地引起鼻赫膜血管收缩，容易受到感冒病毒侵扰。

勤洗手，防止病从口入

准妈妈要特别注意，在孕期要勤洗手，尤其在碰触了钱、门把手、水龙头等后，要赶紧洗净双手。如果家中有感冒患者，孕妇要避免接触感冒家人使用的碗碟，以免传染。

远离人多的公共场所

要尽量避免前往人群密集的公共场所，防止被传染。去逛超市、看电影时尽量戴上口罩。在选择口罩的时候，最好买纯棉的或是棉纱材质的。

如果万一感冒了该怎么办呢？轻度感冒一般不需用药，应多饮开水，充分休息，也可在医生指导下适当用些中药。如果有高热症状，要马上去医院，切不可盲目用退热剂之类的药物。

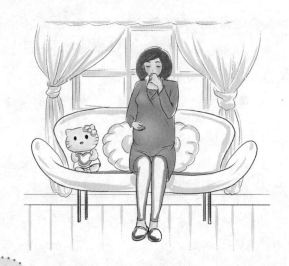

科学认识安胎药

对有流产或早产迹象的准妈妈，医生常常会建议使用安胎药。安胎药只是安慰剂还是真的有效？该如何使用才安全无虞？下面就让我们认识一下身边的安胎药吧。

黄体酮

黄体酮是最常用的安胎药，一般先兆性流产和早产皆可使用。它可减少妊娠子宫的兴奋性，使胎儿安全生长。黄体酮分为针剂与口服两种。其中针剂黄体酮属于油性针剂，不溶于水，注射时会比较疼，所以注射后必须用力揉一揉。至于口服黄体酮则是近期研发的新药，可口服，也可做塞剂，唯一的缺点是用药后，较容易出现恶心、呕吐等不良反应。

低剂量阿司匹林

阿司匹林可用于因夫妻双方的基因排斥而产生的习惯性流产。作用是：抑制血液中的血栓滞留在子宫内的着床处，以促进血流，进而预防流产。它的好处在于副作用很低。

硫酸镁

硫酸镁是在准妈妈出现先兆子痫的情况下效果极佳的保胎药。主要是通过给予镁离子，以抑制肌肉收缩。因此。使用硫酸镁做安胎药时，只限于在医院内使用，且必须在安全的剂量范围内使用，同时也必须随时观察准妈妈的关节反射动作，警惕副作用的出现。

常用安胎中药

中药常用黄芩和白术作为安胎药。古人还把黄芩、白术等当作安胎的"圣药"，黄芩具有清热燥湿、泻火解毒、凉血止血、除热安胎的功效，适用于怀胎蕴热所产生的胎动不安。白术有补脾、扶正固本的功效，为治疗妊娠期因脾虚造成的胎动不安的良药。

♥ 尿常规检查的N个关键

产检时经常需要验尿，以检测你是否有蛋白尿的迹象，那是一种潜在的严重疾病先兆子痫的征兆之一。同时，尿检时化验尿糖水平，是妊娠期糖尿病的一个信号。如果在怀孕的任何阶段检测出你的尿中糖含量过高，你将需要进行葡萄糖耐量测试。

孕妇做尿检时怎么收集尿样

每次去医院产检时，尿检都是常规检查的一项。通常医院会提供干净的消毒尿杯。有的医院尿检处的医务人员会把一个试纸条放进受检者的尿样，如果里面有糖或蛋白质，试纸的颜色就会发生变化。也有些医院会用其他方式来验尿，一般来说，尿检都是在化验室做。如有任何异常，医生会告诉你的。

具体应注意以下几点：

尿标本必须新鲜

尿液停放几小时后，白细胞即可破坏而脓尿消失，葡萄糖被细菌分解、管型破坏、细胞溶解等问题出现，会影响检查结果的准确性。

尿标本必须清洁

按排尿的先后次序，可将尿液分为前段、中段、后段。因前段尿和后段尿容易被污染，因此，做尿常规和尿细菌学检查时，一般都留取中段尿。应使用清洁容器装取尿液，如医院提供的清洁尿杯。若尿液被白带等污染，必须留取清洁尿标本重检。

送检尿量合适

一般不少于10ml（至少达到一半尿杯的量）。

尿常规正常参考值范围

名　称	正　常	异　常
酸碱度（pH）	4.6～8.0（平均值6.0）	增高常见于频繁呕吐、呼吸性碱中毒等
酸碱度（pH）	4.6～8.0（平均值6.0）	降低常见于酸中毒、慢性肾小球肾炎、糖尿病等
尿比重（SG）	1.015～1.025	增高多见于高热、心功能不全、糖尿病等
尿比重（SG）	1.015～1.025	降低多见于慢性肾小球肾炎和肾盂肾炎等
尿胆原（URO）	<16	超过此数值，说明有黄疸
隐血（BLO）	阴性（-）	阳性（+）同时有蛋白者，要考虑肾脏病和出血
白细胞（WBC）	阴性（-）	超过5个，说明尿路感染
尿蛋白（PRO）	阴性或仅有微量	阳性提示可能有急性肾小球肾炎、糖尿病肾性病变
尿糖（GLU）	阴性（-）	阳性提示可能有糖尿病、甲亢、肢端肥大症等
胆红素（BIL）	阴性（-）	阳性提示可能肝细胞性或阻塞性黄疸
酮体（KET）	阴性（-）	阳性提示可能酸中毒、糖尿病、呕吐、腹泻等
尿红细胞（RBC）	阴性（-）	阳性提示可能泌尿道肿瘤、肾炎尿路感染等
尿液颜色（GOL）	浅黄色至深黄色	黄绿色、尿浑浊、血红色等就说明有问题

♥ 了解绒毛细胞检查

绒毛细胞检查是一项孕期检查新技术。该检查可以尽早诊断严重的染色体疾病。怀孕第6~8周时，胚泡周围布满绒毛，这段时间是进行绒毛细胞检查的最佳时间。

⚘ 绒毛细胞检查的原理

绒毛膜是胎盘的主要成分，它与胚胎都是由同一个受精卵分化发育而成的，绒毛细胞与胚胎细胞中的染色体是相同的。它主要是采用一根细的塑料管或金属管，通过准妈妈的子宫口，沿子宫壁插入，吸取少量绒毛，进行细胞学的检查。

⚘ 绒毛细胞检查的用途

绒毛细胞检查主要是用于了解胎宝宝的性别和染色体病，其准确性可高达90%以上。从近年来应用的情况来看，对准妈妈未产生不利影响，生产出的婴儿也未发生任何异常，它是一种较为安全的、极有发展前途的孕早期应用的产前诊断技术。

⚘ 哪些准妈妈要做绒毛细胞检查

↘ 35岁以上的高龄准妈妈。

↘ 以前生过一个染色体异常儿的准妈妈。

↘ 有某些遗传病家族史的准妈妈。

开心乐园

和一小朋友聊天，他说："我爷爷明天就满104岁了。"

"真了不得！他有什么长寿秘诀？"

"他是很久以前出生的。"

↘ 夫妇一方有染色体平衡易位者。

↘ 有多次流产、死产史的准妈妈。

⚘ 绒毛采样分类

绒毛采样分两种：

↘ 经由子宫颈采样时，准妈妈的膀胱通常要有一些小便，如同内诊一样，准妈妈必须脱掉裤子，躺在检查台上，医生要用阴道撑开器打开阴道采样。

↘ 经腹部采样时，准妈妈只要平躺在普通的检查床上即可，医生用一根细长针穿透准妈妈的肚子和子宫壁，采集绒毛。

算出预产期，甜蜜的见面日

预产期——宝宝生日提前算预产期就是预计分娩的日期。胎宝宝在宫内的年龄是以周为单位计算的，根据孕周可以判断胎宝宝成熟与否。从末次月经的第1天以后的280天（即40周）为胎宝宝在宫内的生长发育期。

预产期月份的计算

在末次月经来潮的月份上加上9，即是分娩的月份。如果得数大于12，则减去12，同时将年份向后顺延1年。

预产期日期的计算

在末次月经来潮的第一天日期上加上7，即是预产期的日期。如果得数大于30，则减去30，同时将前面算得的月份向后顺延1个月。

预产期计算举例说明

↘末次月经来潮是2009年2月8日

预产期月份：2+9=11（即2009年11月）

预产期日期：8+7=15（即15日）

推算出预产期为：2009年11月15日

↘末次月经来潮是2009年9月29日

预产期月份：9+9-12=6（得数大于12，将年份顺延1年）

预产期日期：29+7-30=6（得数大于

30，将上面算得的月份顺延1个月，即7月）

推算出预产期为：2010年7月6日

↘通过排卵日也可以推算预产期，因为从怀孕到分娩约需266天左右，所以你如果能够通过基础体温表确定自己的排卵日，那么从排卵日向后推算264～268天，就是预产期。

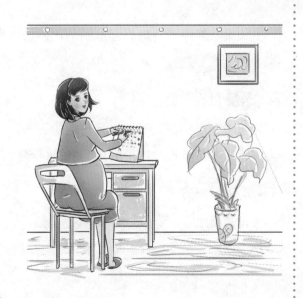

💟 巧妙对付眼睛干涩

怀孕容易出现眼睛干涩的症状。怎么对付眼睛干涩呢?

◉ 和隐形眼镜再见

如果眼睛近视,那么准妈妈在怀孕期间就不要佩戴隐形眼镜了,因为隐形眼镜会增加角膜的缺氧程度,加重干涩症状。另外,由于泪液分泌减少,眼球表面的润滑度降低,长时间佩戴隐形眼镜,眼睛黑白交接处可能会产生新生血管,容易引发"眼球血管增生症"。

佩戴框架眼镜的时间也不要过长,工作需要时和看电视时可以戴上,平时尽量不要戴眼镜。

◉ 当心眼药水

普通的眼药水中一般都含有氯霉素、金霉素、四环素等化学物质,这些物质对胎宝宝存在潜在的危害,如氯霉素具有严重的骨髓抑制作用,使用后可能导致新生儿产生严重的不良反应,四环素也会导致胎宝宝畸形。像润洁滴眼液就在说明书中标明了"孕妇忌用"的字样。

如果眼睛干涩得厉害,准妈妈可以选用相对比较安全的红霉素类眼药水,但一定要遵循医生的指导和建议。

◉ 改变空气干燥

眼睛干涩和空气干燥也有一定的关系,准妈妈可以在干燥的春、秋、冬季使用加湿器,对眼干、咽干和皮肤干燥都有一定的缓解作用。

◉ 饮食解决方案

富含维生素A和维生素C的食物是预防眼睛干涩的食补良方,准妈妈平时可以多吃一些胡萝卜、番茄、红枣以及黄绿色蔬菜。

克服孕期"女王症"和"多疑症"

某些准妈妈因为身体承受的痛苦和发生的变化，性情也会发生诸多变化，其中以自我中心、爱挑剔、蛮横、多疑较为常见。面对这种阵势该怎么办呢？

巧妙应对"女王症"

大多数患有"孕期女王症"的准妈妈都会表现出坏脾气和挑剔的毛病，时常"怒发冲冠"地对家人乱发脾气，还自以为了不起地抱怨，如"我都这样了，你居然还……"这种现象非常不利于孕期的健康，对胎宝宝的伤害也会比较大，准妈妈一定要注意克服这种专横的脾气和个性。

➘ 家人帮忙进行辅助治疗。家人不用想尽一切办法地表现对准妈妈的关爱，而应该适度表现，以免"惯坏"了准妈妈。

➘ 准妈妈自我救助。虽然全家人都倍加宠爱准妈妈，但是准妈妈一定要保持理智和冷静，并坚持自己的事情自己做，以促进胎宝宝的健康发育。

如何消除孕期"多疑症"

如今，大部分女性怀孕都是独有一次，没有经验而使得精神紧张。当事情不在自己的掌控内时，准妈妈就会变得多疑和敏感。

例如，准妈妈在请医生检查的时候，不停地质疑医生，总担心医生隐瞒事实等。这种现象对准妈妈自身和胎宝宝的身心发展都是极为不利的，应及时治疗。

➘ 转移注意力。准妈妈如果发现自己的不良情绪在蔓延和恶化，千万不要担心，而应该安静地想一想快乐的事情，尤其是不要让自己有太多的时间沉浸在胡思乱想中，尽可能地让自己忙碌起来，以转移注意力，克服多疑的毛病。

➘ 让检查结果说话。多疑症一般发生在孕中期，这时候正好赶上产检筛查的阶段，如羊水穿刺、B超排畸等。准妈妈若极度担心，不妨去医院做一次详细的产检，拿到的结果属正常，准妈妈就要相信一切结果，这样多疑症自然而然就会消失。

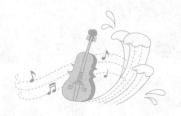

营养方案推荐

♥ 口味清淡，少加调料

很多时候，怀孕时妈妈喜欢什么口味，宝宝出生后也喜欢什么口味。因此，准妈妈口味清淡，有助于宝宝出生后良好的饮食习惯。所以，从怀孕时就开始养成良好的口味习惯，给宝宝做个健康的典范。

♥ 热性香料

八角、茴香、小茴香、花椒、胡椒、桂皮、五香粉等都是属于热性香料的调味品。这些调味品既可以使食品色、味美好，还能刺激食欲。准妈妈对这些热性香料不需一概禁忌，可按各人的习惯使用。

♥ 食盐

准妈妈不可以食用过多的盐，因为食盐过多会大量饮水，引起不必要的水肿，加重肾脏负担。

♥ 酱油

一般状况下，酱油中含有18%的盐，准妈妈在计算盐的摄入量时要把酱油计算在内。酱油中含有防腐剂，准妈妈不必忌食酱油，但饮食以清淡为好。

♥ 味精

味精也不是吃得越多越好，其中的谷氨酸钠易与锌结合，会导致准妈妈体内缺锌。所以，食用味精要掌握好用量。体重50千克的准妈妈，每天摄入量不超过6克。

♥ 糖精

如果准妈妈每天在牛奶等食物中加入糖精调味，会对胃肠道黏膜有刺激作用，影响消化酶的功能，造成消化功能减退、营养吸收功能障碍等；同时还可加重肾脏功能负担，因为糖精是由肾脏经小便排出的。

吃粗粮不能"过火"啦

现在人讲究健康饮食，都主张平时吃点粗粮。但万事讲究度，粗粮虽好，但也不宜多吃。粗粮里含有丰富的纤维素，摄入过多的纤维素不仅会影响身体对某些微量元素的吸收，而且还会影响蛋白质、脂肪、胆固醇等的吸收利用。另外，毕竟粗粮质地较粗，过多食用会影响胃肠道的消化吸收功能。

科学吃粗食

↘ 吃完粗粮要多喝水，这样才能保证肠道正常工作。多吃1倍纤维素，就要多喝1倍的水。

↘ 如果你平时以细粮和肉食为主，吃粗粮就要循序渐进，否则突然增加或减少粗粮的进食量会引起肠道反应。

↘ 粗粮不能和奶制品、补充铁或钙的食物或药物一起吃，最好间隔40分钟左右。

↘ 将粗粮和细粮混合做成粥、馒头、面条等，既有利于消化吸收，又有不错的口感。

适合准妈妈的两种粗粮

↘ 玉米：富含镁、胡萝卜素、不饱和脂肪酸、多种氨基酸等，有助血管扩张、肠壁运动，促进体内废物排泄及大脑细胞的新陈代谢。红玉米富含维生素B_2，常吃可预防及治疗口角炎、舌炎、口腔溃疡等核黄素缺乏症。

↘ 荞麦：荞麦所含的丰富赖氨酸，能促进胎宝宝发育，并增强你的免疫功能。铁、锰、锌等微量元素和膳食纤维含量也比一般谷物丰富。

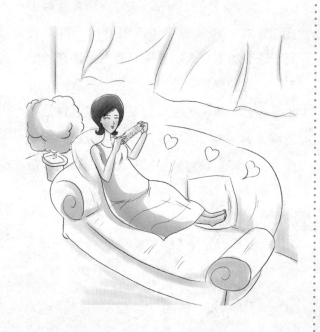

碘——确保胎宝宝身体发育

几乎所有的准妈妈都会在孕早期补充叶酸，但却往往忽视另外一种很重要的微量元素——碘。

生理功能

碘是人体必需的微量元素之一，负责调节体内代谢和蛋白质、脂肪的合成与分解。碘是人体甲状腺素的组成成分，甲状腺素能够促进人体的生长发育，同时也是维持人体正常新陈代谢的主要物质。胎宝宝需要足够的碘来确保身体的发育。

缺乏警示

如果准妈妈在孕期的饮食中缺乏含碘丰富的食物，将会影响体内的甲状腺激素合成，造成胎宝宝大脑在发育时主管语言、听觉和智力的皮质不能完全分化，导致出生后患呆小症，表现为生长缓慢、反应迟钝，并出现头大、鼻梁下陷、舌外伸、流涎的特殊面容，成年后身材矮小，甚至出现聋哑、精神失常等。

每日供给量

怀孕最初12周补碘是纠正因缺碘而造成不良后果的有效方法。成人每人每天摄取碘150微克，准妈妈摄取碘200~300微克即可，相当于每日食用6克碘盐。

最佳补充方案

孕期补碘非常讲究时间，如果在怀孕5个月后再补碘，就已经不能预防宝宝智力缺陷的发生了。含碘丰富的食物有海带、紫菜、海蚕、海虾等海产品。市售的食盐一般都添加了碘，准妈妈需要掌握正确的用盐方法，无论炸炒、炖煮，应在菜肴出锅前或炒好后加盐，以免长时间受热造成食盐中碘的损失。

每周进食1次海带，是准妈妈补碘不错的选择。

紫菜营养丰富，含碘量很高，可用于治疗因缺碘引起的"甲状腺肿大"等症状。

红枣——名副其实的"天然维生素"

自古以来大枣就被列为养生健身之佳果，营养价值比其他水果要高。我国民间有"一天吃三枣，终身不显老"之说。

食补价值

红枣营养丰富，性甘味平，富含多种营养物质和微量元素，是非常好的滋补佳品。红枣中含有的维生素C比苹果、梨、葡萄、桃子、山楂、橘子、橙子都要高，红枣还含维生素A，黄酮类物质和B族维生素也含量丰富。因此，是名副其实的"天然维生素"，能对准妈妈起到增强抵抗力、促进铁吸收、健脾益胃、增强食欲、静心安神、除烦去燥的功效。

红枣中还含有十分丰富的叶酸，叶酸参与血细胞的生成，可促进胎宝宝神经系统的发育。而且，红枣中含有微量元素锌，有利于胎宝宝的大脑发育，促进胎宝宝的智力发展。

最佳食用方法

吃枣一般以鲜枣为好。鲜枣汁水充足，果中营养更便于人体吸收和利用。干枣熟食为宜，吃时先将红枣浸泡洗净，再蒸食、煮食、熬汤，如，可加少量生姜熬成枣姜汤或加等量花生、冰糖熬成枣生汤或煮粥吃。

搭配宜忌

红枣做粥可以熬制成小米粥、糯米粥、八宝粥、红枣菊花粥、百合红枣粥、薏米红枣粥、百合桂圆红枣粥等。做汤类，常见汤名如下：红枣鸡汤、红枣香菇汤、红枣鸡蛋汤、红枣莲子汤等。

中医认为，葱是辛热助火的食物，枣也属于性甘辛热之物，二者同食，易使火气更大；虾皮和红枣同食会中毒；红枣与海鲜同食，令人腰腹疼痛；胡萝卜和黄瓜不应与维生素C含量高的大枣同食。

营养师提醒

把大枣放到开水里焯一下，大概30秒左右再捞起，这样一可以杀菌，二是人体对枣皮的吸收会更好。做米饭的时候，饭快熟的时候把大枣洗干净掰开放在饭上一起蒸，口味绝佳。

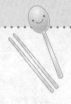

本月食谱推荐

南瓜牛肉汤

原料 南瓜500克，牛肉250克，葱2棵，生姜1块，胡椒粉、盐各1小勺，高汤20大勺。

做法

1. 先将牛肉洗净，切成2厘米左右的小块，然后放入沸水中焯一下。

2. 将南瓜去皮、洗净，然后切成3厘米左右的方块。生姜洗净后，用刀拍松。葱洗净后切成3厘米左右的长段。

3. 先将焯好的牛肉放入锅中，再倒入高汤煮熟。随后加入南瓜块、生姜和葱一起煮，等牛肉熟透后，加入胡椒粉和盐调味即可。

营养分析

牛肉性温和，含有大量的铁、锌等微量元素，还有丰富的蛋白质，非常适合准妈妈食用。南瓜中含有多种维生素和大量的膳食纤维，具有很高的营养价值，准妈妈经常食用能够防止患妊娠水肿、高血压等孕期并发症，还可以促进胎宝宝脑细胞的发育，使宝宝将来更加聪明。

黄花菜黑木耳炒蛋

原料 黑木耳20克，黄花菜80克，鸡蛋2个，植物油、盐、酱油各适量。

做法

1. 把黑木耳用温水泡发后洗净，切成细丝备用。

2. 黄花菜择好后洗干净，将黄花菜和黑木耳一起放入锅中，加水焯烫，熟后捞出放凉。

3. 将鸡蛋打破倒入碗中，然后放入黑木耳和黄花菜，加入盐和酱油调味，搅拌均匀。

4. 锅中倒入适量的植物油，等油热后加入蛋液，开中大火翻炒至鸡蛋凝固即可关火。

营养分析

黑木耳中含有丰富的维生素B_2、铁、磷、钙等营养物质，能够促进胎宝宝的大脑发育。黄花菜中含有多种脑和神经系统发育所需的营养物质，十分适合怀孕初期的准妈妈食用，有利于胎宝宝的健康成长。

苦瓜炖排骨

原料 排骨500克，苦瓜1根，冰糖、酱油、盐、八角、葱末、姜末各适量。

做法

1. 将排骨洗干净，切成小块，放入锅中焯下水取出。

2. 苦瓜洗净后去掉瓤和籽，切成小块，放入锅中焯水备用。

3. 锅中倒入适量的油，将排骨放入煸炒，直至微微发黄。然后加入冰糖和酱油继续炒，等冰糖融化后，加入葱姜和八角。

4. 往锅中加水没过排骨，然后改为小火慢炖40分钟左右。等排骨快熟了时加入苦瓜。

5. 再继续炖20分钟，改为大火收汁即可关火。

营养分析

排骨中含有大量的骨胶原，对准妈妈补钙有很大的帮助。苦瓜不仅能够清暑解毒，还可以提高人体免疫力，增强准妈妈的抗病能力。

糖醋莲藕

原料 莲藕500克，白糖35克，花生油30克，米醋10克，香油、料酒各5克，盐1克，花椒10粒，葱花少许。

做法

1. 将莲藕去皮，粗节部分剖成两半后再切成薄片，然后用清水洗干净。

2. 往沙锅中倒入花生油，油烧至七分热时放入花椒，炸香后捞出。再放入葱花爆香，倒入藕片翻炒。

3. 待藕片快熟时加入料酒、盐、白糖、米醋，继续翻炒至藕片熟透，出锅前淋上香油拌匀即可。

营养分析

这道菜酸甜可口，能够促进准妈妈的食欲。莲藕能够补益气血，提高免疫力，有止血的作用，能够防止孕早期出现流产，有助于保胎。另外，莲藕中含有大量的膳食纤维。还可以健脾开胃，通便润肠，防止准妈妈出现便秘症状。

PART 4

吐or不吐是个问题

——30⁺准妈孕3月全程指导

胎宝宝：妈妈，我的小尾巴不知道为什么不见了，不过，还好，我有了四肢，骨头也越长越硬了，我已经开始在"小房"里做小运动了。嘻嘻，我知道自己是男孩子还是女孩子了。我将进入脑迅速增长期，要想让我长成一个聪明的宝宝，现在可是关键时刻！妈妈，我知道您吐得很辛苦，好想帮帮你。如果您超过35岁，医生建议您做羊水穿刺！不要犹豫，我很勇敢，妈妈也别怕。

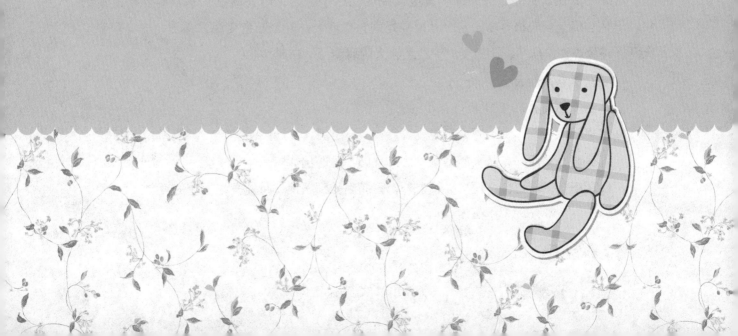

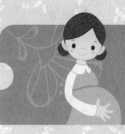

胎儿密语与妈妈体语

❤ 胎儿：我是真正意义上的小·宝宝了

从怀孕第八周开始，受精卵已经发育为胎儿。胎儿的身长为2~3厘米。尾巴完全消失，看上去像颗葡萄。躯干和腿都长大了，头部还是明显比较大。下颌和脸颊发达，更重要的是已长出鼻子、嘴唇四周、牙根和声带等，和以前比，更象人形了。眼睛上已长出眼皮。

因皮肤还是透明的，所以可以从外部看到皮下血管和内脏等。心脏、肝脏、胃、肠等更加发达，肾脏也渐发达。已有了输尿管。为此，胎儿可进行微量排泄了。骨头开始逐渐变硬（骨化），会逐渐生出指甲，还有眉毛、头发也长出来。从外表可以清楚地区分性别了。

❤ 母体：看起来像准妈妈了

妊娠反应在这个月一般会由严重慢慢减轻。这个时期，因为倦怠、恶心等现象逐渐缓和，于是心情上会轻松许多。这个时期准妈妈乳房增大，乳晕颜色变深。强烈的血流影响了全身，导致鼻塞、尿频、阴道变成深红色、大阴唇变黑、白带增加。

➲ 子宫像拳头般大小。

➲ 体温持续高温。

➲ 害喜现象持续，到本月末可望改善。

➲ 乳房胀大，腹部有胀大的感觉，但外观仍不见凸出。

➲ 除了膀胱受压迫、小便次数频繁外，直肠也受到压迫，可能发生便秘的现象。

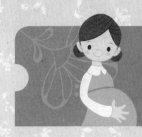

生活保健知识

♥ 散步也要讲方法

散步是准妈妈最好的运动方式之一。但是，任何事情都要讲究一些章法，散步也是诸多讲究的。

☺ 选择一双舒适的鞋子

在散步前准妈妈要选择一双合适的鞋，最好是弹性好、弯曲度高、柔软舒适的运动鞋。鞋跟不能太高，一般2～3厘米为好，否则会压迫双足和脊椎，加剧腰酸背痛。鞋底太硬则无法化解地面对脚部的反作用力，对脚部造成伤害，加重浮肿。

☺ 找个空气清新的环境

闹市区、集市或交通要道人多车杂，噪声大、空气污浊，如果在这些地方散步，不仅起不到应有的作用，反而会有损准妈妈和胎宝宝的健康。

最好能够选择花草茂盛、绿树成荫的公园或小区，这样才会让你感到身心愉悦。另外，选取的道路一定要平坦，否则很容易失去重心或被绊倒，造成危险。一般情况下，城市里下午4～7时空气污染相对严重，外出散步的你最好避开这段时间。

☺ 散步要慢慢走

散步时急急匆匆会使准妈妈的心跳加快，不利于平复情绪，而且走得太快，在遇到一些突发事件时，就来不及反应，容易出现意外。比如遇到一块石头，可能会由于准妈妈走得太快，没有时间去躲避，就很容易被绊倒。

☺ 散步时间别太长

一次走太长时间也会使准妈妈的身体感到劳累，可以将散步运动在一天中分2～3次进行，每次10～20分钟，这样既不过分劳累，又充分锻炼了身体。

❤ 胸罩要"适时而换"

准妈妈肚皮在一天天地鼓起来，与此同时，胸部也跟着长大，这个时候很多妈妈为了贪图方便不愿意穿文胸，这样的做法其实是不对的。为了身体健康穿文胸应注意以下几点。

👁 升级胸罩尺码

大概在孕3～5月时，准妈妈的胸部会较孕前增大1个尺码，如果孕前准妈妈使用的是B罩杯，那么现在就要换用C罩杯了。随着胸部的进一步增大，在孕7～9月时，罩杯又会升级1个尺码。准妈妈要经常观察自己乳房的变化，适时换用尺码合适的胸罩。如果胸罩太小，就会阻碍胸部的血液循环，压迫乳腺、乳头，造成发炎；胸罩太大，又会起不到对乳房的承托作用，容易造成乳房变形。

👁 选择孕妇专用胸罩

怀孕以后，胸部不是向前隆起，而是乳房的下半部分向两侧变大。普通的胸罩不适合这样的变化，而能够对应这种变化的是特意为孕妇设计的胸罩。如果胸罩不合适，可能会引起身体不适甚至加重妊娠反应。准妈妈最好能够到孕婴用品店购买专用胸罩，并请专业销售人员测量胸围，以选择最适合自己的胸罩。

大家也可以考虑购买哺乳期胸罩，这种胸罩和孕期胸罩一样能为胸部提供足够的承托力，而且是前开扣设计，方便穿脱，产后哺乳期可以继续使用，也为你节省了金钱。

👁 购买时注意设计细节

﹨面料：最好是柔软的棉质材料，不仅触感舒适，而且吸汗、透气。

﹨肩带：尽量宽一点，以免其勒入皮肤，造成不适。还要看看它是否紧贴在你的肩脚骨附近，你可以举起手臂或耸耸肩，试试它是否容易滑落下来或有什么不适。

﹨钢托：最好是软钢托，太硬的话会影响血液循环。

科学烹调，"锁住"营养

准妈妈千方百计地挑选各种富含营养的食物，却往往忽略了一个问题，那就是，食物中的营养素，经过烹调加工会有所损失。能否通过烹调加工，来提高食物的营养价值呢？

"锁住"维生素B_1的秘诀

稻米，用捞饭的办法，维生素B_1的保存率仅为33%；用碗蒸的办法，维生素B_1的保存率为62%。可见，吃捞饭，维生素B_1大多溜到米汤中去了。标准面粉，炸成油条，维生素B_1的保存率为0；制成烙饼，维生素B_1的保存率为79%。烹调肉类食品，常用红烧、清炖、蒸、炸、快炒等方法。其中以红烧、清炖，维生素B_1损失最多，约达60%。

"锁住"维生素C的秘诀

蔬菜摘干净后，先洗再切，切完后再炒，可防维生素C丢失；维生素C喜欢酸性环境，所以烹调时应该适当地放点醋；炒菜时还宜采取急火快炒。

"锁住"钙的烹调秘诀

菠菜、芹菜等蔬菜含草酸多，可先焯后炒，焯的过程中去掉草酸，利于钙的吸收；鱼头炖豆腐，强强联合，通过维生素D让钙留在体内；醋有助于钙的吸收利用，准妈妈炖排骨、做小酥鱼，都可以加点醋。

"锁住"胡萝卜素和番茄红素的秘诀

胡萝卜素和番茄红素"喜油"，也就是只有溶解在脂肪里才能被人体利用，所以生吃胡萝卜、番茄或榨汁，都会白白浪费了这两种抗氧化物，最好是烹制食用。

为了让准妈妈能从烹调好的食物中获得更多的营养，就应通过合理烹调加工，尽量减少营养素的损失，以提高食物在体内的利用率。

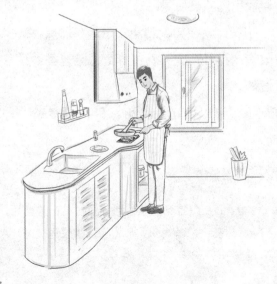

💙 精油香水，熏坏胎宝

时尚准妈妈没怀孕之前可能喜欢用精油来美容健体，用香水来增添女人魅力，但是怀孕之后再用它们就要谨慎啦！

🍃 有选择的使用精油

高纯度的精油，分子极其微小且一般具有轻微的毒性，经皮肤渗入到体内，很容易伤害到代谢系统和吸收系统敏感的准妈妈和胎宝宝。而且有些精油具有活血通经的疗效，如果准妈妈使用了这类精油，很有可能导致流产。

因此，准妈妈最好不要使用精油，如果想要使用，最好向专业人士咨询各种精油的功效、使用禁忌及安全剂量，以免因使用有误而引起不良后果。

➘ 严禁使用的精油：鼠尾草、薰衣草、玫瑰、洋甘菊、茉莉、薄荷、迷迭香、马郁兰等。

➘ 可以使用的精油：橙花、橘子、柠檬、天竺葵、茶树等。

准妈妈可以使用小麦胚芽油、酪梨油、杏仁油等来进行按摩，这些油里不含精油，相对比较安全。

🍃 香水是胎宝宝的"杀手"

香水中含有人工麝香等大量的化合物。人工麝香作为一种高级香料，具有扰乱人体内分泌及影响荷尔蒙正常发挥作用等副作用。怀孕后，准妈妈的体内激素发生变化，更容易对香水过敏，而且其中的化合物还有可能影响胎宝宝日后的生育能力，增加宝宝成年后患不孕不育症的危险。香水中的化学物质极容易通过皮肤，被处在重要生长发育过程中的胎宝宝吸收，对胎宝宝造成极其不良的影响，严重的还有可能导致流产。

💛 开心乐园

早上，煜煜高兴地跑到我面前说："老师，我们家住别墅了。"还没等我回答煜煜的话，在一边的文昭说："有什么了不起的，我家有桃树，梨树。"此墅非彼树呀。原来在宝宝的词典中别墅是一种树……

❤ 为坚持工作的准妈妈喝彩

如果职场女性，坚持边工作边孕育孩子，那么姐妹们为你喝彩，同时建议你注意以下几点。

☺ 及时宣布好消息

职场准妈妈没有必要掩饰自己怀孕的事实，你可以大方地向公司同仁宣布自己怀孕的消息。越早公布越能及早得到众人的特殊照顾。

准妈妈自身在关注腹中胎儿时，周围的人也会被你的那种母爱所感动，并且在闲暇时，还会有人和你讨论对关于胎教方面的问题。

☺ 工作生活要分清

怀孕期间，不要把工作的压力带回家。凡是从工作方面受到的压力要在下班后统统忘记，工作只是生活的一部分，现在你生活中最大的幸福就是健康、快乐地孕育你的孩子。

☺ 累了就来中场休息

在站立工作的情况下，工作1小时后一定要休息一下，在不打扰其他同事的情况下，坐下来休息。此外，也不要总是坐着，

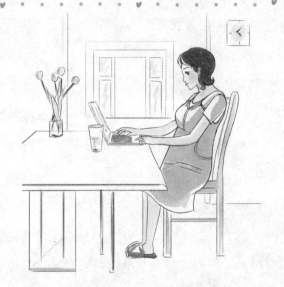

工作一段时间后要在走廊里溜达几圈，再回到座位上。

事实证明，如果孕检一切正常，身体健康、经常活动的准妈妈，无论从分娩到产后恢复也都相对较快。当然也并不是说所有的孕妇都能坚持工作。妊娠的情况因人而异，有孕吐严重，无论如何也不能外出参加工作的；也有当胎儿很大以后因身体倦怠而不能工作的。大家要根据自身情况，做出正确的抉择。

💗 静坐也能安胎

许多准妈妈可能不知道，静坐可以起到安胎作用。静坐是一种很适合准妈妈的健身方法，一个人静坐，两个人都可以获益。静坐能够缓解和改善准妈妈妊娠反应的各种不适感，促进胎宝宝的身心发育。

在练习静坐安胎法时，准妈妈要注意以下几方面。

💗 除去身上的束缚

准妈妈在静坐时，要尽可能除去身体上的种种束缚，比如先将腰带松开，再进行静坐。

💗 避免噪音干扰

像手机铃声、门铃声，都会干扰到准妈妈静坐。因为在静坐时准妈妈的感觉会变得敏锐，容易受到各种干扰，所以应该尽量保证周围环境的安静，避免被突然的声响吓到。

💗 静坐环境适宜

准妈妈在静坐时，要选择通风、空气流通的环境，并且还要安静。但是要注意不要让风或冷气直接吹到身上，以免受凉感冒。

💗 注意保暖

静坐时，准妈妈可以在腿和膝盖上盖一张毛毯，要特别注意保暖，避免寒气入体。

即使是在夏天也要找毛巾盖一下腿部，因为在静坐时容易受寒，所以准妈妈要保护好膝关节。

准妈妈在静坐前，可以先做几次深呼吸，放松下身心，再结合静坐安胎法，会起到事半功倍的效果。

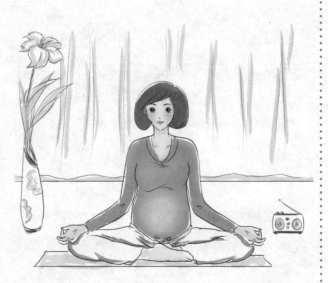

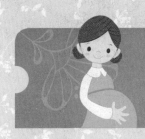

胎教方案推荐

❤ 环境胎教：和胎宝宝一起走进大自然

　　人类生存、繁衍奔流不息，时时刻刻在大自然中感受它的广阔、神奇、美丽、富饶和温馨。走进大自然，感受这个清新的世界，对一个新生命来说，也是必要的，它可以说是促进胎宝宝智力开发的很重要的胎教基础课。

❤ 欣赏自然美景

　　美色入了准妈妈的眼，胎宝宝便可以一起分享感受。在大自然中，母亲可以欣赏到飞流直下瀑布的美丽、欣赏到幽静的峡谷、潺潺的泉水。大自然就像一首诗，文字虽少，联想却很深远。准妈妈在欣赏大自然美景的同时，也不断地将这些美景在大脑中汇集、组合，然后经自己的感官，将这些信息传递给胎宝宝，使他受到大自然的陶冶。

❤ 接受阳光温暖

　　大自然是生命的绿地，它不仅能够给人以温馨，而且能够给人以希望，在大自然中感受阳光，是一种温暖的感动。我们的生命离不开阳光，但它不仅仅给了我们温暖，还可以影响血液循环，杀灭麻疹、猩红热等传染病的细菌和病毒，还能促使母体内钙的吸收，促进胎宝宝骨骼的生长发育。

❤ 呼吸清新空气

　　大自然中清新的空气对于人类的健康有极大的益处，对准妈妈更是如此。准妈妈在早上起床之后，到有树林或者草地的地方去做操或散步，呼吸那里的清新空气，再者，树林多的地方以及有较大面积草坪的地方，尘土和噪声都比较少。那些身在职场的准妈妈，除早晨外，在工作休息时也应到树木、草坪或喷水池边走走。

♥ 语言胎教：手语"欢迎你·小·宝贝"

国外开展宝宝手语研究近20年了，研究人员发现，在宝宝不会讲话前，用手语与他们交流，宝宝学会说话的年龄也更早，而且以后的智商也比其他宝宝要高一些。更令人惊喜的是，这些宝宝一旦提前学会了说话，他们往往有更多的话要说，因为在应用手语的过程中，他们不知不觉地学会了语言的结构。另外，在手语的传递中，准妈妈的心绪宁静，这对胎宝宝的良性刺激同样不可小觑。

准妈妈轻柔地舞动着手指，对小宝宝心灵相通地"讲话"，是不是很美好？另外，手语是全球唯一真正通用的语言。

第一句欢迎词：欢迎你，小宝贝。

欢迎

这是两个分解动作，第一步：双手鼓掌。

第二步：双手掌心向上，往旁移动一下，如邀请动作。

你

一手食指指向对方。

正确的手语表达"你"的时候是指向对方，但是，在这里，你可以指向腹部，并温柔地注视。

小

一手拇指捏小指指尖。

宝贝

宝贝这个词也是分解动作，第一步：右手虚握，然后甩腕，五指张开，掌心向下。

第二步：左手伸出指拇，手背向外；

第三步：右手轻拍几下左手背。

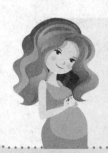

♥ 特 | 别 | 提 | 示   **TIPS**

在做手语时，你的眼睛注视着你的手，并用心记住手的运动轨迹，这一切，都将以信号方式传达给你的胎宝宝。

音乐胎教：感悟温暖祥和的催眠曲

温暖祥和的音乐对准妈妈做胎教来说，是很不错的选择哦！大家可以听听以下两首曲子！

《摇篮曲》

《摇篮曲》洋溢着温暖安祥的情绪，表现了母亲真挚的爱意。在万物都安静下来的夜晚，你和你的宝宝一起感受这爱的旋律。在欣赏这首乐曲的同时，可以跟着节奏轻拍腹部，就如同拍着宝宝入睡。

原曲的歌词为："安睡吧，小宝贝，夜色已低垂，床头满插玫瑰，陪伴你入睡。快安睡小宝贝，一直睡到天明，快安睡小宝贝，一直睡到天明。"你也可以跟着乐曲的节奏轻柔地拍打着腹部，像轻拍着宝宝入睡一样。

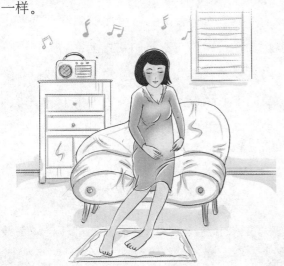

《爱之梦》

《爱之梦》是李斯特优秀的钢琴改编曲作品之一，作于1850年，是李斯特根据自己此前所写的3首歌曲《崇高的爱》、《幸福的死》、《爱如朝露》改编而成的钢琴曲，并一起提名为《爱之梦》。这3首小曲中的第三首最为有名，这首曲子通常被称为《爱之梦第三首》，优美的分解和弦烘托出浪漫的气氛。

让我们互道一声晚安

送走这匆匆的一天

值得怀念的请你珍藏

应该忘记的莫再留恋

迎接那崭新的明天

把握那美好的前程

珍惜你锦绣的人生

愿你走进甜甜的梦乡

祝你有个宁静的夜晚

晚安

再说一声

明天见

♥ 美学胎教：一年四季扮靓装

对于准妈妈来说，一年四季都有不同的扮靓秘诀。穿对了，你便是准妈妈队伍中一道漂亮的风景线！

♥ 春季，以色彩取胜

春天到处都是一片生机勃勃的样子，准妈妈当然不能错过与百花争春的大好时机。春季的衣着宜色彩鲜艳、明快，与整个自然环境融为一体。比如，黑色的打底衫和打底裤，外加鲜红的短袖羊毛裙，活泼中透着干练。当然，保暖还是放在第一位的，所以别忘了披上一件米色的韩版风衣。

♥ 夏季，清爽简洁

夏天的衣着要以清爽为原则，颜色的选取宜使用冷色调或浅淡的暖色调，如湖蓝、水绿、纯白、鹅黄等。另外，准妈妈还可以大胆使用各种配饰来装扮。

♥ 秋季随环境而变

准妈妈秋季扮靓，整体不要太花哨，以大面积的素色为基础，宜在细节上下功夫，以突出亮点。驼色的净面薄呢大衣，胸前别一枚天鹅造型的水晶胸针；纯黑色的连衣裙，腰间系一条玫红色的蝴蝶结花扣腰带；淡灰色的开衫，边缘镶一圈乳白色的纱质蕾丝……会让准妈妈的品位在这些细节中彰显。

♥ 冬季，变换款式

冬季的服装颜色一般比较单调，要穿出新意，就需要在衣服的款式上下功夫。准妈妈可以多准备几件外套，短款的羽绒服、修长的羊毛风衣，然后用亮色的帽子、围巾、手套做点缀，定会跳出平凡。

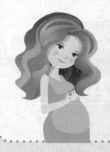

♥ 特│别│提│示　　　　　　　　　　　　　　　TIPS

孕期不要购置太多衣服，因为生完宝宝后很可能就穿不了了，要扮靓自己，关键是在搭配上多下功夫。

♥ 运动胎教：带着胎宝宝去旅行

进入孕中期，胎宝宝各方面发育稳定，这时候适当的出游踏青是不错的运动胎教选择。

✿ 制定合理的旅行计划

在行程安排上一定保证准妈妈不能太累。此外，在出发前必须查明到达地区的天气、交通、医院等，若行程是难以计划和安排的，有许多不确定的因素，还是不去为好。

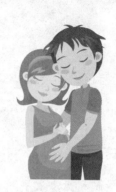

✿ 要有人全程陪同

准妈妈不宜一人独自出门，最好由丈夫、家人或好友等熟悉你的人陪伴前往，这样不但会使旅程较为愉快，当准妈妈觉得累或不舒服的时候，也有人可以照顾。

✿ 选择交通方式

如果是短途，坐汽车出行，要系好安全带，每坐两个小时一定要站起来活动一下。如果是远途，最好选择火车或飞机。火车旅行，时间长的话就要选择卧铺的下铺。坐飞机，则最好选择靠近洗手间或过道的地方。

✿ 饮食要注意

避免吃生冷、不干净或没吃过的食物，以免造成消化不良，腹泻等突发状况；奶制品、海鲜等食物容易变质，若不能确定是否新鲜，最好不要吃；多喝开水，多吃水果，可防脱水和便秘。

✿ 随身携带药品

胃肠药、治疗外伤的药水药膏、创可贴、花露水等，使用时要先看说明，有无准妈妈慎用的字样。

✿ 旅途中随时注意身体状况

旅途中，若感觉疲劳要及时休息。此外，如果准妈妈有感冒发烧等症状，也应及早去看医生。总之，不要轻视身体上的任何症状而继续旅行，以避免造成不可挽回的损失。

❤ 抚摸胎教：最初的亲子沟通

现在，胎宝宝3个月大了。他已经可以通过触觉神经来感受体外的刺激，反应也渐渐灵敏起来。准爸爸和准妈妈可以通过抚摸配合声音与子宫中的胎儿进行沟通了。

❤ 爱抚你的胎宝宝

3个月的胎宝宝，需要准妈妈的抚摩，在胎儿发脾气胎动激烈时，或在用各种胎教方法之前应抚摩胎教。

具体方法是：全身放松，呼吸匀称，心平气和，面部呈微笑状，双手轻轻放在腹部的胎儿位置上，双手从上至下，从左至右，轻柔缓慢地抚摸胎儿，感觉好像真的在爱抚可爱的小宝宝，感到喜悦和幸福。默想或轻轻地说"宝宝，妈妈跟你在一起"，"宝宝好舒服，好幸福"，"宝宝好聪明好可爱"。每次2~5分钟。

抚摸过程中，准妈妈的温柔与爱心是最重要的，一定要带着对胎宝宝的无限温柔与母爱去进行，让胎宝宝感觉到这份浓浓的爱意，这样可以促进宝宝感觉系统协调发展、并让他获得安全感，并且对塑造胎宝宝的良好性格也有帮助。

❤ 抚摸时的注意事项

胎宝宝很娇嫩，准妈妈在进行抚摩胎教的时候，有些事情还是需要特别注意的。

◢ 抚摩及按压时动作要轻柔，以免用力过度引起意外。

◢ 抚摩胎宝宝时，准妈妈要避免情绪不佳，应保持稳定、轻松、愉快、平和的心态。

◢ 抚摩胎教应有规律性，每天要有固定的时间，这样胎宝宝才容易心领神会地做出反应。

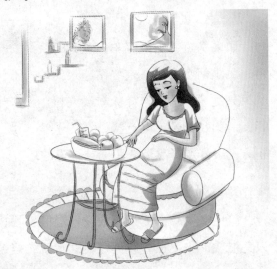

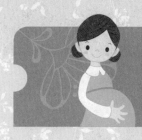

产科专家主张

♡ 别担心·孕吐影响胎宝宝营养

一般是怀孕第五周起就会出现孕吐现象，这个现象会持续至怀孕第二十周左右。对于某些身体原本就比较娇弱的准妈妈，孕吐真是一个大考验。

孕吐的形成原因，可能和体内黄体素及人绒毛膜促性腺激素的增加有关。这些荷尔蒙会使胃和肠道的肌肉松弛，使胃排空时间减慢，胃酸增加，导致肠胃不适，引起呕吐。

♡ 严重程度因人而异

孕吐不是绝对的，约有1/4的准妈妈不会出现孕吐，这也是正常现象。一般而言，年纪较轻、生产过、肥胖或怀有多胞胎、葡萄胎的准妈妈，发生孕吐的概率较高，也比较严重。另外，心理与情绪因素也会影响病情，排斥或害怕怀孕的准妈妈，症状往往特别明显。

♡ 别担心孕吐影响胎宝宝

对准妈妈和胎宝宝来说，孕吐都不会产生什么后遗症。除非孕吐太严重，否则不必太担心胎宝宝会出现营养不良的问题。因为胎宝宝大量需要营养是在孕28～36周，那时体重增长最快。而怀孕初期，胚胎主要处在细胞分化阶段，并不需要额外增加热量的摄取，只要体重没有减轻太多，或出现脱水、电解质不平衡或酮酸中毒的现象，就不必担心会影响到胎宝宝的生长。

♡ 孕吐期间更要保证营养

孕吐期间的饮食，应以"富于营养、清淡可口、容易消化"为原则，要做到少量多餐，尽量食用低脂食物，多吃一些体积小、含水分少的食物，如饼干、鸡蛋、巧克力等。同时还要随时补充水分，以防出现脱水或电解质不平衡现象。如果孕吐严重，导致不能进食，则需住院输液止吐。

孕吐不停怎么办

日常生活中，有什么缓解孕吐的好方法呢？

调试心情缓孕吐

准妈妈要学会调试心情，消除对孕吐的心理顾虑，保持轻松愉快的心情，对自己和胎宝宝都要加强信心，这样会更好、更快地度过孕吐反应期。建议准妈妈平时多看一些孕产知识的相关书籍，充分了解孕期的身体反应，解除思想负担。

适量运动减孕吐

适当的轻量运动，如散步、孕妇操等，不仅可以锻炼身体，改善心情，还能减轻早孕反应。所以，孕吐期间的准妈妈千万不要因为身体不适就拒绝一切运动，整天卧床休息，那样只会让心情变得更烦闷，身体也更倦怠，食欲也会变得更差。

按摩有效果

按压某些穴位也有止吐效果，但鉴于准妈妈身体的特殊性，还是不要自行乱按（尤其是足部），最好能够向有经验的中医或针灸按摩师咨询过再按照正确的方法按摩。

最好不要熬夜

如果夜半时才入睡，容易使体内的生物钟节律被打乱，导致生长激素分泌减少，影响胎儿的生长发育，甚至生长发育停滞。同时，孕妇也容易出现头痛、失眠、烦躁等不适，使早孕反应更为加重。

以下情况见医生

虽然一般来说孕吐的绝大多数症状轻微，不需要医学干预。但有少数准妈妈妊娠反应比较重，出现剧烈呕吐。所以，如果遇到以下"孕吐"反应，最好去医院看看。

当呕吐持续不停时要去看医生，因为很可能是某种病同时发生，如肠胃炎、消化道溃疡、肾脏炎、甲状腺机能亢进、多胞胎、子痫前症等。

孕吐反应出现脱水时，呕吐太频繁导致咯血、鼻出血时，出现妊娠恶吐时，都需要去医院看医生。

♥ 防止流产的生活守则

如何尽量避免意外流产的发生呢，专家提醒准妈妈应注意以下事项。

◉ 饮食宜讲究

孕妇饮食宜清淡，易于消化，且富有营养。忌食辛辣刺激性食物，多吃新鲜蔬菜和水果，保持大便通畅。因大便干结而用力排便时，准妈妈的腹压会升高，从而引起阴道出血。

◉ 注意多休息

怀孕期间应注意休息，防止过度劳累。不要持重远行，不要登山爬树，防止闪挫跌倒。如有阴道出血症状，一定要卧床静心疗养。

◉ 家务量力而行

孕早期在整理家务时，以不感到疲劳的程度为宜。对于清扫洗手间和阳台等重体力劳动，应托付给丈夫或其他人。

◉ 免提重物

不要提重物，在逛商场或超市时，东西最好让其他人拎。不要长时间站着做事情。长时间站着从事劳动，腰部和背部会受累，

有可能导致子宫收缩。在公司上班时，也应找些时间适当休息。

◉ 避开危险活动

对于有可能受到惊吓和打击的事情，应避开。比如跳劲舞等刺激性的活动。外出时，应穿舒适、便利的服装，选择平跟鞋，以免滑倒。

◉ 运动要缓和

避免过于激烈的运动，同时还应避免对腹部产生强烈冲击的动作。

◉ 情绪要稳定

避免强烈的精神刺激（如大惊、大悲、大怒等），保持情绪稳定。

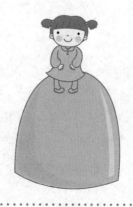

❤ 轻松看懂B超检查单

B超单上的专业名词和数据常搞得人一头雾水。今天我们就一起来破译B超检查单上的术语吧！

↘ 双顶径（BPD）：也叫胎头大横径，是胎头从左到右最长的部分的数值，用来推定胎宝宝的体重和发育状态，判断是否有头盆不对称，是否能顺利分娩。按照一般规律，怀孕5个月之后，BPD值基本与怀孕月份相同，也就是说，怀孕7个月时BPD约为7厘米，怀孕8个月时约为8厘米，以此类推，怀孕8个月以后，BPD平均每周增长约0.2厘米为正常，足月时应达到9.3厘米或以上。

↘ 股骨长（FL）：胎宝宝大腿骨的长度。用于和双顶径（BPD）一起来推算胎宝宝的体重。正常值与相应怀孕月份的BPD值差为2～3厘米，比如BPD为8.5厘米，股骨长应为6.5厘米左右。

↘ 脑骨长（HL）：胎宝宝上臂骨的长度。

↘ 头围（HC）：也叫胎头周长，是计测胎头一周的长度的数值，用于确认胎宝宝的发育状态。

↘ 腹围（AC）：也叫腹部周长，是胎宝宝肚子一周的长度，用于和躯干前后径（APTD）和躯干横径（TTD）一起来推测胎宝宝的发育。

↘ 脐带血流比值（A／B）：脐带内的血液流动情况，用于检测胎盘的血液循环和功能情况。

↘ 羊水指数：以孕妇的脐部为中心，分为上下左右4个区域，将4个区域的羊水深度相加所得的数值。

↘ 胎囊：胎囊只在怀孕早期能见到。正常情况下，怀孕1个半月时胎囊的直径约为2厘米，2个半月时约为5厘米。胎囊的位置在子宫的宫底、前壁、后壁、上部、中部都属正常，形状为圆形、椭圆形、形态清晰为正常。如果胎囊形状不规则、形态模糊，且位置在子宫下部，准妈妈同时有腹痛或阴道出血，则可能要流产。

❤ 专家叮咛

当你的检查报告结果和正常值有出入时，不必过于紧张，每个胎宝宝的发育情况不一样，建议先向产科医生咨询。

科学控制体重增长速度

怀孕后，可能会有老人对你讲"一人吃，两人补"，不要担心发胖的问题。其实不然，孕期体重增长的科学控制是准妈妈要在乎的一个课题。

体重增长指标

整个孕期，体重增加值在12千克左右为宜，孕早期体重增加2千克，孕中期和孕晚期各增加5千克。

首先准妈妈要用体重指数（BMI）衡量出孕前的身体状况，然后根据身体状况来决定孕期的体重应该增加多少。

★ 标准体重的计算方法 ★

BMI值（孕前体重指数）=体重（千克）÷身高（米）的平方

BMI值判定增加目标值

19.8以下偏瘦：12千克

19.8～24.2标准：10千克

24.2～26.4偏胖：5千克

26.4以上肥胖：维持孕前体重

举例来说，身高1.6米、孕前体重55千克，其BMI数值为55÷（1.6×1.6）=21.48。

体重管理的好处

科学的体重管理，让我们远离腰酸背痛，远离妊娠糖尿病。同时，让分娩更容易。研究显示，准妈妈如果体重过重（体重超过4 000克）的发生率为7.46%，剖宫产的风险是正常的3倍。还有，产后身材较易恢复。怀孕期间体重增加不到16千克，产后较能恢复身材。

科学控制体重增长

﹨ 饮食要科学合理，营养均衡。五谷杂粮、蔬菜水果都要摄取到，但不要过量，少吃或不吃糖果、蛋糕、冰淇淋等食物，它们含有的糖分和热量高，但没什么营养。

﹨ 加强锻炼。在自己的身体能够承受的前提下，每天进行一定量的活动，减掉多余的体重。不要吃饱了就坐着或躺着。

﹨ 买个体重秤。定期测量体重，一旦发现体重增长异常，就要调整饮食和锻炼计划，并在准爸爸的监督下实施。

精心·呵护宝宝的"粮袋"

乳房是哺育未来宝宝的重要器官，只有做好乳房保健工作，确保乳房健康，才能孕育健康的宝宝。那么准妈妈们该如何做好乳房保健工作呢？

佩戴合适的胸罩

前文已经说过，孕期的乳房会变得前所未有的丰满，过小、过紧的胸罩会妨碍乳房的充分发育，过大的胸罩又起不到承托乳房的作用，因此要选择合适的胸罩来保护增大的乳房，以防日后乳房下垂或乳腺发炎。

清洁乳房，护好乳头

经常用温水擦洗整个乳房，并将乳晕和乳头的皮肤褶皱处擦洗干净。千万不要用香皂洗乳房，碱性清洁用品会洗去乳房上的角质层和油脂，使乳房表皮干燥、肿胀，不利于乳房的保健。

坚持按摩乳房

用合理的手法对乳房进行规律的按摩，可以促进乳房的血液循环，提高乳房和乳头的耐受性，使分娩后排乳通畅。乳房按摩可以在每天洗澡后或睡觉前进行。

方法一：抓揉法

取坐位，将乳房擦洗干净后，涂上按摩油，用双手手掌在乳房周围轻轻按摩1～3分钟，然后用手指从乳房根部向乳头处轻轻抓揉乳房10～20下。

方法二：推揉法

1.手掌覆在乳房外侧（腋下），用手心横着向里推3下。

2.手掌放在乳房的侧下方，斜着往上用手心推3下。

3.手掌放在乳房的下方，从下往上用手心推3下。

在进行乳房按摩时，力度一定要轻柔，以不感觉疼痛为宜。如果在按摩时感到腹部抽搐或疼痛，应立即停止。

由于体内的孕激素水平增高，乳房变大，乳头、乳晕颜色变深。从孕中期开始乳腺真正发达起来，这时对乳房进行规律合理的保养有利于产后的哺乳和恢复。保养好了乳房，就是保护好了宝宝珍贵的"粮袋"。

孕期如何预防阴道炎

阴道炎让很多女性感到麻烦。导致阴道炎的原因有很多，准妈妈应根据不同的病因和病情对症治疗。

滴虫性阴道炎的症状及防治

滴虫性阴道炎由滴虫原虫引起，因性生活时受感染而产生。白带增多呈黄色，且有异味，外阴部瘙痒严重，很可能是滴虫性阴道炎。炎症严重时，外阴部肿胀呈深红色，瘙痒转化为疼痛；如果炎症发展到尿管，排尿时就会有疼痛感。这种病主要由性生活感染引起，所以准妈妈和丈夫都要保持清洁，预防感染。如果已经感染上滴虫性阴道炎，必须和丈夫一起接受治疗，治疗药剂可以使用曲古霉素等栓剂。即使染上这种病，也不会影响到胎儿，不必为胎儿的健康担心。

带状疱疹阴道外阴炎的症状及防治

第一次感染时的初期症状为外阴部不适、发烧、轻度瘙痒，1~2周后，会有些许小水疱产生，还会感到相当疼痛。这是一种体力下降时易感染的病，要想预防就需注意不要过度劳累。特别是在寒冷的季节感冒时，身体抵抗力降低，要更加小心。最好在分娩前治疗，不然在孩子出生经过产道时就很容易感染病毒，且出生后因为感染带状疱疹病毒而死亡的概率也会升高。

念珠菌阴道炎的症状及防治

念珠菌阴道炎是由一种类似于酵母菌的真菌在阴道或外阴部感染而引起的炎症。念珠菌繁殖迅速时，不光是阴道，外阴部也会呈深红色并处于糜烂状态，引起外阴炎，同时伴随阴道或外阴部瘙痒，白带增多，这时的白带呈豆腐渣状，白色。如果因外阴部痒而用碱性肥皂清洗，症状会更加严重，应在温水中放1~2勺食醋稀释后冲洗。

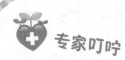

专家叮咛

如果已经感染上了阴道炎，必须尽早接受治疗，以防分娩时感染胎儿。

137

到医院给胎宝宝建档去

所谓建档，就是在医院建立怀孕档案，此后你的每次产检都会详细地记录在案，主要是为了能够更全面地了解你的身体状况和胎宝宝的发育情况，以便更好地应对孕期发生的状况。怀孕档案是孕期的跟踪，临产时医生会根据档案中的记录和你的身体状况来决定是顺产还是剖腹产，万一有特殊情况也可以在短时间内作出准确的判断。

掌握好建档时间

建档一般是在怀孕3～4个月时进行，建档的同时就要进行一次比较全面的产检。另外，建档之前最好提前办理准生证。你需要提前了解相关情况，配合自己的时间按部就班地办理准生证和建立档案，以免到时理不清头绪，出现慌乱失措的情况，对自己和宝宝都不利。

开心乐园

母亲节快到了，我问妈妈想要什么礼物？妈妈说："只要你乖乖的、听妈妈的话就好了，妈妈不要什么礼物。"既然如此，那等我生日时，我也不要什么礼物，只要妈妈听我的话就好了！

建档需带的证件

一般需要带上身份证，参加医疗保险的要带上医保卡，有些医院还要求带准生证。当然，各地医院的规定可能不尽相同，你去之前最好打电话咨询清楚，避免因漏带证件而来回奔波的麻烦。另外，不要忘记带钱，地区和医院的级别不同收费也会不同。一般情况下，带1 000元左右就足够了。

建档需做的检查

建档时的检查项目包括身高、体重、血压、宫高、腹围、胎方位、胎心、尿常规、血常规、心电图等，以了解胎宝宝的发育情况。如果各项检查的结果都合格，医院就会为你建档了。

💗 准爸爸要摆脱男性早孕反应

张先生得知妻子怀孕的消息，高兴坏了，33岁的他终于要做爸爸了，真是不容易。他精心照料自己的娇妻，可是在妻子怀孕的头3个月，她的体重并没什么变化，也没有不舒服。张先生的体重却增加了10斤，有时竟然会在早上起来感到恶心，这是怎么回事呢？

研究发现，有多达60%的男人会在妻子怀孕的时候，自己产生类似怀孕的生理症状，比如晨吐、口味改变、背痛等等……

下面我们来看准爸爸常见的"早孕反应"及调整方法。

对妻子怀孕的事实总是难以接受

总感觉自己马上要做父亲是一件难以想象的事。而且这样的疑问每天都要在脑子里转好几遍。

调整法：

宝贝的到来势必要影响你的生活，可能会使一些准爸爸认为青春从此不在，再也没有了从前的自由潇洒。不过，可以从另一个角度考虑问题，新添的宝贝会给你的生活增添很多以前从未体验过的乐趣，自己的人生也会因为成为一名父亲而变得丰富。

身体出现一些类似怀孕的生理反应

类似准妈妈的早孕反应，比如晨吐、挑食、情绪波动大，敏感易怒等等。可准爸爸往往又不好意思找医生咨询，心里满腹疑问。

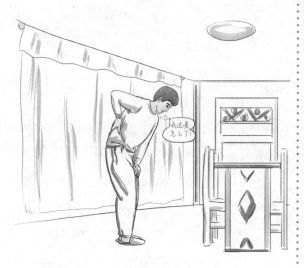

调整法：

如果准爸爸出现这些情况，不要惊讶。大多数男人在妻子怀孕的时候都或多或少地受到影响，其中一些情况甚至会持续很长时间，不过，一般来说都不需要就医，随着自己逐渐进入角色，这些不适也会慢慢地消失。

营养方案推荐

❤ 饮食让准妈妈拒做"吐女郎"

孕吐严重怎么办呢？既然是无法避免的，那就只好想办法缓解了。我们到底要如何减轻孕吐呢？孕吐反应影响最大的是饮食，妈妈平常的饮食和孕吐反应有时候是相互刺激的。

❤ 改善饮食规律

↘ 尽量选择容易消化、不伤胃、自己喜欢的（不要是垃圾食物）食物。

↘ 准妈妈应该尽量避免吃难以消化的、刺激性的及气味强烈的食物。

↘ 养成少量多餐的饮食习惯。准妈妈睡觉前，在床边柜子上放一杯水、一包饼干，夜里饿醒了可以吃一点。临睡前少吃一点苏打饼干之类的点心或喝杯温牛奶，可缓解第二天起床时因空腹产生的恶心。

↘ 细嚼慢咽，每一口食物的分量要小，要完全咀嚼。

↘ 最好不吃辛辣、口味重、油腻的食物，不用巧克力、糖果、蛋糕咖啡和茶来提神。

❤ 多吃可缓解孕吐又有营养的食物

↘ 饮料：柠檬汁、苏打水、纯果汁等。

↘ 谷类食物：面包、麦片、绿豆大米粥、八宝粥等。

↘ 奶类：营养丰富，且不占很大的胃内空间。如果不爱喝鲜奶，可以喝酸奶，也可吃奶酪、奶片。

↘ 蛋白质：肉类烹调以清炖、清蒸、水煮、水煎、爆炒为主，如水煮饺子、清蒸鱼等。

↘ 蔬果类：各种新鲜的蔬菜，可凉拌、素炒、醋溜，如清炒萝卜、白菜肉卷等。新鲜水果或水果沙拉也不错。

❤ 杜绝易引发流产的食物

有些食物容易使准妈妈流产，尤其是在孕早期，以下食物准妈妈应该避免食用。

❤ 甲鱼

甲鱼有很好的滋阴补肾的作用，但是性寒，具有较强的活血化瘀的功效，因此不适合准妈妈食用，准妈妈应该避免误食。

❤ 螃蟹

螃蟹性寒凉，有活血化瘀的作用，准妈妈应该避免食用。特别是蟹螯，准妈妈食用后很容易导致堕胎。

❤ 薏米

薏米能够治疗水肿，并且还具有美容的作用。但是对于准妈妈来说，薏米会使子宫括约肌产生兴奋，促使子宫收缩，从而导致流产。

❤ 马齿苋

通常我们说准妈妈吃些野菜好，但是要注意不能吃马齿苋。马齿苋性寒凉、滑利，能够使子宫兴奋，增加子宫收缩的次数，使收缩的力度加大，准妈妈误食后容易流产。

❤ 芦荟

芦荟中含有一定的毒素，一般人食用后会出现恶心、呕吐的症状，但是准妈妈如果服用了芦荟汁，容易造成流产。此外，准妈妈在产后也不宜服用芦荟汁。

❤ 山楂

怀孕后准妈妈可能会喜欢吃山楂，但是要注意山楂能够促进子宫收缩，容易导致流产，在食用时一定要慎重，最好是不要吃。

❤ 菠菜

菠菜中含有大量的铁，准妈妈往往想要通过食用菠菜来补充铁，达到预防缺铁性贫血的目的，但是这种想法是不正确的。菠菜中含有的铁不易被人体消化吸收，不能充分补充铁，并且菠菜中草酸的含量较高，会影响到钙和锌的吸收，导致准妈妈缺乏钙、锌，不利于胎宝宝的发育。

准妈妈偏食危害宝宝

您知道吗？准妈妈偏食是宝宝偏食的最大诱因之一，直接关系到宝宝的身体健康，这个问题不可小视哦！

偏食也"传染"

研究表明，准妈妈在孕期和哺乳期对不同食物的喜好度，会影响宝宝出生后对不同食物的接受程度。也就是说，如果准妈妈在怀孕的时候有偏食的不良习惯，那么这种习惯将会潜移默化地"传染"给腹中的胎宝宝，他出生后也极容易出现偏食的情况。

准妈妈偏食影响宝宝健康

准妈妈偏食，还会不同程度地影响宝宝的智力。如准妈妈缺乏碘元素及甲状腺激素，就会造成胎宝宝大脑皮质中主管语言、听觉和智力的部分分化、发育不完全，宝宝出生后可能表现为不同程度的聋哑、痴呆、身材矮小、智力低下等畸形；缺铜则会导致胎宝宝大脑萎缩，大脑皮质层变薄，心血管异常等；缺乏锌不仅会引起流产、死胎，而且会造成核酸及蛋白质合成的障碍，影响胚胎的生长发育，引起胎宝宝畸形，如无脑儿、脊柱裂、尿道下裂、先天性心脏病、软骨发育不良性侏儒等；缺铁，既容易引起贫血，又会导致胎宝宝发育迟缓、体重不足、智力下降等。

饮食要均衡

不同的营养素往往存在于不同种类的食物中，如肉类食物多含蛋白质、脂肪、铜、铁、锌等营养物质，而蔬菜水果主要含糖、维生素、膳食纤维，不吃哪一类食物，就会造成相应营养素的缺乏。

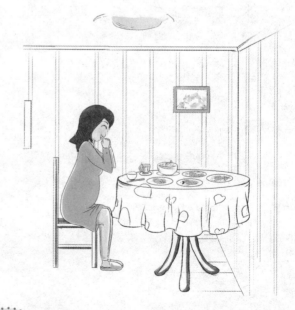

哪些食物伤害宝宝大脑

胎盘中的宝宝，生命力非常脆弱，特别是大脑的发育，稍有不慎，就会刺激大脑，所以孕期中的准妈妈一定要注意饮食，以利于宝宝的健康发育。

含过氧化脂质的食物

腊肉、熏鱼等曾在油温200℃以上煎炸或长时间暴晒的食物中，含有较多的过氧化脂质。因为过氧化脂质会导致大脑早衰或痴呆，直接有损大脑的发育，所以准妈妈应少吃。

含铅或者含铝的食物

松花蛋、爆米花、啤酒等食物含铅较多，因为铅会杀死脑细胞，损伤大脑，所以准妈妈最好不要吃这类食物；而铝则会造成胎宝宝出生后记忆力下降、反应迟钝，甚至导致痴呆，所以，准妈妈最好不要常吃油条、油饼等含铝量高的食物。

过咸食物

人体对食盐的需要量，成人每天在7克以下。经常食用过咸食物不但会引起高血压、动脉硬化等疾病，而且还会损伤动脉血管，影响脑组织的血液供应，造成脑细胞的缺血缺氧，导致记忆力下降、智力迟钝。所以日常生活中准妈妈应少吃含盐较多的食物，如咸菜、榨菜、咸肉等。

含味精多的食物

世界卫生组织提出：成人每天摄入味精量不得超过4克。所以，准妈妈要禁食味精。如果准妈妈在妊娠后期经常吃味精则会引起胎宝宝缺锌。锌是"生命之花"，是促进生长发育的关键元素，缺锌会导致宝宝发育迟缓，长不高，也会影响大脑智力的发育。因此即使宝宝大了也尽量少吃含味精多的食物。

卵磷脂——记忆力的好帮手

卵磷脂被誉为与蛋白质、维生素并列的"第三营养素"。人体所需的外源性胆碱90%是由卵磷脂提供。

生理功能

卵磷脂能维持脑细胞正常功能，为神经细胞提供充足的原料，增强大脑和神经系统的功能。卵磷脂更是胎儿、婴儿神经发育的必需品。形成大脑的物质中，有30%是卵磷脂。卵磷脂是构成脑神经组织、脑脊髓的主要成分。当卵磷脂被消化之后，在大脑里合成胆碱，大脑里的胆碱含量越高，神经传递就越快，机体的思维也随着加快，记忆力也会更加牢固。当宝宝还在妈妈肚子里的时候，准妈妈摄入卵磷脂的量就已经影响到胎宝宝的大脑发育。

卵磷脂对孕妇心脏健康有积极作用。这是因为它能调节胆固醇在人体内的含量、有效降低胆固醇、高血脂及冠心病的发病率。卵磷脂可增进血液循环，改善血清脂质，清除过氧化物，使血液中胆固醇及中性脂肪含量降低。

缺乏警示

孕期缺乏卵磷脂，将影响胎宝宝大脑的正常发育，甚至会导致胎宝宝机体发育异常。准妈妈则会感觉疲劳、心理紧张、反应迟钝、头昏头痛、失眠多梦。

每日供给量

胎宝宝脑细胞处于迅速增殖中，准妈妈尤其要注意补充卵磷脂。根据营养调查，准妈妈和产妇均需要补充卵磷脂，建议日补充量500毫克左右。

最佳补充方案

含卵磷脂多的食物包括：蛋黄、大豆、谷类、小鱼、动物肝脏、鳗鱼、玉米油、葵花油等，但营养较完整、含量较高的还是大豆、蛋黄和动物肝脏。

黄豆——植物当中的"肉食"

黄豆有"豆中之王"之称,被人们叫做"植物肉"、"绿色的乳牛",营养价值非常丰富。黄豆中含植物蛋白约为40%,为粮食之冠。

食补价值

黄豆的脂肪含量在豆类中占首位,出油率达20%。此外,黄豆还含有维生素A、维生素B、维生素D、维生素E及钙、磷、铁等矿物质。准妈妈经常食用黄豆对胎宝宝的大脑神经发育十分有利。黄豆加工后的各种豆制品,不但蛋白质含量高,并含有多种人体不能合成而又必需的氨基酸,是理想的补益食疗之品。

最佳食用方法

大豆不宜生食,因为生大豆含有不利健康的抗胰蛋白酶和凝血酶。可以炒熟后食用,最好是煮着吃或炖着吃,以免消化不良而致腹胀。可以做黄豆炖猪蹄、肉汁黄豆萝卜汤、雪菜炒黄豆等。

搭配宜忌

营养学家发现,黄豆与其他食品科学搭配食用,更能提高其营养保健价值。例如,将25%的黄豆与75%的玉米混合在一起,磨成粉,用其熬成粥或制成各类再制品,营养价值就可提高到约76%左右。另外,黄豆与排骨同食也很有益处。黄豆中的赖氨酸含量较高,蛋氨酸含量较低,而排骨中的蛋氨酸含量较高,两者同煮,氨基酸即可互相补充,从而提高蛋白质的利用价值。

但要注意的是,茶与黄豆不能同吃,会降低胃肠道蠕动速度,极易造成腹痛、腹泻。虾皮与黄豆同食容易引起消化不良。

营养师提醒

患有严重肝病、肾病、痛风、消化性溃疡、动脉硬化的准妈妈也应尽量少吃黄豆。黄豆在消化吸收过程中会产生过多的气体造成胀肚,故消化功能不良、有慢性消化道疾病的准妈妈应尽量少食黄豆。

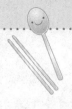

本月食谱推荐

番茄土豆牛肉汤

原料 土豆150克，番茄50克，卷心菜50克，牛肉高汤适量，葱末、姜末、香油各少许，盐适量。

做法

1. 把土豆去皮后洗净，切成小丁；番茄洗净后用开水烫一下，然后切成小块；卷心菜洗干净切成小片。

2. 将牛肉高汤倒入汤锅中，加入葱姜末、土豆块、卷心菜，用开火烧开后撇去浮沫。

3. 倒入切好的番茄块，转为中小火再煮十分钟左右，加入盐调味，煮至土豆熟烂后关火，淋上少许香油即可。

营养分析

土豆、卷心菜和番茄中都含有大量的维生素、蛋白质等营养元素，牛肉汤也味道鲜香可口，能够缓解孕吐反应。

白萝卜炖羊肉

原料 白萝卜1根，羊肉500克，葱、姜、酱油、料酒、盐、糖、植物油、香油各适量。

做法

1. 将羊肉洗净，切成块，用沸水焯一下捞出，沥干水分；同样将萝卜也切成块，用沸水焯一下捞出。

2. 锅中放油烧至七成热时，放糖，用铲子不断地搅拌至糖冒泡时放入羊肉翻炒。

3. 待肉均匀上色后，放酱油、葱段、姜片、大料，盖锅盖炖5分钟后放入温水，煮沸后，放料酒，改为小火慢炖。

4. 待肉八成熟时，将萝卜倒入锅内，并放盐，将肉和萝卜一同炖至烂熟，出锅前放入香油即可。

营养分析

羊肉容易消化，高蛋白、低脂肪、含磷脂多，较猪肉和牛肉的脂肪含量少。而且羊肉富含锌，可以缓解准妈妈的孕吐状况。

南瓜燕麦粥

原料 燕麦30克，大米50克，小南瓜1个，葱花、盐各适量。

做法

1. 南瓜洗净，削皮，切成小块；大米洗净，用清水浸泡1小时。

2. 锅置火上，将大米放入锅中，加水，大火煮沸后转小火煮20分钟；然后放入南瓜块煮10分钟；最后加入燕麦煮10分钟。

3. 出锅前加盐调味，再撒上葱花。

营养分析

燕麦的锌含量在所有谷物中最高，而且含有丰富的维生素B$_1$、氨基酸、维生素E等。同时燕麦内含有一种燕麦精，具有谷类的特有香味，能刺激食欲，特别适合孕早期有孕吐发生的准妈妈。

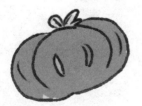

凉拌芹菜

原料 芹菜、豆腐干各100克，核桃仁30克，红辣椒10克，香油、鸡精各少许，盐、米醋各适量。

做法

1. 将芹菜摘洗干净，切成1厘米左右的小段，豆腐干切成小细条备用。然后把红辣椒洗干净切成丁。

2. 把新鲜核桃仁放入温水中泡10分钟，剥去外表皮，再放入热水中烫一下，捞出来沥干水分切成小丁。

3. 把切好的芹菜段和豆腐干一同放进煮沸的水中氽烫五分钟左右，捞出来沥干水分，加入核桃仁、红辣椒、香油、盐、鸡精、米醋，搅拌均匀即可。

营养分析

芹菜中含有大量的膳食纤维和维生素，能够促进血液循环，预防准妈妈贫血和便秘。豆腐干中含有丰富的蛋白质和微量元素等，有利于健脑补脑，促进胎宝宝的大脑发育。

PART 5

小胎儿"人模人样"

——30⁺准妈孕4月全程指导

胎宝宝：妈妈，现在的我越来越有模有样了！我的身上开始长了一层小绒毛，头发也长出来了，我还会做鬼脸，吸手指了。你能真切地感受到我伸胳膊、踢腿了，你又说我"小淘气"！记得多跟我说说话，多与我动作互动一下哦，不然我会无聊的！

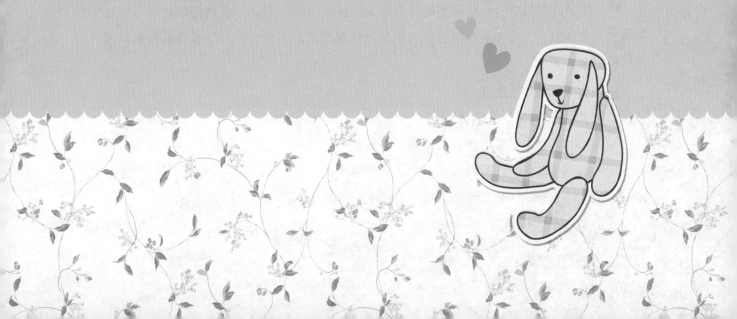

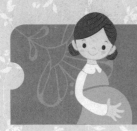

胎儿密语与妈妈体语

♥ 胎儿：喂，我开始做鬼脸了

到15周末，胎儿的身长约有16厘米，体重约有120克。

胎儿皮肤越来越厚了，有利于保护胎儿的头部。脸上长出叫做毫毛的细毛。此外，胎儿的胳膊、腿能稍微活动了。这是因为骨头和肌肉发达、长结实了的缘故。不过，母体还感觉不到胎儿的活动。

心脏的跳动更加活跃，内脏几乎已形成，胎盘也形成了，与母体的连接更加紧密，流产的可能大大减少。由于胎盘长出，改善了母体供给胎儿的营养，胎儿的成长速度加快。胎儿长结实了，羊水的数量也从这个时期开始急速增加。

♥ 母体：感觉舒服多了

到了怀孕的第四个月，肚子里的胎儿开始快速地成长，因此，准妈妈的体重也开始更快地增加。在外观上，由于腹部隆起更为明显，腰部也跟着明显变粗，准妈妈看起来就真的是怀孕的样子了。

↘ 子宫大小像婴儿的头。

↘ 基础体温下降。

↘ 胎盘已经形成，胎儿进入稳定期，不易流产。

↘ 小腹略为隆起，可触摸到圆形、有弹性的子宫。

↘ 由于子宫变化大造成压迫，有时大腿根部或腰部会有酸痛、抽筋的感觉。

↘ 乳头的颜色变深。

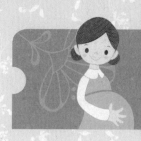

生活保健知识

好睡眠，给你好气色

心理不安、身体疲劳、睡姿受限制等因素，经常会导致准妈妈失眠，加上肚子中胎宝宝的随时"骚扰"，一觉起来会让准妈妈更显疲惫。那么，准妈妈怎么睡才能睡出好气色呢?

清洁功课要做足

入睡前，我们的身体会通过排汗的方式降低体温，排汗自然能排除体内有害物质，但脸上的油和汗又被枕头吸回去了，睡在这样的枕头上面只会恶性循环还导致痘痘的生长。所以，不但要在睡前彻底卸妆，还应每周更换一次枕套，同时要注意选用透气和吸汗的纯棉质地的床上用品。

睡前心情要平静

准妈妈在睡前可以简单地冲个热水澡或用热水洗腿、脚，喝杯热热的牛奶来舒缓绷紧的神经。不应该做剧烈活动或者令你感到兴奋和疲劳的事情。

睡姿很重要

左侧卧位可以供给胎宝宝较多的血液，胎宝宝在准妈妈肚子里也会比较安逸，不会产生局促的胎动，打扰到准妈妈的睡眠。右侧卧位或仰卧位时，准妈妈对胎宝宝的血液供给则会减少。无论从胎宝宝的健康出发，还是准妈妈的睡眠质量出发，都应该选择左侧卧位。

脚部适当垫高

胎宝宝逐渐发育，准妈妈脚部的负担也日渐加重，双脚容易疲劳或抽筋，尤其是发生下肢浮肿或静脉曲张的准妈妈，睡眠时可以将脚部适当垫高，以预防腿部抽筋，还能有助于改善血液循环。

❤ 静养与健身同等重要

对于准妈妈来说，散散步、游游泳都是很好的活动。但我们也不能忽视静养生对准妈妈的重要性。下面看看准妈妈该如何静养。

☺ 静养生之看书

阅读，不但可以对准妈妈起到调节身心的作用，而且可为胎儿营造一个优越的生长发育环境。从胎教的角度考虑，准妈妈宜选择一些格调高雅、趣味盎然的书籍、杂志，如时尚杂志、育儿杂志以及一些适合幼儿阅读的故事书等。准妈妈可以边看书边将内容讲解给肚中的宝宝听，千万不要以为宝宝和你隔着一层肚皮，跟他讲话是一件不可思议的事，只要你用"爱"来和宝宝交流，就能有效地刺激胎儿的脑部发育。

☺ 静养生之听音乐

听音乐对缓解准妈妈的紧张情绪来说，是最简单可行且有效的方法。从怀孕开始至分娩期均可采用室内音响播放或用耳机聆听。可以采取半卧式姿势坐在沙发或躺椅上，静静地欣赏明快、柔和、曲调平稳的音乐。

☺ 静养生之回忆

打开记忆宝库，让开心的往事在眼前回放。比如和老公恋爱时的点滴、比如穿着婚纱被老公牵着走进礼堂的幸福一刻、又比如小时候第一次旅游等等。选择一个悠闲的午后，在阳光的沐浴下静静地回忆这些美好的往事，定能让你开心地笑出声音，也许你还会发现，宝宝也会随着你的开心而开心，在肚子里手舞足蹈呢！

准妈妈应保持合理而科学的生活方式，做到动静相宜，使自己的身心时刻处在最佳的状态，这对优生、优育都是非常有益的。

穿对内裤，事半功倍

受孕激素的影响，准妈妈在这段时间里阴道分泌物会增多，容易感染。在此非常时期，应该选择透气性好、吸水性强、触感柔软及保暖的纯棉质内裤，对皮肤无刺激，不会引发皮疹和痒疹，裤底则使用防菌抗臭的材质，更可减少孕妇的卫生困扰。

依肚围大小来选择内裤

准妈妈可依腹围、臀围大小的改变来选购内裤。也可购买能够调整腰围的钮扣式内裤，即可适用于怀孕全期。至于款式，多以高腰、中腰为主。但有越来越多时髦的准妈妈为了搭配流行服装，也偏好选择孕妇专用的低腰内裤甚至是丁字裤，此时就得更注意保持卫生。

选包腹式内裤

包腹式内裤裤腰可覆盖肚脐以上部分，保护孕妇的腹部，具有保暖效果。腰部设计之松紧带可自行调整，随怀孕不同阶段的体型自由伸缩变化。前腹部分多采用弹性材质，可包容逐渐变大的腹部，穿着更舒适。背后包臀设计，不让怀孕破坏臀部线条。当然，也有中腰及平口裤款式，方便搭配服装。

选产妇专用生理裤

专用生理裤面料采用具有弹性的柔性棉，肤触良好不紧绷，分固定式和下方可开口的活动式两种。裤底自粘式开口设计，非常方便。

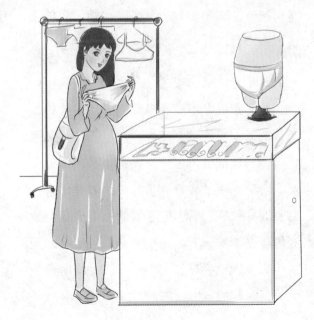

❤ 在办公室舒适午睡的妙招

上班族准妈妈可能有午间小睡的习惯，但是午睡不能随意凑合，睡对了才有益于健康。

☺ 充分利用座椅

坐在椅子上，身体尽量向后靠，使身体放平，然后用纸箱或另外一张椅子将双腿垫高，这样就可以避免腿部水肿。也可以将几张椅子拼起来躺在上面。当然，如果你的办公室里有沙发，那就再好不过了。

☺ 自带折叠床

方便的话备一个折叠的钢丝床，中午睡觉时铺开，不用时就收起来藏在桌下，什么都不影响，而且你专人专用，安心午睡。

☺ 避免"伏案而睡"

伏案睡眠并不能使身体得到彻底放松，身体的某些肌肉群、汗腺、皮肤仍处于紧张状态，导致醒后不但没有精神饱满的感觉，反而会感到更加疲惫；另外，趴着睡觉时头部长时间枕在手臂上，手臂的血液循环和神经传导受影响，容易使手臂麻木、酸疼。而且伏案会压迫眼球，使眼压升高，醒后往往会出现短暂的视力模糊。

☺ 注意身体保暖

睡熟之后，全身基础代谢减慢，体温调节功能也随之下降，全身毛孔处于开放状态，如果不注意保暖，醒来后往往容易受凉，出现鼻塞、头晕等症状。因此，午睡时最好盖上大衣或者毯子，即使在夏天，也要注意保暖。

☺ 配备小道具

自己带个褥子铺在椅子（沙发）上面，然后用靠垫当枕头，这样就舒服多了。最好再准备一个眼罩和耳塞，用来降低亮度和噪声，会使你更快地入睡。

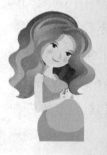

❤ 特|别|提|示 **TIPS**
睡醒后不要马上站起身，先慢慢坐起来活动一下，然后喝杯热水再进行工作。含糖的饮料容易使身体疲卷，尽量不要喝。

准妈妈的动作姿势要注意

一般来说，正常人的动作应该是"站如松，坐如钟，行如风"，但是对于准妈妈而言，这是不适用的。因为准妈妈的腹部逐渐变大，如果动作或姿势不正确的话，很容易出现身体不适或过度疲劳的现象。下面就给准妈妈介绍一下日常生活中要注意的动作和姿势。

这样站更省力

准妈妈在站立时，额头不要向前倾，肩部放松，收腹，两脚平行，使整个身体有种被向上牵引的感觉。另外，准妈妈要注意选择穿舒适的鞋子，不要再穿高跟鞋。

选择安全的坐姿

准妈妈坐下的时候，要坐在椅子的中央，然后用手撑着慢慢向椅背靠近，挺直脊背，舒适地靠在椅背上，大腿呈水平状态，小腿与地面垂直放置。

调整行走姿势

在行走时，首先要注意绷紧臀部，不要向前突出腹部，而是要把腹部抬起来一样，尽量保持全身的平衡。然后要注意脚后跟先着地，每一步都踩实了。

上下楼梯

准妈妈上楼梯时要挺直腰，最好能扶着扶手，然后按先脚尖后脚跟的顺序着地。将重心稍稍迁移，再用后脚推动整个身体，重复之前的动作。

在下楼梯时，由于腹部会挡住视线，所以准妈妈一定要格外小心，一手抓紧楼梯扶手，每一步都踩实，不要向前弯腰，以免压迫腹部。

下蹲要当心

当准妈妈下蹲或从地面拾东西时，不要直接弯腰，否则会压迫腹部。正确的姿势应该是保持上身挺直，先屈膝，然后落腰下蹲，将东西捡起，双手扶腿慢慢起立，放东西也是一样。

❤ "潮妈"轻松网购衣服

随着胎儿的发育，不少"潮妈"会减少热爱的逛街购衣的喜好，将购衣的阵地转移到网络。这里为各位准妈妈们分享其他准妈妈网购衣服的经验。

❤ 首选纯棉、丝质纯天然质地

怀孕期间皮肤变得敏感，如果经常接触人造纤维的面料，容易发生过敏。化纤面料与干燥的皮肤经常摩擦，可产生大量静电，使人烦躁不安、失眠多梦。对患有心脏病的孕妇，还容易引起其他问题而危及孕妇和胎儿。建议准妈妈们选择透气、保暖、吸汗的全棉或丝质柔软衣服。对宝宝和自己都是舒心的呵护。

❤ 选择成熟品牌

怀孕期间，令准妈妈们最担心的就是产品的质量是否安全、健康。目前市面上有一些既不能确保健康指数、又不能彰显衣着品味的孕妇装。因此，为了健康安全着想，一定要选择有资质的大品牌。

❤ 前瞻眼光，经济实惠

选择孕妇装的时候，可以多选择几件宽松的裙子或者麻质的中长衫。因为这些衣服对于身材要求不是很高，生产之后，这些衣服稍加修改，就可以作为家居服或者休闲服，再次使用。

❤ 舒适、宽大、简洁

孕妇体形改变，行动变得笨拙，所以服装要以舒适、宽大、洁净为原则。上小下大的连衣裙装是孕妇装中的经典，像韩版的公主裙，不仅甜美优雅，而且宽松的裙摆穿起来方便凉快。上下身分开的拼装款易于穿脱，可以减少孕妇因身体笨重带来的不便。

❤ 随着妊娠，提前准备

随着月份的递增，随之而变的不止是腹围，胸围、臀围、腿围都会发生变化。买衣服、裤子的时候要宽松一些，防止体型变化过快而没有合适的衣服，影响胎儿发育。

❤ 逐渐远离公共场所

性情活泼、好动的女性怀孕后仍喜欢热闹的公共场所。其实在公共场所中，存在着许多对胎儿不利的因素，这些正是孕期所应该注意的。

❤ 噪声

公共场所的高音喇叭声、人群的嘈杂声、各种车辆的启动声、飞机场飞机起降时发出的轰鸣声等都是噪声。

噪声不仅影响准妈妈的情绪，危害准妈妈的健康，而且长时间的噪声还会影响胎儿的健康发育。

❤ 空气浑浊

许多公共场所如车站、超市中，人多拥挤，空气污浊，人群呼吸释放出的二氧化碳较多。有吸烟者出没的场所烟雾弥漫，释放出大量有害气体，空气中有害物质增多。准妈妈待在这种环境中，容易吸入浑浊的空气，被动吸烟和缺氧会给准妈妈带来胸闷、憋气的感觉，胎儿的供氧也会受到影响。

❤ 拥挤

人多拥挤的场合容易发生意外，特别是体质较弱的准妈妈，一个轻微的碰撞都有可能导致流产。

❤ 易感传染病

公共场所中各种致病微生物密度远远高于其他场所，特别在传染病流行期间，准妈妈由于抵抗力差，很容易被传染而生病。一般状况下，这些感染对于成年人来说问题不大，但是对于正处在生长发育中的胎儿影响却会很大。如果孕早期感染一些风疹病毒后，胎儿致畸率会很高。

❤ 孕中期的甜蜜性事悄悄说

孕中期胎宝宝已经在子宫中稳固地"安营扎寨"，子宫中有胎盘和羊水作为屏障，可以缓冲外界的刺激，使胎宝宝得到有效的保护，比较不容易流产。性生活带来的一定程度的子宫收缩，对胎宝宝也是一种锻炼。和谐的孕期性生活，可以让你心情愉快、情绪饱满，这对胎宝宝也是一种良好的情绪胎教。

❤ 孕中期性爱注意事项

﹨ 控制次数和时间。每周1～2次，每次最好不要超过20分钟。

﹨ 注意个人卫生。尤其是准爸，一定充分清洁双手和生殖器，以免使准妈妈发生细菌感染。

﹨ 准爸的动作一定要温柔，不要压迫准妈妈的腹部，前戏不能太激烈，还要避免过度刺激准妈妈的乳房和阴道。

﹨ 不要勉强。在性爱的过程中，如果准妈妈感到十分疼痛，就要暂停，等到肿胀感消失后再继续，但如果还是感到疼痛，就应停止，不可勉强为之。

﹨ 最好采用安全的性爱姿势，如女上男下式、侧入式、后入式等。

❤ 以下情况，杜绝性生活

﹨ 准妈妈有流产史，在本次妊娠流产危险期过去前，最好不要过性生活。

﹨ 准爸患有性病或准妈妈阴道发炎，在彻底治愈前禁止性生活。

﹨ 子宫收缩太频繁或子宫闭锁不全，可能会导致流产或早产，应避免性生活。

﹨ 发生早期破水情况时，禁止性生活，以免病菌感染胎宝宝。

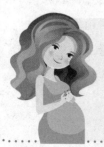

❤ 特│别│提│示　　　　　　　　　　　　　　　　TIPS

孕期过性生活，虽然不用担心会怀孕，但也要使用避孕套。一是避免精液刺激子宫发生收缩，二是防止准爸爸生殖器上的细菌感染准妈妈的阴道。

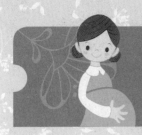

胎教方案推荐

♥ 情绪胎教：想想生宝宝"馈赠品"

老人们都说："女人生过孩子以后，就像一朵花完全绽放了一样，浑身上下都通透了。"确实，适时生育对女人健康大有好处，具体体现在哪些方面呢？

♥ 制造生命的幸福快感

怀孕虽辛苦，但喜得贵子的幸福快感，就是生命最大的喜悦！如家无宝宝，就会把丈夫视为唯一的情感寄托，女人易敏感多疑，患得患失。

♥ 推迟更年期

由于体内激素的作用，女性在怀孕及哺乳期内，都会暂时停止排卵。由于卵巢推迟了一二十个卵子的排出，就推迟了女性进入更年期的时间。

♥ 增强免疫力

生育可以为女人增加10年的免疫力。因为一次完整的怀孕、分娩过程，不仅能增强女性生殖系统的抗肿瘤能力，还可以使女性身体的各种机能得到一次锻炼、整合、提高，由此增强身体的排毒、抗感染、抗癌及抗心血管病的能力。

♥ 痛经不治而愈

生产后有一个可喜的变化：令人烦恼的痛经减少了，有些女性甚至发现在生产后痛经基本上消失了。

♥ 生了孩子显得更年轻

从心理角度说，女人生完孩子就会有特别大的幸福感和责任感，它们会让女人精力充沛，显得神采奕奕。

语言胎教：多彩多姿是关键

语言胎教形象生动，母亲才能感到有趣和快乐，胎儿的听觉才能感觉到美好的信息，胎儿的心灵才能留下美好的痕迹。

具体的语言胎教方法可以参照以下几点。

语言讲解要视觉化

在进行语言胎教时，不能对胎儿念画册上的文字解释，而要把每一页的画面细细地讲给胎儿听。把画的内容视觉化了。胎儿虽然不能看到画册上画的形象或外界事物的形象，但母亲用眼看到的东西，胎儿可以用脑"看"到即感受到。母亲看东西时受到的视觉刺激，通过生动的语言描述视觉化了，胎儿也就能感受到了。

将形象与声音结合

像看到影视的画面一样，先在头脑中把所讲的内容形象化，然后用动听的声音将头脑中的画面讲给胎儿听。这样的话，就是"画的语言"。这样，你就和胎儿一起进入你讲述的世界。你所要表现的中心内容，也就通过形象和声音输入了胎儿的头脑里。

把形象和情感融合

干巴巴地讲，自然收不到好的效果，要创造出情景相生的意境。例如你到大自然中散步，一边走一边看，感到轻松愉快，有一种安详、宁静的情绪荡漾在心头的感觉。这时，你就用这样的心情把所见所闻讲给胎儿听：宝宝，你看见红花和绿草了吗？它们是那么的美丽，等你长大了和妈妈再一起来这里好吗？

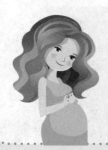

♥ 特 | 别 | 提 | 示　　　　　　　　　　　　　TIPS

我们可以选一些非常有意思的、能够感到身心愉悦的儿童故事、童谣、童诗作为素材，设定每天的"说故事时间"，最好是夫妇二人每天声情并茂地念给胎儿听，一定会收到良好的效果。

❤ 音乐欣赏：感情时间的轮回

让我们在音乐中感受岁月的四季变换吧，让音乐带我们走入梦幻般的世界！

❤ 欣赏《时钟》

现在，用一种轻松的心态去体味海顿《时钟》的音律之美吧！

《时钟》可谓是将音乐自身松弛、自如之美演化到很高层面的交响曲，自然与松弛的结果显然是提升了音乐性，而演奏音乐性的提升，首先是从提升乐师们轻松自如的表达开始，少了"捆绑"，音乐思维与肢体动作必然会放松，它首先会在合奏声响上体现出来。《时钟》一乐章的"轻松如飞"，二乐章的"轻描淡写"，都给人留下了很深的印象。曲子的合奏自然、全无匠气而又运转自如，是一曲让人放松的演奏乐。

听着《时钟》的曲调，准妈妈是不是会想，时间过得可真快哦。是啊，一天一天，时间不停地流逝，胎宝宝也在慢慢变化、长大。请准妈妈利用音乐的力量来让自己拥有舒畅愉快的心情，静静等待胎宝宝的到来吧！

❤ 欣赏《四季》

一曲美妙的古典音乐有着四季美丽的景色。倾听它，你可以选在春风拂面的清晨，也可以选择在夕阳西下的美丽黄昏。静静地用心听着音乐，与胎宝宝一起静静地感受。

《四季》的标题分别为《春》、《夏》、《秋》、《冬》，其中以《春》的第一乐章（快板）最为著名，音乐展开轻快愉悦的旋律，使人联想到春天的郁郁葱葱；《夏》则出乎意料之外，表现出的夏天略显疲乏；《秋》描写的是收获季节中，农民们饮酒作乐、庆祝丰收的快活景象，曲调欢快活泼；《冬》描写人们走在冰上滑稽的姿态，以及由炉火旁眺望窗外雪景等情景。其中第二乐章非常出名，曾被改编为轻音乐广为流传。

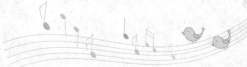

美学胎教：身着时尚合体孕妇装

怀孕是女人最兴奋快乐的时光之一，也是最彷徨不安的时刻，昨天还沉浸在迎接新生命的喜悦里，才没几天，便开始嫌衣服紧，裤腰系不上了。"女人怀孕也要时尚"——相信年轻女性的这种观点肯定会遭到很多老辈人和一些男人的斥责，甚至很多女人也会这么想：不就是短短10个月吗，熬一熬就过去了。

怀孕的女性就失去了时髦的权利了吗？背带裤、孕妇服是"十月怀胎"的唯一装束？现在时尚女性可不能这样委曲自己。根据体型选孕服装，让我们在成为妈妈前都先成为具有时尚风韵的"孕美人"！

娇小型

你如果身材娇小，则适合选择轻巧、可爱的孕妇装。如果是两件式的套装，要注意上衣要稍短一些，这样会让身形看起来比较修长。

高大型

身材高大的你在购买孕妇装时一定要考量胸部、肩膀的宽度，可以选择连袖的孕妇装，布料上不要挑选膨松感太强的衣服，以免看起来更臃肿。

瘦削型

身材瘦削的你可以多穿背心裙，注意领口不要太低，此外还要留意肩膀宽度是否合适。

丰满型

如果你比较丰满，最好不要穿细肩带的衣服或洋装，以免看起来不平衡，同时避免穿高腰或胸线突出的衣服，以免胸部显得更明显。

隆起的腹部和洋溢的幸福，这就是身为女人最特别的美丽。怀孕的时候虽然总会有不能抵挡的臃肿时刻，但还是让我们一起来说："穿出漂亮，穿出好心情！"

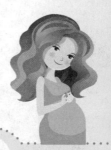

特别提示 TIPS

韩版的衣服或娃娃装作为孕妇装既时尚又可爱，产后还可以继续穿着，无形中避免了浪费，是一个不错的选择。

♥ 运动胎教：科学练习孕妇操

　　准妈妈体操，不仅能让准妈妈身体有足够的准备，还能使身体以既强健又柔韧的状态进入产程，顺利完成分娩。

　　最好在医生指导下做准妈妈操。做之前最好让身体处于最松弛状态，如排空膀胱，不宜餐后马上开始。动作要温和一些，每位准妈妈的运动量、频率及动作幅度都要自我掌握。

♥ 做操前的准备

　　准妈妈在做操前一定要有充足的运动前的准备，首先环境要温暖清洁，按季节冷暖穿着一些准妈妈运动衫。在客厅地板铺上一条毯子或在床上练习。室内可以播放一些优美的胎教音乐。

♥ 脚部运动

　　这个动作通过脚尖和踝关节的柔软运动，促进血液循环，增强脚部肌肉以承受日渐沉重的身体，避免脚部受损伤。动作要领：坐在带靠背椅子上保持背部挺直，腿与地面呈垂直状态，脚心着地；然后脚背绷直、脚趾向下。双脚交替做这个动作，方便时可随时做。

♥ 盘腿运动

　　这个动作可增强背部肌肉，松弛腰部关节，伸展骨盆肌肉，帮助准妈妈分娩时双腿能够很好地分开，使胎宝宝顺利通过产道。动作要领：盘腿坐下，背部挺直，双手轻放在两膝上，每呼吸一次就用手按压一下，反复进行。注意要用手腕向下按压膝盖，并一点点加力，尽量让膝盖接近床面，每天早晚各做3分钟。

♥ 腰部运动

　　这个动作可防止准妈妈出现腰部疼痛。动作要领：坐在床上左腿伸直，右腿朝外弯曲一些，左手放在左膝盖上，右手撑于一侧，左手上举弯腰，重复数次。两侧交替，每次3分钟为宜。

准爸胎教：和准妈妈一起做夫妻操

怀孕不是准妈妈一个人的事情，而且准爸妈不用抽出很长的时间，5～10分钟就可以完成准爸妈之间的运动互动，同时也能帮夫妻二人完成胎教。

第一节

动作要领：夫妻横站成一排，一手相牵，腿张开与肩宽，另一只手与手在头上连接，一边吐气，一边伸展侧身，外腿躬，里腿绷，左右两个方向各做一次，交换位置，再做一次。

益处：消除妊娠期的不适症状，使分娩时肌肉松紧自如。

第二节

动作要领：夫妻背对背站着，腿张开与肩宽，一人上半身向左转，另一人向右，击打双方手掌，有节奏的左右轮流各做一次，然后两人向同一方向，注意转腰的动作不要过猛。

益处：消除臀部和腰部的不适症状，改善血液循环。

第三节

动作要领：准妈妈盘腿坐，挺直胸，臀部坐在正中，举起双手，准爸爸站在后面，拉住准妈妈的手，轻轻向上提拉，准妈妈张开嘴轻轻地吸气呼气，吸气时往上提，呼气时向下松，准妈妈合起双手，准爸爸一只手拉住准妈妈的手轻轻地向上提，另一只手下垂，准妈妈张开嘴轻轻地吸气呼气。

益处：帮助准妈妈缓解胸闷肩酸。

第四节

动作要领：夫妻面对面坐下，膝部弯曲呈90°，丈夫腿张开与肩同宽，手尖向内，背部略弯，收下颌，准妈妈的腿向外张，准爸爸的腿向里夹，做四八拍。

益处：防止分娩时大腿用力过大。

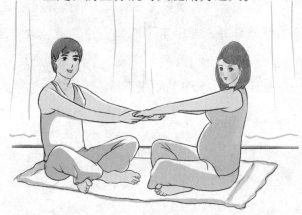

光照胎教：晒太阳，暖洋洋

5个月的胎宝宝对光的照射已经有了反应。这时，你可以和胎宝宝一起享受午后阳光，此刻的他能感觉到光线强弱的变化，能感觉到阳光的温暖，能感觉到你给的幸福。

准妈妈最好规律地到楼下进行日光浴，一边抚摸腹部，一边对胎宝宝说："宝宝，我们正在楼下花园里晒太阳，阳光很温暖，宝宝开心吧？"

时间灵活掌握

晒太阳应根据季节、时间以及每个人的具体情况灵活掌握。如果是夏天，每天阳光都很强烈，树荫里的散射阳光就足以满足准妈妈的需要了，而且准妈妈外出的时候还要防晒。一般来说，春秋季在每天上午9点到下午4点、冬季在每天上午10点到下午1点晒太阳比较合适，因为这些时候阳光中的紫外线最为充足。晒太阳的时间以每天1小时为好。

晒太阳的注意事项

﹨准妈妈在进行日光浴的时候最好在上午进行。

﹨进行日光浴时，不宜空腹，不可入睡，酌情暴露身体，还要经常转换体位。

﹨夏天要戴草帽和墨镜以保护头、眼，预防中暑；冬天要适当穿得厚一些，一般不宜外露身体，预防感冒或其他疾病。

﹨日光浴后不要立即洗澡。

﹨夏天在进行日光浴前，外露部位应涂抹润肤油或防晒霜。

忌光猛照

准妈妈腹中是一个黑暗幽静的卧室氛围。强光会给胎儿带来压力，所以妊娠过程中要避开光线强烈而眩目的地方。

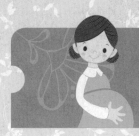

产科专家主张

♥ 孕中期产检时间表参考

时间	产检项目	温馨提示
16周	唐氏症筛检 羊膜穿刺	从第二次产检开始，准妈妈每次必须做基本的例行检查，包括：称体重、量血压、问诊及看宝宝的胎心音等。准妈妈在16周以上，可抽血做唐氏症筛检（但以16~18周最佳），并看第一次产检的抽血报告
20周	详细B超测胎动	第三次产检，准妈妈在孕期20周做超声波检查，主要是看胎儿外观发育上是否有较大问题。医师会仔细量胎儿的头围、腹围、看大腿骨长度及检视脊柱是否有先天性异常
24周	妊娠糖尿病筛检	第四次产检，大部分妊娠糖尿病的筛检，是在孕期第24周做。先抽取准妈妈的血液样本，来做一项耐糖试验，此时准妈妈不需要禁食
28周	乙型肝炎抗原病毒血清试验德国麻疹	第五次产检，如果准妈妈的乙型肝炎两项检验皆呈阳性反应，一定要让小儿科医师知道，才能在准妈妈生下胎儿24小时内，为新生儿注射疫苗，以免让新生儿遭受感染。而曾注射过德国麻疹疫苗的女性，由于是将活菌注射于体内，所以，最好在注射后3~6个月内不要怀孕，因为可能会对胎儿造成一些不良影响

量对体重，测好血压

怀胎十月，每个准妈妈都要接受一系列产检。产检既能让准妈妈了解胎儿成长的一点一滴，又能及时发现胎儿有什么样的发育危机。测体重和量血压是最基本的检查项目，但大家在检查时也有两点注意事项要留心。

测体重前不要饿肚子

体重，是每次孕期检查的必测项目。通过准妈妈的体重可以间接检测胎儿的成长。

准妈妈们不要因为产检时候要称体重，就不吃东西了。要注意，这对自己和胎宝宝可都不好哦！而且，因为饥饿，接下去的很多检查都会受到影响的。所以，除了医生特别通知你因为要做血液检查外，产检前还是要好好吃东西的。

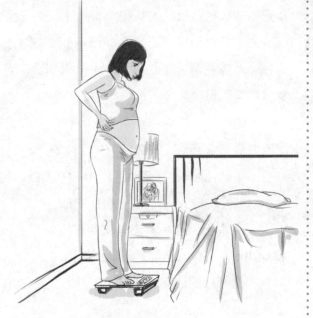

量血压时一定要放松

血压，是每次孕期检查的必测项目。一般来说，标准值不应超过130/190毫米汞柱，或与基础血压（怀孕前的血压）相比增加不超过30/15毫米汞柱。血压高是先兆子痫，即妊娠高血压疾病的症状之一，一般20周以后会发生，它将影响胎儿的发育成长。所以每一次检查都要量血压，看看是否在基础血压上有升高，来预测或观察孕妇是否会得妊娠高血压疾病。

准妈妈因为走来走去，或是来到医院感到紧张，使得量出来的血压有些失常。碰到这样的情况，医生会建议你可以先休息15分钟，安静下来以后再进行测量。要确保在空气流通、情绪平静的情况下测量。

♥ 血常规报告单怎么看

通过血常规检查可以了解你的血色素数值、白血球数量、有无潜在感染，以及你是否患有贫血。血常规报告单怎么看？下边是孕期血常规检查中的一些正常的参考数据。

↘ 白细胞：白细胞在机体内起着消灭病原体，保卫健康的作用，白细胞的正常值是每升 (4.0～10.0) ×109。如果增多可能就会表现为炎性感染、出血、中毒等，但在孕期是不同的，孕期是可以有一定的上升空间的。白细胞的减少，常表现为流感、麻疹等病毒性传染病及药物或放射线所致的某些血液病等。白细胞可分5类。

· 中性白细胞：正常值为0.5～0.7，增高或减少的原因与白细胞计数相同。

· 淋巴细胞：正常值为0.2～0.4，增多时表明准妈妈可能出现中性白细胞减少、结核、百日咳等，但减少也不是好兆头，表明中性白细胞增多。

· 嗜酸性粒细胞：正常值为0.005～0.05，这种细胞增多意味着准妈妈可能患寄生虫病、过敏性疾病及某些皮肤病；

· 嗜碱性粒细胞：正常值为0～0.0 075，这一数据对准妈妈的影响不大。

· 单核细胞：正常值为0.01-0.08，增多时见于急性传染病恢复期。

↘ 血小板：血小板正常值的范围为每升PLT（100～300）×109，如果血小板低于每升100×109，会影响准妈妈的凝血功能。

↘ 红血球的体积（MCV）及脆性检查：有助于发现地中海贫血携带者（这在中国南方比较常见）。

同时还包括血型的检测，如果妻子是O血型（RH阴性），丈夫是A、B或AB血型（RH阳性），则有出现胎儿新生儿溶血的可能。

♥开心乐园 ·· ♥♥♥

儿子："爸爸，告诉您一个好消息。"爸爸："什么好消息？"儿子："您不是答应过我，如果这次考试能及格的话，奖励我100块钱吗？"爸爸："嗯，有这么回事儿。"儿子："这100块钱我给您省下啦！"

唐氏筛查，为胎宝宝健康把关

唐氏筛查是一种通过抽取孕妇血清，检测母体血清中甲型胎儿蛋白、绒毛促性腺激素和游离雌三醇的浓度，并结合孕妇的预产期、体重、年龄、体重和采血时的孕周等，计算生出先天缺陷胎儿的危险系数的检测方法。

为什么要做唐氏筛查

因为唐氏综合征是一种偶发性疾病，所以每一个怀孕的女性都有可能生出"唐氏儿"。生唐氏儿的几率会随着孕妇年龄的递增而升高。唐氏患儿具有严重的智力障碍，先天愚型，伸舌样痴呆，生活不能自理。

做唐氏筛查的时间

怀孕15~20周是做唐氏筛查的比较好的时期。但各项检查每家医院各有不同，具体唐氏筛查时间听医院通知。

简单看懂唐氏筛查结果

判断唐筛风险，主要看3个数字：

↘甲胎蛋白的正常值应大于2.5MoM（是一个比值，即孕妇体内标志物检测值除以相同孕周正常孕妇的中位数值），化验值越低，胎儿患唐氏症的机会越高。

↘绒毛膜促性腺激素越高，胎儿患唐氏症的机会越高。

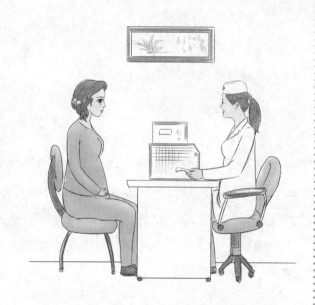

↘将甲胎蛋白值、绒毛膜促性腺激素值以及孕妇的年龄、体重、怀孕周数输入电脑，由电脑算出胎儿出现唐氏症的危险性，化验结果显示危险性低于1/270，就表示危险性比较低，胎儿出现唐氏症的机会不到1%。如果危险性高于1/270，就表示胎儿患病的危险性较高，应进一步做羊膜穿刺检查或绒毛检查。

事先了解羊膜腔穿刺术

羊膜腔穿刺术是在超声波探头的引导下，以一支细长针穿过腹壁，子宫肌层及羊膜进入羊膜腔，就好像一般的肌肉注射一样。抽取少量羊水，通常为20～30毫升，以便检查羊水中胎儿细胞的染色体、DNA、生化等。

做羊膜腔穿刺的时间

由于羊膜腔在妊娠16周前体积较小，故安全的羊膜穿刺术通常要到妊娠16周后才能进行。最佳时期是：怀孕16~18周，因为这个时期的羊膜腔约有200～300毫升的羊水。

羊膜腔穿刺是否安全

羊水穿刺的部位离胎儿很远，抽取的羊水量也极少，伤害到胎儿的机会很小。此穿刺术经由经验丰富的医师在超音波的引导下执行是很安全的，是目前最常用的一种产前诊断技术。操作过程简单、穿刺前不需麻醉、不需住院。可能会出现阴道出血、羊水溢出或子宫持续性收缩，约占2%的孕妇会发生。通常不需要特别治疗，对于怀孕过程没有不良影响。大家也不用怕痛，仅是一支很细长的针，经由皮肤直达羊膜腔内，抽取适量的羊水而已，所以不太痛。

会被建议做穿刺的准妈妈

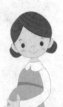

↘ 35岁以上的高龄准妈妈。

↘ 唐氏筛查高危的准妈妈。

↘ 曾生育过先天性缺陷儿尤其是生育过染色体异常患儿的准妈妈。

↘ 夫妇一方是染色体异常者或平衡异位的携带者。

↘ 性连锁遗传疾病携带者，于孕中期确定胎儿性别时。

↘ 曾生育过神经管缺陷或此次孕期血清甲胎蛋白值明显高于正常妊娠者。

💙 外用药也不要掉以轻心

外用药这时候也不能乱用。随着医药知识的普及，准妈妈都知道，在妊娠哺乳期用药要特别注意，然而对于外用药物的使用，有些人却不那么留意。

准妈妈在妊娠期对外用药也应慎用，因为一些外用药能透过皮肤被吸收进血液，引起胎宝宝中毒，造成胎宝宝神经系统的损害，一般需慎用的外用药如下。

◉ 杀癣净

其成分是克霉唑，多用于皮肤黏膜的真菌感染，如体癣、股癣、手足癣等，动物实验发现它不仅有致胚胎毒性作用，哺乳期女性外用，其药物成分还可进入乳汁。虽然临床上未见明显不良反应和畸变报道，但为了健康生育，此药应慎用。

◉ 达克宁霜

含硝酸咪康唑。一般均有局部刺激，如果皮肤局部较为敏感，易发生接触性皮炎，或者因局部刺激发生灼感、红斑、脱皮起疤等，应及时停用，以免皮损加重或发生感染。

◉ 百多邦软膏（莫匹罗星）

是一种抗生素外用软膏，在皮肤感染方面应用较广泛。有不少专家认为，妊娠期最好不要使用该药。因为此膏中的聚乙二醇会被身体吸收且蓄积，可能引起一系列不良反应。

◉ 皮质醇类药·

应用于皮肤病较多。这类药具有抗炎、抗过敏作用，如治荨麻疹、湿疹、药疹、接触性皮炎等。妊娠期女性大面积使用或长时期外用时，可造成婴儿肾上腺皮质功能减退，并能通过透皮吸收，小剂量分布到乳汁中。此外，这类药还可造成女性闭经，月经紊乱，故欲生育女性最好不用。

♥ 准妈妈别让贫血找上门

孕妇贫血常表现为乏力、头晕、心悸、气短、皮肤黏膜苍白、食欲不振、腹泻等。若贫血继续发展，还可能引起一些严重并发症：如心肌缺氧致贫血性心脏病；胎盘缺氧致妊娠期高血压疾病等。因此，准妈妈要特别注意增加铁的摄取量，每天所要补充的铁质为30毫克左右。

◉ 挑选补铁口服液

通过正常进餐摄取铁成分非常重要，但如果准妈妈有贫血现象，最好服用补铁口服液。下面介绍一些不同的补铁口服液。

↘ 三价补铁口服液。这种补铁口服液不会与食物或者其他药物发生反应，随时可以服用，而且吸收率很高。

↘ 二价补铁口服。二价补铁口服液用黄酸盐、葡萄糖酸盐和富马酸盐配制而成。进入胃和十二指肠后刺激胃黏膜，导致肠胃疾病，吸收率较低。

↘ 铁粉口服液。铁粉口服液是用牛奶配制的制剂。以饮用的方式摄取，吸收率高，肠胃障碍较小，但味道较差，会产生恶心等不良反应，而且还会与其他药剂发生反应，应该空腹服用。

◉ 食物补血，更安全

贫血不是很严重的准妈妈最好采用食补，因为食物补血是最安全的。以下介绍几种常见的补血食物。

↘ 金针菜。金针菜含铁量最大，比菠菜高了20倍。

↘ 黑豆。中医认为，黑豆可以生血、乌发。准妈妈可以用黑豆煮乌鸡，营养会更好。

↘ 胡萝卜。胡萝卜富含维生素，且含有一种特别的营养素——胡萝卜素。胡萝卜素对补血极有益，所以用胡萝卜煮汤，是很好的补血汤饮。

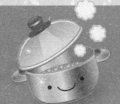

营养方案推荐

♡ 对工作餐要"挑三拣四"

　　工作餐是为普通人设计的，不可能对你进行特殊照顾。因此，你在拿到工作餐时要秉持"挑三拣四"的原则对其内容进行筛选，丢弃以下这些对孕期不利的食物。

♡ 远离以下工作餐

　　↘ 油腻的食物：油腻的食物不易消化，会加重肠早孕反应的症状，如肥肉和炸鸡翅等油炸品。

　　↘ 刺激性食物：刺激性食物容易刺激胃黏膜，加重怀孕末期的胃灼热感，如辣椒、咖啡、芥末等。

　　↘ 生冷食物：如生鱼片、生肉等，容易感染弓形虫等疾病。

　　↘ 过度加工的食物：加工食品往往添加了大量的盐和糖，对你的健康不利，如酸菜、咸菜等。

♡ 妙招升级工作餐

　　↘ 自带健康零食：你可以自备一些零食，如水果、面包、牛奶、坚果等，饿了就吃，不必非要等到午餐时再吃。为了弥补工作餐中新鲜蔬菜的不足，你可以在饭前30分钟吃个水果，以补充维生素的缺乏。

　　↘ 营养美味自己做：你可以在前一天晚上或当天早晨在家里提前做好一些菜品，如煎几块带鱼、切几片熟牛肉、拌一碗水果蔬菜沙拉，用保鲜盒密封，带到单位加入午餐中，这样工作餐的营养就丰富多了。

　　↘ 和同事"拼菜"：如果你受够了盒饭，那么干脆"鼓动"几个同事一起到外面的餐馆"拼菜"吃，这样可以多点几个菜式，荤素搭配，营养更均衡，而且也更经济实惠。

吃酸、辣食物悠着点

准妈妈嗜酸辣是因为怀孕之后，胎盘分泌出的人绒毛膜促性腺激素会抑制胃酸分泌，使消化酶活性降低，影响胃肠的消化吸收功能，使准妈妈产生恶心、呕吐、食欲下降等早孕反应。而酸辣味道能刺激胃液的分泌，提高消化酶的活性，促进肠胃蠕动，增加食欲。

吃酸有讲究

酸菜清爽可口又下饭，许多准妈妈都爱吃。但经过腌渍之后的蔬菜，不但没有营养，还会产生很多对身体有害的化学物质。而且为了提味，酸菜中往往加入大量的盐、味精等调味品，这些东西对准妈妈和胎宝宝有害无益。

喜欢吃酸味食物的准妈妈，可以吃一些杨梅、成熟的橘子、弥猴桃、番茄等，这些水果或蔬菜都含有充足的水分、酸汁和粗纤维，不但可以增加食欲，帮助消化，而且可以避免由于便秘对子宫和胎宝宝造成的压力。

吃辣莫随意

＼ 辣椒：吃太多辣椒会刺激肠胃，导致消化功能紊乱，引起消化不良、便秘、痔疮等，影响胎宝宝的营养供给，严重的还可能导致流产、早产。所以还是少吃辣椒、辣酱、咖喱等辛辣食物为好。但这也要看平时的习惯，如平时一直吃辣椒，影响也不大。

＼ 酸辣粉、麻辣烫：多见于街边的小吃摊，环境糟糕，卫生不过关，尤其是原材料和调料里，含有多种致癌物。喜欢吃这些东西的准妈妈，可不要再拿宝宝的健康开玩笑了。

＼ 酸辣口味的菜肴一般味道较重，含盐量也可能较多，最好少吃。

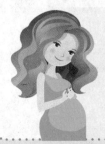

♥ 特 | 别 | 提 | 示　　　　　　　　　　　　　　　TIPS

不少人都说酸儿辣女其实不靠谱，决定胎宝宝性别的是染色体不是味觉。对于宝宝的性别，姑且当成一件最神秘的礼物，直到出生的那一刻才"拆包"，相信会有更多惊喜！

吃好才能睡好

不少准妈妈都会遇到睡眠不好的情况，这是不可忽视的问题，因为准妈妈的睡眠质量直接影响着准妈妈的身心健康，还会给婴儿带来影响。由于治疗准妈妈失眠时不宜使用药物，所以准妈妈靠饮食来维持睡眠就显得尤为重要。

小米具有安神催眠的作用

小米中含有较高的色氨酸，每100克小米含色氨酸高达202毫克。同时，小米富含淀粉，进食后能使人产生温饱感，可以促进胰岛素的分泌，促进色氨酸进入大脑。

葵花子有催眠作用

葵花子含多种氨基酸和维生素，具有调节脑细胞新陈代谢的功效，起到改善脑细胞的抑制机能的作用。睡前吃些葵花子，可促进消化液分泌，有利于消食化滞、镇静安神、促进睡眠。

多吃含铜食物

当人体缺少铜时，会使神经系统的抑制过程失调，致使内分泌系统处于兴奋状态，从而导致失眠。含铜较多的食物有乌贼、鱿鱼、蛤蜊、蚶子、虾、蟹、动物肝肾、蚕豆、豌豆和玉米等。

睡前喝一杯牛奶

牛奶中含有两种催眠物质，一种是色氨酸，能够促进睡眠，另一种是具有类似麻醉镇静作用的天然吗啡类的物质。由于牛奶中的色氨酸很难进入大脑，所以在喝的时候可以在牛奶中加些糖，其"催眠"效果就会明显增加。

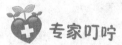 专家叮咛

孕期出现失眠时，最好通过生活方式的调理来达到催眠目的，安眠药能不用则不用，必须用时应谨慎选择，合理用药，以防安眠药对胎儿造成不利影响。

全新解读孕期四种饮食观点

孕期的一些饮食观点很有意思，在这里需要与大家探讨一下。

多吃水果对胎儿有益无害

万事有利必有其弊。水果营养丰富，对母亲和胎儿有许多益处。但准妈妈不宜吃太多很甜的水果，更不能把水果当作正餐来食用，否则容易导致体内血糖升高，可能会引发妊娠期糖尿病。

多喝牛奶，婴儿皮肤会很白

有准妈妈相信多喝牛奶，出生的宝宝皮肤会变白。实际上胎儿的肤色是受父母的遗传基因影响，在怀孕的那一刻已由其基因决定了，与怀孕期的饮食关系不大。

生个孩子坏颗牙

过去人们说"生个孩子坏颗牙"，主要原因是以前的孕妇多半营养不良，或是不懂得摄取均衡的营养，当钙质不足的时候，自然容易在怀孕时或生产后，发生牙齿健康的问题。

而现在的准妈妈只要注重营养均衡、多补充钙质、做好怀孕时口腔卫生保健，完全可以拥有一口洁白坚固的牙齿。

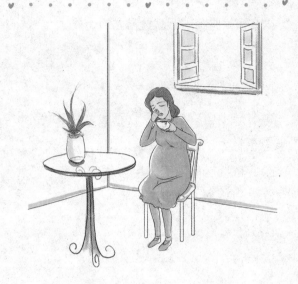

中药没什么副作用

不少准妈妈不舒服时，倾向于通过中医治疗或者中药食疗来帮助腹中胎儿更好的发育生长，觉得与西药相比没有副作用。实际上，中药虽然比较温和，但准妈妈仍需慎用，如一些活血化瘀药、行气驱风药、苦寒清热药和凉血解毒药等等。有的准妈妈想通过服用补药来巩固胎儿，但实际上人参、鹿茸、桂圆等补品都是不能乱服的，准妈妈服用中药和各种补药，须在专业医生的指导下进行。

💗 素食准妈妈的饮食方案

现在很多年轻人，提倡素食主义，这无疑是一种健康的生活方式。素食准妈妈可要注意了，合理营养是准妈妈和胎儿健康的保证。下面一些饮食方案适合素食准妈妈。

丰富食物品种

广泛地选择各类食物，不但要吃得够，而且要均衡。

常吃豆类及豆制品

素食的准妈妈一定要多亲近豆类制品。因为这类食品所含的蛋白质是植物蛋白中最好的一种，其中的氨基酸构成与牛奶相近，而胆固醇含量比牛奶低，并含有不饱和脂肪酸，有利于增加血液中的游离氨基酸。此外，由黄豆制成的豆浆中含有钾、铁、维生素C等对人体有益的元素，是一种理想的营养饮料。

选择各种不同的蔬菜

选择各种不同的蔬菜，特别是深绿色蔬菜，以提供维生素A、维生素C及钙、铁。但草酸含量高的蔬菜，如菠菜，摄取量不能太多，否则体内的钙质与草酸结合将无法利用。

多吃水果

每餐要吃水果，尤其是富含维生素C的水果，如柳丁、橘子之类的水果及蕃石榴等，以增加铁质的吸收。

坚果不可缺

每天固定两份坚果类，补充不饱和脂肪酸的摄入。必要的时候补充微量元素、矿物质等营养素片的摄入。

五谷及根茎类食品

多选用未经精制的五谷以及根茎类，例如糙米饭、全麦面包、蕃薯、芋头等，同时摄取量要足够，以获得足够的热量、铁质及B族维生素。

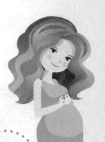

💗 特 | 别 | 提 | 示　　TIPS

素食的准妈妈在孕期如果特别留意调配自己的膳食，每天吃豆类及豆制品、谷物、植物油、各类蔬菜、水果，并经常晒太阳，是可以改善营养缺乏的。

❤ 脂肪——脑细胞形成的重要物质

脂肪是人体不可缺少的营养元素，对孕妇更是如此。然而很多以瘦为美的现代女性对脂肪有比较深的误解，还需要对脂肪的相关知识多做一些了解。

❤ 生理功能

脂肪占大脑比重的50%～60%，准妈妈在孕期摄入优质、足量的脂肪，对于促进胎宝宝脑细胞发育和神经髓鞘的形成至关重要。脂肪中含有的亚油酸、亚麻酸、花生四烯酸、DHA、EPA等不饱和脂肪酸，这些物质对胎宝宝的脑细胞和神经的发育起着极为重要的作用。如果准妈妈在孕期脂肪摄入不足的话，很容易引起胎宝宝的智能发育缺陷，造成其永久性的大脑损伤。

❤ 脂肪缺乏警示

准妈妈的膳食中若缺乏脂肪，会影响胎宝宝的大脑和神经系统的发育，也会影响准妈妈对脂溶性维生素的吸收，造成维生素A、维生素D的缺乏。

❤ 每日最佳供给量

准妈妈每天吃2个核桃、20粒花生米、一把葵花子、适量芝麻或松仁（大约相当于1个鸡蛋黄的脂肪量）都对胎宝宝的大脑发育非常有益。但要注意，准妈妈每天脂肪的摄入应当适量，既不要过少，不能满足胎宝宝的需要；也不要过量，使自身体重增长过快影响产后体形恢复，甚至影响产后身体健康。

❤ 补充攻略

准妈妈脂肪的摄取主要来自于日常生活中食用的豆油、菜油、花生油、芝麻油等植物油和猪油、牛油、羊油等动物油。其中，花生油、动物油脂是供给脂肪的最好来源。

高脂肪的食物有坚果类（花生、棒子、开心果、核桃、松仁等），还有动物类皮肉（肥猪肉、鸡肉、烤鸭肉等），还有些油炸食品如面食、点心、蛋糕等。准妈妈在摄入脂肪时最好是动、植物油搭配。

🥚 鸡蛋——准妈妈胎宝不可缺的食品

鸡蛋含有人体所需要的七大营养素。它的营养几乎完全可以被身体利用，是准妈妈理想的食品。

🍳 食补价值

鸡蛋中不仅蛋白质含量丰富，还富含帮助胎宝宝大脑正常发育的胆碱。鸡蛋不仅有益于胎宝宝的脑发育，而且能提高准妈妈产后母乳的质量。1个中等大小的鸡蛋与200毫升牛奶的营养价值相当。

🍳 最佳食用方法

鸡蛋最好蒸着吃或煮着吃。蒸鸡蛋羹、荷包蛋、带皮煮鸡蛋、炒鸡蛋都是很好的吃法。

🍳 搭配宜忌

鸡蛋和白糖同煮，会使鸡蛋中的氨基酸形成果糖与赖氨酸的结合物。这种物质不易被人体吸收，对健康有很大影响。

喝豆浆的同时别吃鸡蛋。豆浆中含有胰蛋白酶抑制物，它能抑制人体蛋白酶的活性，影响蛋白质在人体内的消化和吸收。而鸡蛋清中含有黏性蛋白，可以与豆浆中的胰

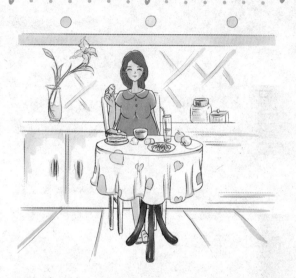

蛋白酶结合，使蛋白质的分解受到阻碍，从而降低人体对蛋白质的吸收率。

🍳 营养师提醒

鸡蛋虽然是营养全面均衡的理想食品，但并不是说多多益善。鸡蛋是高蛋白食品，准妈妈吃鸡蛋应适度，不宜过多，如果每天吃太多的鸡蛋，会增加肾脏的负担，非但不会对身体有利，反而会有害。每天吃两个鸡蛋营养就够了。

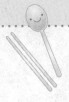

本月食谱推荐

荵白炒鸡蛋

原料　荵白100克，鸡蛋50克。

调料　核桃油10克，盐、葱花、高汤各适量

做法

1. 将荵白去皮后洗净，然后切成细丝。

2. 把鸡蛋磕入碗中，加入少量的盐搅拌均匀。

3. 锅中倒入核桃油烧热，然后放入葱花爆香，加入荵白丝翻炒，放盐、高汤调味，待汤汁收干后，盛出盘中。

4. 另起锅倒入核桃油烧热，倒入鸡蛋液，然后加入炒过的荵白同炒，至鸡蛋熟后即可出锅。

营养分析

荵白中含有多种维生素，鸡蛋中含有大量的钙质和蛋白质。

松仁玉米

原料　玉米粒200克，松子仁50克，青豆20克，胡萝卜20克。

调料　葱末少许，色拉油1勺，麻油1勺，水淀粉2勺，盐适量。

做法

1. 把松子仁洗净，沥干水分后放入油锅中炸至颜色金黄，然后捞出备用。把胡萝卜洗干净后切成小丁。

2. 锅中倒入适量的油烧至六分熟，然后加入玉米粒翻炒片刻，再加入松仁、胡萝卜和青豆翻炒。

3. 待玉米等食材都炒熟后，加入盐和葱末，然后用水淀粉勾芡，再淋上麻油即可出锅。

营养分析

玉米中所含的纤维素还能够有效地防治准妈妈便秘。玉米和松仁同食，能够提高食物中维生素E的吸收利用，更加有利于胎宝宝的成长发育。

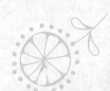

冬菇炒油菜

原料 油菜200克，冬菇5克。

调料 植物油20克，盐10克，味精少许。

做法

1. 将油菜择好后洗干净，切成3厘米左右的长段，茎和叶分开。冬菇用温水泡开后去掉蒂。

2. 往锅中倒入植物油烧热，然后先把油菜的茎部放入翻炒，等到七分熟时加入盐，再把菜叶部分放入锅中翻炒。

3. 倒入泡冬菇的水和冬菇，等到油菜都烧熟时，再加入味精。

营养分析

这道菜中冬菇鲜美软滑，油菜软烂，还含有多种营养成分，如维生素C、维生素B、蛋白质、脂肪及钙、磷、钾等微量元素，准妈妈食用可以补充钙质，预防小腿抽筋，促进胎宝宝发育。

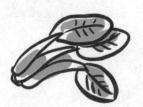

凉拌土豆丝

原料 土豆300克，豆芽100克，菠菜50克。

调料 香油15克，葱花10克，花椒15粒，醋1大勺，酱油1小勺，盐适量。

做法

1. 先将土豆去皮洗干净，然后切成细丝，放到水中冲洗后，捞出来沥干水分。再放入沸水中煮至七分熟，捞出来沥干水分后摊开。

2. 把豆芽和菠菜洗干净，再分别放入沸水中焯两分钟左右，捞出沥干水分备用。

3. 把沥干的土豆丝、豆芽和菠菜放入盆中，撒上葱花。

4. 锅中倒入植物油烧热，放入花椒爆香，然后趁热浇到盆中的菜上，最后加入盐、醋、酱油，搅拌均匀即可。

营养分析

凉拌土豆丝酸脆可口，能够提高准妈妈的食欲。土豆富含蛋白质、碳水化合物、各种维生素和多种微量元素，并且易吸收。

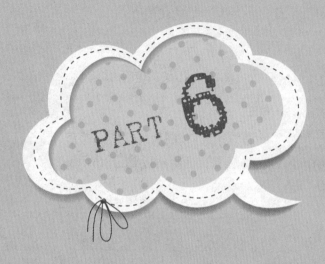

PART 6

小家伙开始踢我啦

——30⁺准妈孕5月全程指导

胎宝宝：妈妈，你借助听诊器听到我强有力的心跳了吧？我在向你证明：我是一个健康的宝宝！通过B超，你和爸爸可以看到我在肚子里踢、摸、滚动和吸吮手指的样子，呵呵。我的味觉、嗅觉、触觉、视觉、听觉开始发育，有感觉的日子真奇妙！

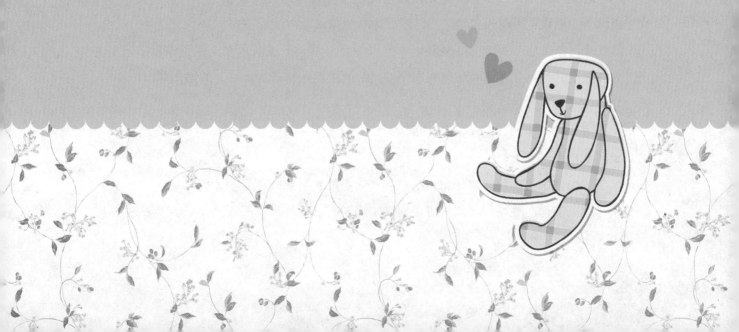

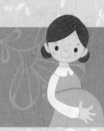

胎儿密语与妈妈体语

♥ 胎儿：听到我心跳的声音了么

这个时期胎儿的成长很惊人，身长18～27厘米，体重250～300克。

全身长出细毛（毫毛），头发、眉毛、指甲等已齐备。脑袋的大小像个鸡蛋。头重脚轻的身体分成三部分终于匀称了。皮肤渐渐呈现出美丽的红色，皮下脂肪开始沉着，胎宝宝逐渐变成不透明的了。由于皮下脂肪少，所以不致于长得很胖。

随着骨骼和肌肉的健壮，胳膊、腿越来越活跃，这时会感到明显的胎动。心脏的活动也活跃起来，可以听到强有力的心音。

♥ 母体：吹气球般地胖了起来

怀孕进入第五个月，准妈妈体重快速增加，胎儿也开始快速成长。怀孕进入第五个月的女性会惊讶地发现：天呀，忽然之间，我好像吹气球般地胖了起来。

第五个月结束后，不管你高矮胖瘦，绝对不会再有人无法断定你到底是有喜了还是变胖了。大多数准妈妈都会在此时穿起准妈妈装，骄傲地展示自己的体型，并摆出怀孕的姿势。

↘ 子宫大小如同成人的头。

↘ 子宫底的高度约15厘米，满5个月时，上升到肚脐附近。

↘ 可看出腹部变大。

↘ 经产妇在本月初可能感觉到胎动，初产妇可能到月底或下月初才会感觉到胎动。

↘ 母体的脂肪明显增加，体重每星期增加约300克。

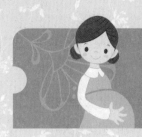

生活保健知识

❤ 胜利"狙击"妊娠纹

孕期受荷尔蒙的影响，准妈妈在孕5~6月时，大腿上部、腹部和乳房容易出现妊娠纹。妊娠纹的严重程度因个人的体质、遗传基因、孕期体重增加的程度等而有所不同。虽然要想完全消除妊娠纹是不可能的，但适当的预防也可以从一定程度上淡化产后妊娠纹的程度。

● ● ● ● ● ● ● ● ● ● ● ● ● ● ● ● ● ●

◉ 远离甜食与油炸品

准妈妈在怀孕期间要避免摄取过多的甜食及油炸物，一旦摄取过量，就会转变成油脂或脂肪，导致体重增长过多。

◉ 控制体重的增长

每个月准妈妈的体重增加不宜超过2千克，整个怀孕过程中应控制在11~14千克。如果体重增长过快，腹部的膨隆皮肤变薄变细，就很容易生成妊娠纹。

◉ 多食用含胶原蛋白的食物

准妈妈应注意多吃富含胶原蛋白和弹性蛋白的食物，如猪蹄、动物蹄筋和猪皮等，这样可以改善皮肤的肤质，增加皮肤的弹性，减少妊娠纹的生成。

◉ 适当服用一些保健品

目前有一些针对孕妇使用的保健品，可以促进真皮的纤维生长，增加皮肤弹性，预防妊娠。但是建议不要随便用药，可请医生帮忙。

◉ 适当运动有作用

怀孕前做一些瑜伽等运动，怀孕后也要做适度的运动，做一些简单的家务是个很好的方法，这也可以增强皮肤弹性、预防妊娠纹。

♡ 开开心心·看场电影

没怀孕前，许多女人都有到电影院看电影、在家看电视的爱好。现在怀孕了，肚子里多了个小家伙，还能去享受这种视听的盛宴吗？答案是肯定的，只要做好以下准备工作就可以啦。

♡ 选影院：首选有特殊照顾的影院

大多数影院并没有特殊的措施，但有些影城还是考虑到准妈妈的需要，为她们提供方便，以保证安全。有的提供隔音枕，可以放置在肚子上，宝宝听到的影片音量就很小了；有的提供抱枕、小毯子给准妈妈使用；也有的开放贵宾室供准妈妈休息，工作人员全程陪护，散场时让准妈妈走快速通道。这种有特殊照顾的影院当然是首选。

♡ 选时间：白天场次人少

准妈妈去看电影千万要提防被挤着或碰着，因此准妈妈看电影最好选择人少的场次。影院看电影人流的规律性很强，一般正常工作日白天看电影人比较少。此外准妈妈最好避开电影上映的头一周，新上映的影片观众会比较密集。

♡ 选电影：别看太刺激的影片

准妈妈不能看太刺激的电影，可以选择看点家庭伦理片、爱情片或者轻喜剧。

♡ 选位置：最后排靠边位置最方便

准妈妈最好选择最后一排靠近过道的位置，这个位置一般人少，避免人来回穿行造成不便。同时影厅应急通道一般靠近最后排，遇到紧急情况可以从后门出去。

肚子还不显大的准妈妈选好座位后最好和工作人员说明一下情况，这样影院工作人员就能记下您的位置，特别留意。

💗 捍卫准妈妈"交通特权"

公共交通工具虽然配有"老弱病残孕"专座，但有些人就是熟视无睹，对于那些人你可以这样做。

🔹 标志性服装加上招牌动作

你怀孕了，但在公共场所外人还看不出来，或者有些人看到了装作没看见，这时候你该怎么应对呢？外穿防辐射服是不错的选择，防辐射服此时就是准妈妈的代名词。一手叉腰、一手轻抚肚子的招牌动作同样能告诉别人你是标准妈妈一枚。这就告诉他人："我是准妈妈，需要关照。"

🔹 佩戴准妈妈徽章

在日本东京，地铁公司会向准妈妈发放可爱的怀孕徽章，上面写有"我肚子里有孩子"。近些年，国内也纷纷开始效仿，类似于带有"谢谢你帮助我妈妈"等可爱小标语的徽章在淘宝上很容易买到。或者你也可以DIY一个。

🔹 火眼金睛找到好心人

上车后要注意观察，学会猜测谁会愿意给你让座，这一点特别重要。不要以为站在年轻小伙子面前就会激起他们关爱准妈妈的爱心，准妈妈的世界离他们太过遥远。反倒是中年女性、学生或情侣中的男性是最容易让出座位的。

🔹 大胆向周围人说出来

当你感到站着确实不舒服时，不要不好意思，你可以直截了当地告诉周围人："我是一名准妈妈……可以让我坐一会儿吗？"口吻要坚定而真诚，吐字清晰。不是为了自己，更为了肚中的宝宝。

🔹 乘地铁无须设备安检

乘地铁时要过安检，经常要排很长的队等待，而准妈妈则有权拒绝接受设备安检，改由人工安检。

🔹 坐飞机提前登机

即使你是经济舱乘客，也可以在办理登机手续时告知工作人员你是准妈妈，要求航空公司让你提前登机。

捍卫准妈妈"环境特权"

准妈妈都希望轻松呼吸新鲜的空气，但现在很多地方公共场所吸烟情况是屡禁不止。怎样才能摆脱无奈地被动吸烟呢?

给同事群发E-mail

你可以给同事群发E-mail，告诉大家你怀孕的好消息。在E-mail中应该表达出三层意思。

↘ 与大家分享你怀孕的喜讯，将幸福与同事共享。

↘ 告知同事，可能会因为你怀孕而给大家带来一些不方便，请求大家给予理解和支持。

↘ 告诉大家你所担忧的事情，比如吸二手烟对腹中小宝贝的危害，希望大家有所避讳。

自备空气净化器

办公室如果空气流通不好，也会影响到宝贝的健康，所以放置一台空气净化器非常有必要。如果条件不允许就要养成经常开窗通风的好习惯。

请上司和反对吸烟的同事帮忙

准妈妈可以请领导和办公室中其他反对吸烟的同事帮忙，一起制止办公室不顾准妈妈健康、破坏环境的行为。

写提示标语

对于吸烟者，拿烟、点燃的动作有时是惯性的无意识的。为了提醒他们，准妈妈可以在公司明显的地方摆放"准妈妈出没，请勿吸烟"的标语，既有趣又起到了提醒的作用。外来拜访者看到此标语时也会注意自己的言行。

只去无烟区

不少无烟餐厅可供准妈妈用餐，即使不是无烟餐厅，多会设置无烟区域，无烟区大多通风良好。如果一闻到烟味，你就赶紧躲远一点吧。

💙 捍卫准妈妈"生活特权"

准妈妈所感到的不便，往往来源于日常生活中容易被忽略的小事，从点滴做起，可以让孕期生活变得更加惬意，行使准妈妈特权你可以这样做：

💗 适当劳动，合理偷懒

准妈妈在10个月的"国宝期"内，衣来伸手、饭来张口的情况很常见，但准妈妈也不要太"懒散"。怀孕虽说辛苦，但准妈妈也应该学会体谅劳累一天的老公和帮你整理房间的妈妈，适当做一些简单家务对自己和宝宝都有好处。

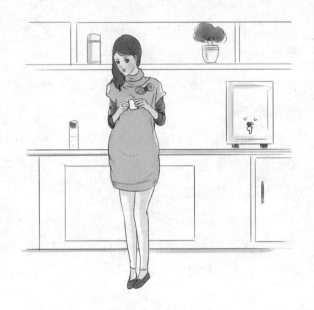

💗 如厕也可以获得理解

在英国，法律规定准妈妈可在任何地方大小便，包括在警察的头盔里。国情没有相关法规，但准妈妈在内急时尽可以大摇大摆地告诉排在队首的人，你是准妈妈，宝宝压得你无法憋尿，能否优先如厕？相信大多数人都会表示理解。

💗 找对帮你"加塞儿"的人

去银行办事，去餐厅吃饭……如果队排得很长，不要迟疑，直接找到银行大堂经理和餐厅负责人，告诉他们你是准妈妈，如果等太久你的身体会吃不消。一般情况下，你

都会得到特殊照顾。

💗 潇潇洒洒不尴尬

即使优雅高贵的女人，在孕期也无法避免地出现当众打嗝、放屁，甚至失禁。这些特有的身体失控状况也应算是怀孕给予准妈妈的特权，既来之则安之，潇洒走一回，没什么好尴尬的。

准妈妈变身养花达人

所谓"花香怡人"，其实也只是对某些花、某些人来说的。但有些花对准妈妈来说简直是一场"灾难"。

这些花草准妈妈不宜养

↘ 产生气味的花草：松柏类、玉丁香、接骨木、兰花、百合、茉莉等散发的气味会使你气喘烦闷、恶心、食欲不振或过度兴奋而导致失眠。

↘ 耗氧性花草：丁香、夜来香等花草在进行光合作用时会消耗大量的氧气，从而影响你的身体健康。

↘ 易使人过敏的花草：五色梅、天竺葵、洋绣球、报春花等花草散发出的微粒容易使你发生皮肤过敏。

↘ 有毒花草：一品红、黄杜鹃、夹竹桃、水仙、郁金香、含羞草等都具有毒性，长时间接触会使你中毒。

这些花草，但养无妨

↘ 吊兰、龟背竹：这些花草可以吸收室内的甲醛，清除80%以上的有害气体，还能净化空气，使空气中的细菌和微生物大大减少。

↘ 仙人掌、芦荟：这类植物气味清淡，白天晚上都能释放氧气，对空气调节有一定的作用。另外，芦荟还能在一定程度上吸收甲醛等有害气体。

准妈妈养花注意事项

↘ 卧室内尽量不要摆放花草。花的香味会使你的神经兴奋，长时间闻的话，会导致失眠。大部分花草在夜间无法进行光合作用，就会吐出二氧化碳，吸收氧气，这样就会在睡眠时和你争夺氧气，影响健康。

↘ 夏天不要养需水多的花草，否则湿气太重，而且容易滋生蚊虫。

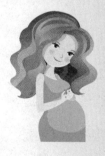

❤ 特│别│提│示　**TIPS**

养花有时需要将花草屋里屋外地来回搬动，这时候你就不要动手了，以免压迫到腰腹部，这些"粗重活"还是让准爸来做吧。

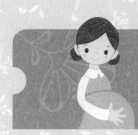

胎教方案推荐

♥ 语言胎教：取个乳名勤呼唤

乳名区别于正式的学名，是长辈对孩子的一种亲切称呼。宝宝没出生时就为他取好乳名，然后就可以经常对着肚子叫他，胎宝宝经常听就会形成条件反射，出生以后你再叫，他听到熟悉的字音就会对你有所回应，这也是一种很好的胎教方式。

♥ 寓意明确

首先要保证你取的名字能表达一定的意思，即含义明朗、通俗易懂，如毛泽东就有"泽被东方"的意思。父母如果希望孩子将来能够健康、平安、快乐，可以参考下面的字：辉（光明）、嘉（优秀）、健（健康），雅（高尚），还有很多字可以表达出父母的美好愿望，但是在起名时父母还要注意，不要过于的理想化或离奇。

♥ 性别取名

如果宝宝是女孩，那名字可以起得温婉一些，比如用"芳、露、萱"等字；如果宝宝是男孩，则用名可以刚毅、有气势些，如"杰、鹏、飞"等等。父母想要将宝宝的名字起得通俗大气些，也可以用"昭、敏、烨"等字。

♥ 读音响亮上口

字音之间讲究平仄，也就是要有抑扬顿挫，几个字音调一样读出来就不洪亮。

♥ 联系自然

宝宝的名字也可以根据出生地来命名，比如出生地的风景名胜，出生时的季节气候，出生时的特点，出生地的风俗等等。宝宝的名字与自然事物紧密联系在一起，父母要处处留心，好名字往往就隐藏在生活中。

♥ 音乐欣赏：把动物演绎的出神入化

小宝宝与小动物天性就是极好的朋友。播放表现动物的音乐，一定会让肚中的胎宝宝开心的。

♥ 欣赏《云雀》

海顿对弦乐四重奏情有独钟，《云雀》就是由两把小提琴和中提琴、大提琴组合演奏的，四声部均衡搭配，恰似愉快的交谈。乐曲一开始，小提琴轻快的旋律令人想起云雀婉转的啼唱，高歌快乐的旋律，一直持续到终乐章，那么快活明朗……

作为一首婉转动听的曲子，《云雀》能让人从中体会到作者对生活和自然的热爱，听起来让人非常愉快，所以准妈妈在孕期可以多听听这首曲子。准妈妈最好可以选择一个悠然自得的环境，临窗而坐，细细地倾听乐曲。如果窗外有美丽的自然风光就会更加完美，这样在听音乐的同时，准妈妈还可以看看窗外的美景，景色和音乐交相呼应，清新动人，美妙无边。在欢快淋漓的音乐中，准妈妈还可以自由地想象自己和胎宝宝置身于云雀鸣叫的森林中，欢快自由地畅游欣赏，愉悦的心情随之而来。

♥ 欣赏《天鹅湖》

优雅的天鹅是人们心中美好的象征，准父母们想不想胎宝宝沐浴优雅的古典音乐洗礼呢？那不妨多听听经典的古典音乐《天鹅湖》。

《天鹅湖》被人们称为"永远的天鹅湖"，可见它在人们心中的位置。作曲家柴可夫斯基无疑是古典舞曲的大师，创作出的《天鹅湖》注释了"旋律之王"的称号。这首曲子性格鲜明，既有传统芭蕾音乐的优雅风格，又有创造性的表现。丰富的交响性，富有故事情节，每场音乐对场景的描绘都是那么完美，对戏剧矛盾的震动刻画也十分到位，因为被评为"首次将舞蹈作品具有音乐灵魂"。

准妈妈在听这首曲子的时候，可以和胎宝宝一起仔细辨别一下，哪些是天鹅扇动翅膀时发出的声音，哪些又是天鹅鸣叫时发出的声音。

行为胎教：阅读书刊有选择

书是知识的源泉，是人类进步的阶梯，是孕妇文化修养的基础，也是胎教必不可少的精神食粮。读一本好书、看一篇好的文章，无异于在精神上获得一次美的净化，使人心情开朗，精神振奋，耳目一新。在胎教的实施过程中，孕妇更应注意从书籍中吸取精神营养，获得知识和智力的启示。但是，阅读图书可不是拿起来就看，有些事项是必须注意的。

宜选择的图书

从胎教的角度出发，孕妇宜选择阅读一些趣味高雅，给人以知识的启迪，使人精神振奋，有益于身心健康的书籍。那样可以对深居腹中的胎儿也起到潜移默化的渗透作用。

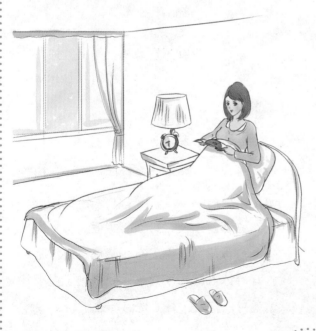

不宜选择的图书

那些单纯为了吊人胃口的庸俗小报，惊险离奇的凶杀以及下流卑俗的黄色书刊，就像都市里的噪音，看了之后，使人心理感到压抑、紧张，处于一种不良的情绪状态下，对胎儿的身心发育是极不利的。

因此，孕妇的阅读内容宜选择那些优美的抒情散文、著名的诗歌、游记、有趣的童话故事、艺术价值高的美术作品，以及有关胎教、家教、育婴知识等书刊杂志，从中获得知识和力量，而不要拿起书来就看。

对比较时尚的准妈妈，绘本是不错的选择。"画出来的书"就像是一部电影，准妈妈在阅读过程中，不仅自己可以感受绘本带来的视觉冲击，而且在绘声绘色地为胎宝宝阅读绘本里画龙点睛的文字时，也可以给肚子里的胎宝宝展示一场声色俱佳的表演。

❤ 运动胎教：安全游泳又尽兴

游泳是适合准妈妈的一项运动，它对准妈妈和胎宝宝的健康都有好处。但有一些事项准妈妈应当注意。

❤ 游泳前的准备

↘ 要注意游泳场馆的选择，水质、清洁度、过滤消毒设备是否完善，游泳时的卫生和安全等都是准妈妈要考虑的。

↘ 游泳池的水温不能太凉，太凉的水可能引起子宫收缩或出现蛋白尿。

↘ 准妈妈在下水之前应先沐浴，将身上的汗渍冲洗掉再游泳，这样可以使自己很快适应水温，同时维护池水清洁。

↘ 准妈妈还应补充一定液体食物和营养，以免发生晕眩。

↘ 下水前适当活动一下身体，可以防止在水中发生腿抽筋。

❤ 游泳注意事项

↘ 要缓慢地使身体进入水中，不要脚朝下跳入池中。脚朝下跳水容易使水进入阴道，造成感染，同时跳水易对腹部造成冲击。

↘ 准妈妈也不宜潜水，潜水可能给腹部造成过分的冲击。

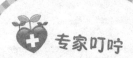

专家叮咛

到孕晚期，怀孕29周以后，准妈妈就不宜游泳了，以免发生羊水早破等意外情况。

↘ 游泳时应有人在旁或在岸上监护。

↘ 运动时间不宜太长，应以运动结束不觉太累为宜。

❤ 游泳后要注意的内容

↘ 准妈妈一定要将身体冲洗干净，但蒸气浴则应禁止。

↘ 立即解小便，可预防阴道炎发生。

↘ 游泳后体表温度有所降低，要注意保暖。有游泳习惯的准妈妈只要做到了以上几点，就可以安全、开心地游泳去了。

💬 美学胎教：不同场合妙扮靓妈

孕育一个生命，隆起的腹部洋溢着幸福、满足，这是作为女人最特别的美丽。怀孕的时刻，虽然体形发生了变化，免不了有臃肿的时刻，但只要跟随最新的时尚潮流，根据不同场所悉心打扮，那也是对胎宝宝最好的美学胎教。

💬 休闲服饰

夏季穿着无袖连衣裙是首选，它可以配合各种装饰做出漂亮的装扮。在其他季节里轻便且行动方便的连身裤装，是孕妇在日常生活中不可缺少的，它可以使准妈妈看起来极为俏皮可爱。宽大的背心裙则可在家居及散步时穿。颜色以能使人精神振奋的明快的颜色为佳。

💬 上班服饰

在上下班途中和办公室时无论如何也不能选用普通的孕妇服。可选用色调明快柔和、款式简洁大方的款式，只要整体使用同一布料，都会产生套装的效果。现在的孕妇装多已考虑到上班妈妈的需求，设计了多种腰部可以调节的套装。

💬 正式礼服

正式的礼服需要华丽高雅，在漫长的孕期里，仍有机会出席婚礼或宴会，千万不要因为"腹部太难看"而打消出席的念头。尽情修饰打扮，漂漂亮亮地去参加吧。

礼服款式应采用波状边装饰，能遮盖住臃肿的体形，应使用庄重的丝绸或聚酯等布料，显得格调高雅。服饰品要华丽、引人注目，装饰在比较高的位置，以吸引人们的注意力。建议：珍珠制作的饰品典雅大方、光泽柔和迷人，是妈妈们最好的饰物。

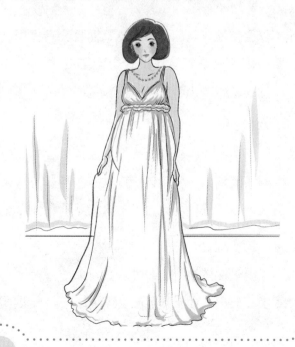

♥ 准爸胎教：营造一个平和愉悦的氛围

为让胎儿感受父母的一片爱心，丈夫要为妊振期的妻子创设一个和睦、安谧的环境，使其处在平和、愉悦的氛围中。这样不仅能缓解准妈妈因为孕期不适而糟糕的心情，对胎儿的成长也有好处。

◎ 担任好护花使者

准爸爸要多关心、体贴怀孕的妻子，挤出时间多陪陪妻子，帮助妻子主持家务，减轻体力劳动，避免准妈妈操劳过度或激烈运动，要让准妈妈有充分的睡眠和休息。在乘汽车、逛商店时，准爸爸要保护妻子，避免妻子的腹部直接受到冲撞和挤压。

准爸爸早晨可以陪妻子一起到环境清新的公园、树林或田野中去散步，做做早操，嘱咐妻子白天晒晒太阳。这样，准妈妈会感到丈夫温馨的体贴，心情舒畅惬意。

◎ 做好后勤工作

怀孕的妻子一个人要负担两个人的营养及生活，非常劳累。如果营养不足或食欲不佳，不仅会使准妈妈的体力不支，而且会严重影响胎儿的智力发育。因为，孩子智力形成的物质基础，有2/3是在妈妈肚子里形成的。所以，准爸爸要关心准妈妈孕期的营养问题，尽心尽力当好妻子和胎儿的"后勤部长"。

◎ 风趣幽默处事

由于女性妊娠后体内激素的分泌有很大的变化，会产生种种令人不适的妊娠反应，因而情绪不太稳定，特别需要向准爸爸倾诉。这时，准爸爸唯有用风趣的语言及幽默的笑话来宽慰及开导妻子，而这也才是稳定妻子情绪的良方。

◎ 不要刺激妻子

由于在怀孕时期，准妈妈对即使是很小的事情也会很敏感，心情易变得焦躁、忧郁因而不能在感情方面受到刺激。怀孕期间，夫妻间要多交换双方的感觉，多聊聊自己的想法。

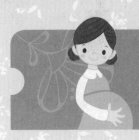

产科专家主张

💗 胎动，宝宝会调皮了

　　胎动是胎宝宝在子宫腔里的活动冲击到子宫壁的动作。对你来说，胎动将是一种令人兴奋的体验，会让你亲身感受到生命正在自己的腹中孕育。一般情况下，从孕5月开始，你就可以明显感觉到胎宝宝的活动了。

胎动时，胎宝宝做什么

　　↘ 全身运动：胎宝宝整个躯干的运动，如翻身。翻身时他会左右转动身体，你会觉得有翻滚、牵拉的感觉。力量较大，每一下动作持续时间也较长，一般为3～30秒。

　　↘ 肢体运动：胎宝宝进行四肢运动时会伸伸胳膊、踢踢腿，好像是在你的腹中跳动或踢动，一般会持续1～15秒。

　　↘ 胸壁运动：有时你会觉得胎宝宝像在打嗝、颤动或慢慢地蠕动，这种胎动短而弱，一般不太容易感觉得到。

胎宝宝什么时候最爱动

　　↘ 吃饭后：吃完饭后，你体内的血糖含量增加，胎宝宝也因为"吃饱"变得有力气了，胎动比饭前要频繁一些。

　　↘ 洗澡时：洗澡时你的血液循环比较通畅，身体也很放松，这种舒适的感觉会传达给胎宝宝，他就比较有精神。

　　↘ 睡觉前：胎宝宝在晚上比较有精神，动得最多，而且准妈妈在晚上通常身心比较镇静，所以会觉得胎动特别多。

　　↘ 听音乐时：受到音乐的刺激时，胎宝宝会用运动来表达情绪。

　　↘ 对着肚子说话时：准妈妈和准爸爸在和胎宝宝交流时，他会用胎动来回应，以传达自己的感受。

捕捉第一次胎动的感觉

一个朋友怀孕3个多月，每次碰到我都会问我："为什么我还是感觉不到宝宝踢我呢？"如此渴望被"踢"，相信没有做过妈妈的人是无法体会个中滋味的。

胎动感觉因人而异

影响胎动的因素有很多，每个准妈妈的身体情况不同，所以对胎动的感知也会不同。

↘ 妈妈腹壁的薄厚。腹壁厚的人感觉稍稍迟钝一些，腹壁薄的准妈妈到妊娠后期，在宝宝胎动的时候，都有可能从肚子外面看到鼓了一个小包。

↘ 羊水多少。羊水多的准妈妈，对宝宝胎动的感觉会迟钝一些。

↘ 妈妈的敏感度。每个人的感觉灵敏度不同，因此，开始的时候，宝宝的胎动还很微弱，有人会比较敏感，有人就会感觉不到。

第一次被"踢"的感觉什么样

第一次胎动不太明显，就像蝴蝶轻飞，小鱼游水，我总是不确定这是不是胎动，期待着宝宝更大的运动。

——小俞妈

应该是怀孕18周左右的时候，第一次动好像饿肚子时一样，咕噜咕噜的，开始还不知道，动了几次才慢慢发觉。

——月月妈

"咕噜，咕噜"就像小鱼在吐泡泡，心里泛起一阵阵幸福的涟漪，这是宝宝和我的第一次"有声"的交流。这一美妙时刻，我觉得宝宝是在用她独有的方式跟我打招呼。

——小雅妈

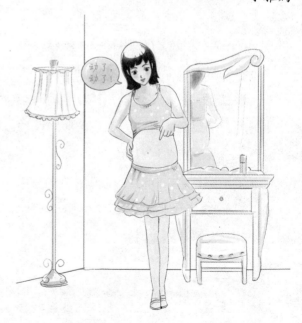

学会科学测胎动法

胎动是胎儿健康的晴雨表。在宝宝出生之前，当妈妈的都是靠着感知宝宝各种各样的胎动来了解宝宝的生活规律、健康状况的，而肚子里的宝宝也是通过这样的"拳打脚踢"来和妈妈"聊天"的。因此，准妈妈在孕期里一件很重要的事情就是数胎动。

胎动的频率

胎动是宝宝健康的指针，平均一天的正常胎动次数，由怀孕24周的200次，增加到32周的575次，是最高峰，此后至足月时，会减少至282次，不过一般孕妇是不会感觉到那么多的胎动的。

自己在家测胎动

准妈妈可以依靠自己的感觉，在家每天数胎动。每天早、中、晚各选1个时间段，数1个小时胎动。这个时间段可以根据自己的时间灵活掌握。例如早上起床前的1小时，中午午休的1小时，晚饭后1小时。然后将3个小时的胎动次数相加乘以4，即为12小时胎动次数。这种方法既简单又方便，准确率也比较高，医生推荐使用。

B超观察胎动

这种方法一般是针对有特殊状况的准妈妈，而且只能在医院进行。宝宝的胎动有四种模式。

↘ 全身性运动：整个躯干运动，力量比较强，而且每一下动作持续的时间比较长，一般为3～30秒，例如翻身。

↘ 肢体运动：伸胳膊、小幅度扭身子等等，每一下动作持续时间一般为1～15秒。

↘ 下肢运动：宝宝用脚踢肚皮了，这种动作很快，力量比较弱，每一下胎动持续时间一般在1秒以内。

↘ 胸壁运动：动作短而弱，不是非常敏感的准妈妈一般感觉不到一般母亲不大容易感觉得到。

胎宝宝的活动状况，个体差异比较大。有的宝宝活动力旺盛，把妈妈的肚子当运动场；有的宝宝则可能只是偶尔才踢一下。只要胎宝宝有自己的规律，均属正常，准妈妈不用紧张。

"专职待产"其实并不好

生活条件提高，很多女性一怀孕就成了"重点保护对象"，放弃工作专门在家休息安心养胎的现象日益突出。其实，产科医生认为，除非准妈妈身体情况欠佳，否则，"专职待产"不如适当工作。原因如下：

上班缓解妊娠反应

大多女性在怀孕初期都会出现晨昏、恶心呕吐、乏力等身体不适症状，上班族因为有良好的工作生活习惯，妊娠反应也会有所减轻，而集中精力工作是缓解妊娠反应的一种有效办法。

上班使情绪乐观

女性妊娠期间，情绪不稳定，而且会经常担心这担心那，尤其对宝宝是否健康这一点，部分女性越临近生产的时候越可能产生"致畸幻想"，担心孩子生下来兔唇、斜颈或长六根手指等等，而这种担心在一个人独处时会明显加重。如果孕妇正常工作，就会因为忙碌的事情，少了这些奇怪的想法，同时，孕期坚持工作能使怀孕女性保留原来的社交圈，也会发现不论是原先争强好胜的同事，还是比较难缠的客户，这一阶段，都很少对一位大肚婆吹毛求疵。众人态度的友善，将对孕妇保持乐观情绪十分有益。

"专职待产"，对身体不利

如果没有工作的动力，人会越变越懒。孕妇因为生理原因，胃肠蠕动减弱，如果不工作，活动减少，则更易出现消化机能降低，将导致体重激增和便秘发生，同样也不利于胎儿发育和分娩。

上班利于保持身材和顺利分娩

孕期上班有利于拓展女性的骨盆、增强腹部与腿部的韧劲，易于保持体重和体形，另外，工作可以使孕妇更加坦然地面对分娩时肉体上的疼痛与心理上的巨大压力，利于分娩，而且经常活动的孕妇其产后恢复也相对较快。

开心乐园

一位家庭主妇干了一天活，累了，喝了一口酒，去安置自己的小女儿睡觉。"妈妈，"女孩无精打采地说，"我还不知道，你用爸爸的香水。"

♥ B超单部分数据参考

许多准妈妈拿到B超诊断报告时，看到短短的一段文字，如坠云里雾里，下面我们以表格形式给大家提供一些参考。

名　称	参考标准
AC-腹围	胎儿脐水平的腹部横断面，垂直于脊柱，平面内见脊柱、胃泡、门静及肝脏，测腹壁外缘前后径之和乘1.57即获得腹围数值
AFI-羊水指数	做B超时，以孕妇的脐部为中心，分上、下、左、右4区域，将4个区域的羊水深度相加，就得到羊水指数，孕晚期羊水指数的正常值是8～18（24）厘米
BDP-胎头双顶径	胎儿头部左右两侧之间最宽部位的长度，孕足月时应达到9.3厘米或以上。按一般规律，在孕5个月以后，基本与怀孕月份相符，也就是说，妊娠28周（7个月）时BPD约为7.0厘米，孕32周（8个月）时约为8.0厘米，以此类推
CRL-头臀长	为胎儿头与臀之间的距离，主要用于判定孕7～12周的胎龄
GS-胎囊	也叫孕囊，在怀孕6周时胎囊直径约2厘米，孕10周时约5厘米
H-胎心	B超于怀孕7～8周、最早孕6周末可见胎心跳动。胎心跳动的频率正常为每分钟120～160次
S/D	胎儿脐动脉收缩压与舒张压的比值，与胎儿供血相关，当胎盘功能不良或脐带异常时此比值会出现异常，在正常妊娠情况下，随孕周增加胎儿需要增加S下降，D升高，使比值下降，近足月妊娠时S/D小于3

♥ 给胎儿拍套写真

"胎儿写真"，即四维彩超采用3D超声图像加上时间维度参数，能够实时获取三维图像，所呈现出的画面更加清晰，立体"胎儿写真"也由此而生。"胎儿写真"就是通过四维彩超，将胎儿的动作、神态画面保存下来，做成照片，有的甚至还将这个过程拍摄成视频。现在"胎儿写真"日益受到更多准爸准妈的追捧。

◉ 怀孕前期做四维彩超是浪费

既然能够记录孩子的最早状态，为何不从第一次B超检查就开始使用四维彩超呢？因为怀孕前期，一般的二维B超足以满足检查需要。四维彩超功率较大，辐射也相对大一点。月份越小，胎儿身体越弱，根本招架不住辐射。再说胎儿还没发育完整，用四维彩超也只能看到模糊的轮廓，何必多花成倍的钱！

◉ "胎儿写真"怀孕24~26周效果最好

在怀孕中期（24~26周）做四维彩超，对于想给胎宝宝拍"写真"的准爸妈来说是最合适的，这时候胎儿基本发育成熟，大小合适，在胎内活动比较自如。月份小，胎儿长得跟小猴子似的，脸上的肉都还没长出来，拍出来不好看。等到32周时，长大的胎儿紧贴着母亲的子宫壁，体位也调转了，只能拍到一张大脸，看不到身体。

◉ 超声波检查不能超过30分钟

超声波专家提醒，如果一味地追求"胎儿写真"效果，却可能让爱心变成宝宝的潜在风险。

超声波是一项医学程序，而非照相的选择。有的孕妇在彩超室里躺了快1个小时，还是没能在屏幕上看清孩子的模样，还想下次再来。正规医院要求孕期内的超声波检查一般不能超过30分钟，B超检查毕竟有一定的射线，长时间的超声波操作会对胎儿发育造成影响。因此，如果宝宝不合作，总是蜷成一团，或者拿屁股对着镜头，怎么拍都拍不到，准爸妈们就不要勉强了。

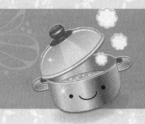

营养方案推荐

♥ 准妈妈吃零食的讲究

怀孕期间要少吃多餐，因此，孕妇零食成了一种重要的选择，那么，孕妇吃什么零食好？

☺ 备用健康零食清单

↘ 谷类食物：谷物食物中含有大量的膳食纤维，既可以增加饱腹感，又可以促进肠道蠕动，清理肠道环境，缓解便秘。你可以在两餐间吃一些全麦面包、燕麦片等，作为加餐的基础。

↘ 新鲜水果：水果是你孕期必不可少的营养食品，它可以为你和胎宝宝补充多种维生素及膳食纤维。而且大部分水果都含有较多的水分和糖分，既解渴又充饥。

↘ 坚果：核桃仁、松子仁、杏仁、榛子、腰果等坚果含有你和胎宝宝所需的多种微量元素，能够迅速补充能量、消除疲劳，还有滋润头发和皮肤的作用。

↘ 牛奶或酸奶：牛奶和酸奶含有丰富的蛋白质、脂肪和钙质，作为你的正餐或者零食，都是不错的选择。

☺ 吃零食适可而止

吃零食虽然是你补充能量和营养的很好途径，但也不是多多益善。如果没有节制地吃零食，尤其是水果和坚果等含糖或脂肪较多的食物，不但会影响你正常进餐，还容易使体重增长过快，导致肥胖，从而引发各种妊娠疾病。

每天吃水果最好不要超过500克，而且不要在饭前半小时和饭后半时内食用；坚果的进食量也不宜过多，每天吃2～3次，每次一小把即可；牛奶或酸奶，每天喝500毫升为宜，不要一次喝完，如果是袋装牛奶，早晨和晚上临睡前各喝1袋即可，如果是杯装酸奶，每天喝2～3杯。

吃好，宝宝更漂亮

很多准妈妈看到别人的宝宝皮肤白白嫩嫩时非常羡慕，自己也想生一个白白嫩嫩的宝宝。其实很简单，在怀孕期间如果能有意识地进食某些食物，就会对腹中胎儿的生长发育起到意想不到的微妙作用。精巧科学地调配饮食，能帮助您扬长避短，摆脱缺憾，帮助您生出一个称心如意的漂亮宝贝。

告别粗糙的肤质

如果准爸爸和准妈妈的皮肤粗糙，准妈妈就应该经常食用一些富含维生素A的食物。维生素能保护皮肤上皮细胞，让日后孩子的皮肤细腻有光泽。这类食物如动物的肝脏、蛋黄、牛奶、胡萝卜、番茄以及绿色蔬菜、水果、干果和植物油等。

改善偏黑的肤色

如果准妈妈和准爸爸肤色偏黑，那么，准妈妈就可以多吃一些富含维生素C的食物。维生素C对皮肤黑色素的生成有干扰的作用，从而可以减少黑色素的沉淀，日后生下的宝宝皮肤就可能白嫩细腻。含维生素C丰富的食物有：番茄、葡萄、柑橘、冬瓜、苹果、刺梨、洋葱、大蒜、菜花、鲜枣等，其中尤以苹果为最佳。常吃苹果不仅能使皮肤变得细白红嫩，对贫血还有极好的补益功效，是准妈妈的首选水果。

培育光泽油亮的乌发

如果准爸爸和准妈妈头发早白或者略见枯黄、脱落。那么，准妈妈可多吃些富含有B族维生素的食物。比如瘦肉、鱼、动物肝脏、牛奶、面包、豆类、鸡蛋、紫菜、核桃、芝麻、玉米以及绿色蔬菜，这些食物可以使孩子发质得到改善，不仅浓密、乌黑、而且光泽油亮。

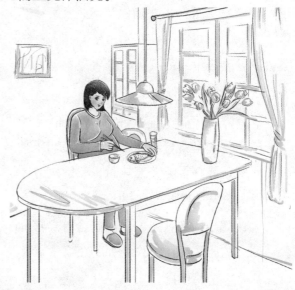

孕妇奶粉，喝or不喝

只要膳食平衡、营养全面，日常饮食就基本能够满足你和胎宝宝的营养需求。但现实生活中，由于各种客观条件的限制，如肠胃消化吸收不好、有妊娠合并症或饮食不规律、长期在外就餐等情况，你可能很难做到营养均衡，这时喝一些添加了DHA、维生素和矿物质的孕妇奶粉还是有必要的。

什么时候需要喝

↘孕前：事实上，你可以从准备怀孕前3个月开始每天喝1杯（约250毫升）孕妇奶粉，以使各类营养素的储备在孕早期就能达到理想水平。这对需要长期在外就餐，通过常规饮食很难做好孕前营养准备的职场中的准妈妈来说，是再合适不过了。

↘孕早期：此时的胚胎较小，生长缓慢，你所需的营养基本与孕前相同，加上恶心、呕吐等早孕反应的来袭，你可能也喝不下孕妇奶粉，这时可以选择不喝。

↘孕中期和孕晚期：这两个阶段，早孕反应带来的不适慢慢减退、消失，你的胃口越来越好，胎宝宝所需的营养也越来越多，你可以在日常饮食的基础上，将牛奶换成孕妇奶粉，来弥补营养不足。

如何选择奶粉

一般情况下，选择营养成分比较全面均

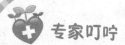

专家叮咛

孕妇奶粉只是一种补充手段，并不能"包治百病"，因此，最重要的还是要保证日常饮食的全面合理，不能只依靠孕妇奶粉。

衡的即可；如果你缺乏铁、钙等营养元素，可以选相应营养素含量比较多的奶粉；如果血脂偏高，则要选择低脂奶粉。

喝孕妇奶粉会不会发胖

肥胖并不是孕妇奶粉造成的，而与营养摄入过量和缺少运动有关。因此你应该根据自己的体能每天进行一定量的户外运动，还要注意，喝了孕妇奶粉就不要再喝牛奶了。

❤ 锌——生命和智慧的火花

锌对于人体健康的意义，可称作"生命和智慧的火花"。没有锌，就没有生长发育，更谈不上孕育聪明的胎儿。

❤ ❤ ❤ ❤ ❤ ❤ ❤ ❤ ❤ ❤ ❤ ❤ ❤ ❤ ❤ ❤ ❤

◉ 生理功能

锌是人体必需的微量元素，它参与体内蛋白质、脂肪、糖、核酸等物质的合成，是人体新陈代谢中200余种酶的激活因子。锌能使大脑精力集中，思维敏捷，同时可使记忆和信息的储存功能随之增强。锌不但参与大多数的重要代谢，对提高人体的免疫功能、提高生殖腺功能也有极其重要的影响。在孕期，锌可预防胎宝宝畸形、脑积水等疾病，维持小生命的健康发育，帮助准妈妈顺利分娩。

◉ 缺乏警示

没有锌，就没有生长发育，更谈不上孕育聪明的胎儿。孕期缺锌，会使胎宝宝发育迟缓，大脑发育和体重增长变慢，严重的话会干扰胎宝宝中枢神经系统的发育，甚至会造成中枢神经系统畸形。准妈妈缺锌会造成子宫收缩减弱，无法顺产，增加分娩时的危险性。

◉ 每日最佳供给量

孕期每日补锌量为20毫克，准妈妈可从海产品、肉类、鱼类中补充。因此，准妈妈最好保证每日的中餐与晚餐中有一道荤菜。

◉ 补充攻略

动物性食品含锌量普遍较多，如动物肝脏、花生、鱼、蛋、奶、肉等等。每100克动物性食品中大约含锌3~5毫克，并且动物性蛋白质分解后所产生的氨基酸还能促进锌的吸收。植物性食品中锌的含量较少，每100克植物性食品中大约含锌1毫克。大豆、花生、小米、萝卜、大白菜等算是植物性食物中含锌量比较高的。

鸡肉——孕产准妈妈的最佳食物来源

鸡肉是优质蛋白和脂肪的最佳来源。对准妈妈来说，可是不可替代的美味哦！

食补价值

↘ 鸡肉增强体力，强壮身体。鸡肉蛋白质的含量比例高且种类多，而且消化率高，很容易被人体吸收利用。

↘ 鸡肉是优质脂肪的来源。鸡肉所含的脂肪多为不饱和脂肪酸，对人体非常有益。

↘ 鸡汤可预防感冒。喝鸡汤可减轻感冒时鼻塞、流涕等症状，而且对清除呼吸道病毒有较好的效果。经常喝鸡汤可增强人体的自然抵抗能力，预防感冒。

此外，鸡肉还含有对胎宝宝的大脑生长发育有重要作用的磷脂类，是准妈妈膳食中脂肪和磷脂的重要来源之一。

最佳食用方法

鸡肉不但适于热炒、炖汤，而且是比较适合冷食凉拌的肉类。只喝鸡汤不吃鸡肉其实是一个饮食误区，鸡肉比汤更富有营养，并且容易被消化吸收。

搭配宜忌

鸡肉与当归一起炖汤煮面条，也很适合准妈妈食用。因为鸡肉富含蛋白质，当归能促进人体造血机能，面条作为碳水化合物可以使身体拥有充足能量，并且能增强准妈妈的造血能力，改善其贫血状况。

鸡肉适宜与栗子搭配，因为鸡肉可以补脾造血，栗子健脾，脾健更有利于吸收鸡肉的营养成分，造血机能也会随之增强。

鸡腿适合与柠檬搭配食用，因为柠檬的酸味可以促进食欲，而柠檬的清香搭配鸡腿的香味，更能令人食欲大振。

营养师提醒

患有感冒并伴有头痛、乏力、发热症状的准妈妈以及患有妊娠高血压、便秘的准妈妈忌食鸡肉、鸡汤。患有痛风的准妈妈也不宜喝鸡汤，因为鸡汤中含有高嘌呤，会加重病情。

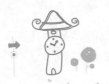

本月食谱推荐

香菇肉粥

原料 香菇3朵，猪肉100克，粳米50克，芹菜、虾皮各30克，红葱头2个，胡椒粉少许，酱油1小勺。

做法

1. 将猪肉洗干净剁成肉末，然后加入半勺酱油搅拌均匀。

2. 把粳米淘洗干净，适量水煮沸，再用小火煮成半熟的稀饭。

3. 香菇用温水泡软后，去蒂洗净，切成细丝；芹菜切碎末。

4. 锅中倒入半勺油，然后放入红葱头爆香，再加入香菇丝和酱油翻炒，最后放入肉末和虾皮炒熟后盛出。

5. 将盘中的菜倒入半熟的稀饭中，用小火煮沸，再加入芹菜末和胡椒粉，搅拌均匀即可。

营养分析

香菇中含有大量的维生素和矿物质，能够降低胆固醇，提高准妈妈的免疫力，促进胎宝宝的成长发育。

苦瓜炒鸡蛋

原料 鸡蛋2个，苦瓜1根，植物油、香油、盐各适量。

做法

1. 把苦瓜剖开去掉瓜子，切成小片浸泡在淡盐水中，半小时后捞出清洗干净，沥干水分备用。

2. 把鸡蛋打入碗中搅拌均匀。锅中倒入适量的油，烧热后倒入鸡蛋液快速翻炒，鸡蛋凝固后盛出备用。

3. 锅内重新倒入适量的油，烧热后放入苦瓜片和盐翻炒，待炒至八分熟时倒入鸡蛋，共同翻炒至苦瓜熟，淋入香油翻炒均匀后即可。

营养分析

苦瓜虽然味苦却营养丰富，且可以令准妈妈食欲大增。鸡蛋中富含DHA和卵磷脂，能够促进大脑发育，使宝宝将来更加聪明。

豌豆炒肉末

原料 豌豆200克，瘦猪肉100克，葱、姜各少许，盐、植物油各适量，酱油、料酒各1小勺。

做法

1. 把猪肉洗净，剁成肉末；葱、姜分别洗干净后，切成碎末；豌豆洗干净后备用。

2. 锅中倒入适量的植物油烧热，然后放入葱、姜末爆香，再加入猪肉末翻炒一会，倒入料酒和酱油，翻炒均匀。

3. 加入豌豆和盐，用大火翻炒至熟即可。

营养分析

豌豆中富含维生素A、维生素C、蛋白质、铁等营养元素，能够预防妊娠期出现的缺铁性贫血，提高准妈妈的免疫力，并且还有助于胎宝宝的神经系统发育。

香甜糯米藕

原料 鲜藕1 500克，糯米400克，白糖150克，糖桂花10克。

做法

1. 先把藕的外皮削去，只留取中部。在藕的较小的一端，切去3厘米左右的一块做盖儿用。

2. 糯米要用清水泡两三个小时后，再淘洗干净，沥干水分。然后把糯米填进藕孔之中，将切下的藕盖盖上，用牙签固定住。

3. 把藕放入锅中，加入足够的水，放入少量白糖用大火烧开，再改为小火焖5分钟左右。

4. 将藕取出放凉，切成薄片盛在盘中，再加入100克白糖、糖桂花和适量的清水，放入蒸锅中蒸熟。

5. 把煮藕的汤汁烧开，再加入剩下的白糖熬至黏稠，浇在藕上即可。

营养分析

鲜藕中富含淀粉、维生素、蛋白质、脂肪及碳水化合物，还有多种矿物质成分，准妈妈常吃能够滋阴益肾、补心养血，这道菜可以作为准妈妈的饭后甜点食用。

PART 7

宝贝儿，你听到了么

——30⁺准妈孕6月全程指导

胎宝宝：妈妈，现在的我已经成为一个很像样儿的宝宝了，我的小脸眉眼清晰，我的四肢正在变得强壮，还有——我可以听见声音了！这段时间你晚上常被我吵得睡不好，你身上和脸上还出现了很多斑，但我知道：亲爱的妈妈，你一定不会怪我！

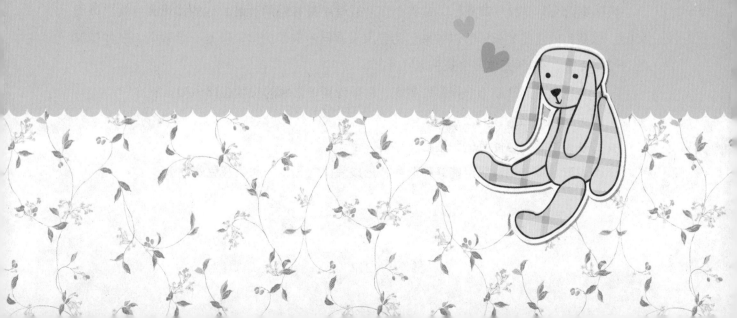

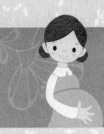

胎儿密语与妈妈体语

♥ 胎儿：我听见准妈妈说话了

胎儿已长到身长28～34厘米。体重约660克了。身体逐渐匀称。皮下脂肪的沉着进展不大，因此还很瘦，由于皮下脂肪的缘故皮肤呈黄色。从这时起，在皮肤的表面开始附着胎脂。胎脂是从皮脂腺分泌出来的皮脂和剥落的皮肤上皮的混合物。它的用途是给胎儿皮肤提供营养、保护皮肤；同时在分娩时起润滑的作用，使胎儿能顺利地通过产道。

已可清楚地看出胎儿浓浓的头发、眉毛、睫毛等。骨骼已相当结实了，如采用X光摄片，能清楚地看到头盖骨、脊椎、肋骨、四肢的骨骼等，关节也在这个时期开始发达。如果这个时期胎儿产出，新生儿有浅浅的呼吸，能存活几个小时。

♥ 母体：胎动非常明显啦

怀孕第六个月（21～25周），是整个怀孕过程中最有趣的时候。你的体重会持续以每周450克（1磅）的速度增长，所以如果你的宝宝没有同步成长的话，就是一个警讯。在你增加的1～3千克中，有450克体重会长到宝宝身上。

➘ 子宫底上升到肚脐上一指幅的高度，从耻骨到子宫底的长度在18～20厘米。

➘ 腹部明显凸出。

➘ 即使是初产妇也能感觉到胎动。

➘ 久站时，下肢的静脉可能浮肿弯曲，形成静脉曲张，因此应避免站太久。

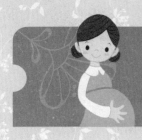

生活保健知识

♥ 准妈妈舒适办公小·道具

下面这些小道具，在您需要的时候会帮大忙哦！

❤ 靠垫、小木槌——缓解腰酸背痛

将一个柔软的靠垫放在椅背上，这样靠在上面工作就舒服多了。久坐或久站容易腰酸背痛，用小木槌敲敲打打有助于减轻肌肉疲劳。

❤ 暖手鼠标垫——冬天不怕冷

在寒冷的冬天操作鼠标和键盘，小手冻得冰凉，为自己备一款暖手鼠标垫吧。只要将上面的USB接口插在电脑主机上，一会儿就变得暖烘烘，手放在里面一点都不会凉了。

❤ 小风扇——清凉度夏

买个小风扇摆在办公桌上，怕热的你就可以安然度过整个夏天了。不但实用，而且还能将办公桌装点得活泼可爱，一举两得。

❤ 塑料袋——免孕吐尴尬

妊娠反应强烈的时候，在办公桌上准备几个深色的塑料袋，万一孕吐突然来袭，你又来不及往卫生间跑，这时候就可以迅速抓起手边的塑料袋吐在里面了，只是不要忘了过后把塑料袋处理掉。

❤ 小毯子——四季都有用

夏天如果办公室的空调温度太低，将小毯子盖在身上可以避免受凉；到了冬天，将它盖在腿上或披在身上，就可以防寒保暖了。

❤ 小凳子——预防腿部浮肿

在办公桌前放一个小凳子或小木箱，坐下来工作时就把双脚搁在上面，可以有效缓解小腿水肿。

♥ 准妈妈来做骨盆体操吧

胎宝宝越来越大，准妈妈的肚子也会随着变得膨胀起来，使得准妈妈的脊背不得不弯曲，导致腰部的肌肉紧绷，容易感到酸痛。为了缓解腰部的不适感，准妈妈们一起来做骨盆体操吧！

♥ 扭动骨盆

作用：可以使骨盆处的关节和肌肉得到放松，消除准妈妈腰部的疲劳感。还可以锻炼腹肌，有预防准妈妈便秘的作用。

↘ 动作要领一：准妈妈先仰卧，伸直两臂，双腿曲起并紧，然后同时向左边倾倒，在空中画一个半圆，贴到床面后双腿再回复原位，向右边倾倒，重复做6次。准妈妈在动双腿的时候，要注意保持上身不动。

↘ 动作要领二：准妈妈仰卧后右腿伸直，左腿曲起向右倾倒，当接触到床单时再恢复到原位。然后左腿伸直，右腿曲起向左倾倒，在空中画一个半圆后恢复原位。整组动作要保持上身不动，重复做6次。

♥ 振动骨盆

作用：能够锻炼腹部的肌肉，使脊柱得到放松，有利于准妈妈支撑胎宝宝的重量。

↘ 动作要领一：准妈妈仰卧，然后将双腿略微曲起，借助腹部、腿部肌肉的力量，使腹部和臀部向上抬高，再缓缓地放松、落下。

↘ 动作要领二：准妈妈跪在床上，用膝盖和双手支撑全身，低下头，然后再抬头挺胸，同时身体向后使得臀部撅起，略高于肩部。每天早晚各做一次，每次重复8个来回，可以一直持续到分娩时。这个动作类似于在擦地板，所以准妈妈也可以边擦地板边锻炼骨盆。

自己开车的准妈妈注意

很多准妈妈习惯了自己开车出行，但是鉴于如今的交通情况，开车时一定要时时注意，小心驾驶。

孕早期和孕晚期不宜开车

孕早期由于早孕反应比较严重，准妈妈常会恶心、呕吐、疲倦，而开车需要高度集中注意力，这种情况显然是不适合开车的。而到了孕晚期，准妈妈的腹部已经变得很大，极易撞上方向盘或仪表板，造成损伤。

系好安全带

因为准妈妈身材特殊，只有系安全带才能真正保护胎宝宝。安全带的系法也要恰当，肩带应置于肩胛骨部位，而不是紧贴脖子，中部要从胸部中央穿过，腰带应置于腹部下方，固定腹部，不要压迫到隆起的肚子。身体姿势要尽量坐正，以免安全带滑落压到胎宝宝。

避免长时间开车

长时间开车，会使得准妈妈腰部承受太大压力，导致腹压过大，可能引发流产。同时，长时间处于震动和摇晃之中，对准妈妈来说过于疲劳，可能会引起胎动异常和腹痛。因此，如果是长途，准妈妈不适合自己当司机。

布置舒适的车内空间

驾驶位的座椅椅面要调成前高后低的状态，靠背也要向后略微倾斜，这样在制动时准妈妈就不会滑落。开车时要穿舒适的平跟鞋，并在脚下铺一块柔软的脚垫，同时准备一些舒适的靠垫放在后背。

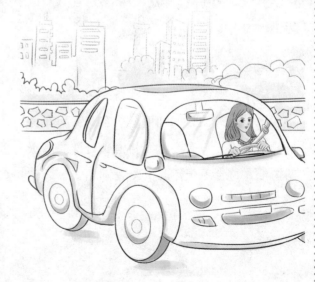

准妈妈看似卫生的不卫生习惯

在生活中，准妈妈可能存在很多看似卫生而实际不卫生的习惯，你们知道吗？

起床立即叠被子

有人起床后马上把被子叠起来，这是不恰当的做法。因为晚上身体排出的汗液会留在被子里，时间一长，不仅会有汗臭味，还会影响睡眠的舒适度，并给病原体创造生存环境。正确的方法是在起床后先把被子翻过来，摊晾10分钟再叠，最好每周晾晒一次。

用白纸来包食品

白纸在生产过程中可能被添加了漂白剂，而漂白剂在与食品接触后会引起一系列化学反应，产生有害物质，极易对食品造成污染。

卫生纸擦拭餐具

现在，很多的卫生纸都未经消毒或消毒不彻底，含有大量的细菌，很容易黏附在擦拭的物体上。只有经过严格消毒处理的高级餐巾纸才符合卫生标准。

餐桌上铺塑料布

这种做法看上去很美观，但容易累积灰尘和细菌等。而且有些塑料布是由有毒的氯乙烯树脂制成的，餐具和食物长期与塑料布接触，会沾染有害物质，从而引发许多疾病。

用纱罩罩食物防蝇

把纱罩罩在食物上，这种做法比较普遍。事实上，纱罩能防止苍蝇直接落到食物上，但苍蝇停留在纱罩上仍会留下带有病菌的虫卵，这些虫卵极易从纱孔中落下而污染食物。

用毛巾擦餐具

用自来水冲洗过的餐具及水果基本上是洁净的，不用再擦。如果不放心可用开水洗。毛巾上往往存有许多病菌，用毛巾再擦干反而会造成二次污染。

💬 准妈妈如何度过三伏天

夏天的绿，让每个人欢喜，但那份酷暑谁也无法减去，你是不是在为腹中的宝宝着急！别急，这里有保健专家为你解析。

• • • ♥ • • • • • ♥ • • • • • ♥ • • • • • ♥ • • • • • ♥ • • • • • • • ♥

💬 保持愉快的心情

夏天由于天气炎热，准妈妈难免会变得心浮气躁，觉得好像要中暑了。但准妈妈这种焦躁不安的心情，时常会影响到腹中的胎儿，使得胎儿的神经系统发育异常。如果长期如此，会严重影响到准妈妈自身及胎儿的健康。因此，即使是在三伏天，准妈妈也要调整好自己的情绪，努力保持愉快的好心情，让胎儿有个安定平稳的生长环境。

💬 忌贪凉

准妈妈不宜在空调室中久待，尤其是在冷气十足的超市、商场中，以免腹部受凉。在乘凉时，准妈妈也不宜正对着风口坐着，这样容易着凉。晚上睡觉时，应注意在腹部盖层毛巾被等，不能吹着风扇入睡。另外，准妈妈还要注意不可以过多地食用冷饮，一定要适量，否则容易伤害到脾胃。

💬 保证充足的睡眠

夏天准妈妈出汗较多，体力消耗大，容易感到疲乏，因此一定要注意保证充足的睡眠。尤其是晚上因为蚊虫叮咬而无法安然入睡的准妈妈，中午时一定要睡午觉，睡眠时间不能少于1小时。在工作或劳动时，也应该注意多休息，避免因劳累过度而导致中暑、流产等。

💬 注意饮食调节

天气炎热，很多准妈妈会食欲下降，因此，夏天的食物要清淡，少吃多餐。每天保证优质蛋白，如蛋、鱼、鸡等的摄入，荤素要搭配。准妈妈要适量多吃新鲜蔬果，多食新鲜豆制品，常喝鸡肉丝、猪肉丝、蛋花、紫菜、香菇做成的汤。

♥ 准妈妈过冬的四大法则

冬天寒冷难耐，妊娠的准妈妈却仍然要辛苦地孕育着小生命，相比怀孕后的其他季节，生活中有了更多不便之处。那么，准妈妈怎样才能和胎宝宝一起安然地度过冬天呢?

◉ 外出要当心

冬季的气温较低，尤其是在北方地区，经常会出现结冰天气。在下雪、结冰等寒冷的天气里，准妈妈外出时一定要注意安全，因为孕中期时肚子已经凸显出来，身体变得笨重、不灵活，平衡感较差，再加上路滑等原因，出门时很容易发生意外，滑倒摔伤。

◉ 衣着要保暖

准妈妈一定要注意保暖，衣着要厚实暖和。尤其是在外出的时候，由于室内外温差较大，极易导致感冒，使准妈妈的身体抵抗力下降，影响到胎儿的发育。此外，准妈妈的衣着要注意避免繁琐，以防不小心拉扯到衣物而摔倒。在外出时，准妈妈可以戴围巾和口罩，但千万不要挡住视野。

◉ 经常晒太阳

冬季每天至少晒太阳半个小时。晒太阳可以促使准妈妈的体内产生维生素D，有助于钙质的吸收利用。冬季天气晴朗时，准妈妈可以适当地到室外活动一下，晒晒太阳，还可以杀死皮肤表面的细菌。如果天气不好，准妈妈可以在室内有阳光的地方，打开窗户通风换气，接受阳光的照射。

◉ 注意皮肤保湿

冬季干燥，准妈妈要注意皮肤的保湿。每天洗脸的次数不要过多，因为洗脸次数过多会把皮肤上的天然保护油脂洗掉；在护肤品的选择上，尽量选择孕妇专用的保湿系列护肤产品，在较为干燥的地方适当增加用量并用手轻轻按摩。

♥ 准妈妈鼻出血的护理方法

流鼻血是准妈妈孕期较为常见的一种现象。怀孕后体内会分泌出大量的孕激素，这使得血管扩张、充血，加上鼻腔黏膜血管丰富，血管壁薄，准妈妈的血容量又较高，所以十分容易破裂、出血。

♥ 鼻出血后的处理

当你发生鼻出血时，按照以下步骤来止血：

＼ 先试着将血块擤出。堵在血管内的血块会使血管无法闭合，当你去除血块后，血管内的弹性纤维才能够收缩，使流血的开口关闭。

＼ 坐在椅子上，用手指捏紧鼻子，身体向前倾，不要躺下或仰头，否则会使血液流到喉咙里。

＼ 在两只鼻孔里各塞入一小团干净的湿棉花，然后捏住鼻孔，持续压紧5~7分钟。假如仍未止血，再重复塞棉花和捏鼻子的动作。

＼ 用毛巾包裹住冰块，冷敷鼻子、脸颊和颈部，促使血管收缩，减少流血。（如果第3步可以止血，此步可省略）

＼ 鼻血止住后，在鼻孔内涂抹一些维生素E软膏，以促进伤口愈合。

做好上述处理后，最好躺下来休息一会儿。一周之内不要挖鼻孔，否则容易剥落结痂，使鼻出血复发。

♥ 如何预防鼻出血

＼ 增加空气湿度：干燥的环境容易使鼻黏膜血管受到损伤，建议使用加湿器来增加空气湿度。

＼ 不要挖鼻孔：坚硬的指甲很容易损伤鼻腔私膜和毛细血管，引起鼻出血。如果鼻孔内有鼻屎，可以先用水打湿，然后用棉签轻轻擦出。

＼ 补充维生素C：维生素C是合成胶原蛋白所必需的物质，而胶原蛋白能帮助上呼吸道里的黏液附着于适当地方，使你的鼻窦和鼻腔内产生一层湿润的保护膜。

＼ 补充维生素K：维生素K在人体中起到正常凝血的作用，它广泛存在于海带、菠菜、甘蓝、香菜、花椰菜、酸奶等食物中。

坚持锻炼骨盆底肌肉

为什么要坚持锻炼骨盆底肌肉？骨盆底肌肉的锻炼能够增加你阴道肌肉的弹性，缩短分娩时第二产程的时间，还能加快会阴侧切或会阴撕裂伤口的愈合。骨盆底肌肉练习能促进准妈妈直肠和阴道区域的血液循环，加强准妈妈对膀胱的控制，预防痔疮和压力性尿失禁。

骨盆底肌肉的位置

紧闭并提拉阴道和肛门，感觉到收紧的那部分肌肉就是骨盆底肌肉。你可以想象一下，当你忍住放屁或在小便时突然中断尿流是一种什么感觉。如果你觉得这种想象不形象，无法让你明确骨盆底肌肉的位置，那么你可以将一根干净的手指放入阴道，然后收紧阴道和肛门，如果你的手指能感觉到受挤压的话，那就说明你找的位置是正确的。

练习操作规范

取站姿或坐姿，只要你觉得舒服，躺着都可以。收紧你的骨盆底肌肉，数8～10秒，放松几秒，然后再收紧，就这样反复重复同样的动作。

在练习的过程中，你要注意保持身体其他部位的放松，不要收紧腹部、大腿和臀部。你可以将手放在肚子上，这样可以帮你确认腹部肌肉是否处于放松状态。

控制练习频率

锻炼骨盆底肌肉不需要借助任何道具，也没有大的肢体动作，练习起来非常方便，可以随时随地进行。你可以在一天中分多次来进行练习，比如每天做3次，每次3~4组，每组10次。但刚开始时不要急于做太多，随着你肌肉弹性的不断增强，你可以逐渐增加每天练习的次数，并延长每次收紧骨盆底肌肉的时间。

开心乐园

汤姆问道："妈妈，书上有个词我不懂，什么叫做应酬？""应酬呀，简单地说，就是被勉强去做自己不喜欢做的事，但是还非做不可。""哦，明白了！"

第二天汤姆背上书包，向妈妈道别："妈妈，再见！我要去学校应酬了！"

💗 提高准妈妈的平衡力

随着肚子慢慢变大，准妈妈就会有一种向前倾的压力。怎么去平衡这种状况？下面3个办法可以帮你提高平衡力！

💗 站姿单腿摆动练习

动作要领：双腿开立，双臂侧平举。移动重心到左脚上，然后提起右腿，检查身体是否能很好地保持平衡，保持单腿站立，挺胸，直背，感觉头顶顶向天花板，完成5次呼吸。在能保持平衡的前提下，右腿像钟摆一样左右摆动。双腿交替进行，8~12次为宜。

💗 呼吸及重心下移

动作要领：双腿开立至肩宽，脚尖微向外，找到身体的中立位置并感觉脊柱向上延伸，双手合十。吸气时，感觉胸廓及后背向外扩张。呼气时，手臂向前伸出，同时微屈膝向下降低重心，此时应感觉双腿用力承担身体重量。保持微蹲的姿势完成吸气，再次呼气时，蹬地，伸直双腿，收回双臂，回到起始位置。注意屈膝时膝关节指向脚尖，但不超过脚尖。此动作7~12次为宜。

💗 屈肘支撑

动作要领：以跪姿俯撑于运动垫上，双臂分开同肩宽、肘关节垂直于肩，肘关节与前臂支撑于运动垫上。重心前移，双腿分开与髋部同宽，双膝弯曲向后移动至躯干部分与地面平行，脚背平放。下巴微收，沉肩挺胸、腹部微收以保持骨盆与腰部的中立位置。注意在保持自然生理弯曲的情况下从尾骨到头顶尽量接近直线，完成5次呼吸即稍事休息。

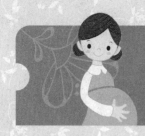

胎教方案推荐

♥ 行为胎教：布置温馨可爱婴儿房

为宝宝营造一个能够自由活动的生活空间，是对胎宝宝最好的行为胎教。在为宝宝布置房间时，有很多小细节需要多多注意。

• • • • • • ♥ • • • • • • ♥ • • • • • • ♥ • • • • • • ♥ • • • • • •

♥ 婴儿床

选择婴儿床时首要注意的是床的安全性能。有的小床看上去很漂亮，但不结实，这样的床千万不能用。因为宝宝的活动量大，无形之中给小床增加了外力，这样，本来就不紧的螺丝、钉子等就会松掉，宝宝会出危险。宝宝的小床应该有护栏，以防宝宝摔出去。护栏的高度如果低于宝宝身长的2/3时，就要注意防止他站立时跌出。

♥ 床垫

对小宝宝来说，床垫可马虎不得。床垫要与床架紧紧密合，以预防宝宝探头进去。在床垫的选择上，传统的棉制被褥是不错的选择，或者使用以棕毛为填充物的床垫。

♥ 褥子

便于及时查看宝宝的大小便颜色，宝宝的小褥子最好使用白色或浅色的棉布做罩。内里应用棉花填充，通气性和舒适保暖性都会更好些。

♥ 玩具

任何长度小于5厘米、直径小于3厘米的小玩具及物品，如发夹、螺丝钉、铜板等小东西，都千万不能经小宝宝玩，因为他很有可能在你一不小心的情况下就把东西放进嘴里了。

求知胎教：从旺盛的求知欲开始

准妈妈与胎宝宝的联系是最为密切的，这不仅体现在身体营养物质的交换方面，更体现在思想和心理的联系上。

如果准妈妈能够在孕期始终保持旺盛的求知欲，就会促使胎宝宝不断接受刺激，促进大脑神经和细胞的发育。反之，如果准妈妈在孕期既不思考也不学习，胎宝宝也会深受感染，变得懒惰起来，这对于胎宝宝的大脑发育极为不利。准妈妈如何保持旺盛的求知欲呢？

严格要求自己

准妈妈怀孕后要从自己做起，在生活中注意观察，勤于动脑，把自己看到、听到的事物通过视觉和听觉传递给胎宝宝；在工作上积极进取，勇于探索。

拥有浓厚的生活情趣

准妈妈想要在孕期始终保持强烈的求知欲和好学心，就要拥有浓厚的生活情趣，充分调动自己的思维能力，凡事都要问个为什么，不断探索新的问题，给予胎宝宝良好教育的刺激。对于不理解的问题，准妈妈可以到图书馆查阅资料或请教有关专家。

要有学习的精神

准妈妈喜欢学习，才会将"学习很有意思"这样的信息传递给胎宝宝，从而培养宝宝良好的学习意识。准妈妈应该把学习当作是自己生活中的一种习惯，让学习自然而然地在生活中发生，这样才能促使腹中的胎宝宝自然而然地接受学习，并爱上学习，从而通过学习实现自我的良性发展。

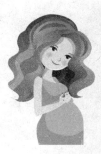

❤ 特│别│提│示　　　TIPS

准妈妈可以通过适当地做脑力劳动来促进胎宝宝的脑部发育。阅读、观看科普节目、学习语言、学习音乐或者绘画、写怀孕日记等都适合准妈妈。

💬 语言胎教：多与胎宝宝聊聊天

想必所有的准妈妈们都喜欢幻想胎宝宝的模样，喜欢和胎宝宝说话。准妈妈不经意的一句话，就可能会得到胎宝宝的小小回应，或是踢踢小腿，或是伸伸小胳膊。

准妈妈们不需要刻意地去抽时间与胎宝宝交流，只要平时生活中多和胎宝宝说说话就可以了，比如在制定各种计划或进行家务时，准爸爸也可以多多参与进来。下面就以一周的时间为例，说明如何对胎宝宝进行语言胎教。

💗 星期一

是最忙碌的一天，准妈妈也容易感到疲乏，可以在空闲的时间去附近的公园、幼儿园看看，为胎宝宝讲述一下他将来会生活的环境。

💗 星期二

准妈妈可以做些简单的家务活，如打扫起居室、擦擦家具等，在做家务的同时，可以为胎宝宝介绍一下家庭环境，告诉胎宝宝已经为他准备了哪些好玩的玩具等。

💗 星期三

准妈妈可以注意一下个人卫生问题，洗洗澡、洗洗衣服，教育胎宝宝要爱干净、讲卫生、爱劳动。

💗 星期四

周四准妈妈可以看看书，给胎宝宝读一篇优美的散文或朗诵诗歌，告诉胎宝宝生活是丰富多彩、美好的。

💗 星期五

准妈妈可以计划下周末怎么过，去哪里玩，吃什么，同腹中的胎宝宝商量一下，"听听"胎宝宝的意见。

💗 周末

在休息的两天时间里，准妈妈最好去植物园、花园、田野等地方走走，晒晒太阳，为胎宝宝讲解一下关于大自然的知识。这两天最好准爸爸也多陪陪准妈妈和胎宝宝，一家人一起聊聊天。

音乐胎教：感悟大自然之声

准妈妈如果碰上天气不好，不能去大自然中走一走，那就和胎宝宝一起在音乐中感受一下雪的美妙和雨的欢快吧！

❤ 欣赏《雪之梦》

班得瑞的《雪之梦》是美妙的，意境优美，引人深思。让我们静下心情，随着乐曲舒缓的旋律，进入一片雪白的音乐意境。

清晨，在广阔的雪原中，树林、房舍、田野、小溪，此时都在一片白皑皑颜色笼罩之下。积雪应该不浅，走在上面稍感吃力。这人呼吸着雪原中冰冷湿润的清新空气，边走边眺望着远方，远方的山峦、树林似乎在召唤。此情此景使这位久别家乡的人想起童年快乐的时光，想起和小伙伴们在大雪纷飞时尽情奔跑、嬉戏。

不知不觉中天亮了，清晨红色的太阳拨开云雾，把原本阴沉的雪原照耀得一片明亮，此时的一切都如风景画那么美丽，这世界上的一切都是那么生机盎然。

❤ 欣赏《雨滴》

今天我们来听一曲用音乐表达的雨滴，肯定有不一样的效果，你和小宝宝听完这首曲子后，准妈妈可以为胎宝宝描述记忆中下雨时的情景，并与他共同期待一场雨的到来。

《雨滴》是由肖邦创作于1838年。肖邦是浪漫主义钢琴前奏曲的创始人。当时肖邦正在地中海琶略尔岛疗养，有一天，他的爱人乔治·桑出去买东西，因下雨被困在商店，等在家中的肖邦既寂寞又担心，索性爬起来，一口气写成了这首著名的前奏曲。

乐曲的开始非常抒情，吟唱般的旋律伴着"雨滴"声，仿佛是远远的田园牧歌。中间的部分略显奇特，它把人们引进神秘的境界，像一群人，在庄严的赞歌中缓缓前行，接下来是一段抒情的音乐，静谧而又美好。结尾意味深长：音乐渐渐远去，"雨滴"慢慢地停下来，让准妈妈和胎宝宝留在了美好的想象中。

❤ 美学胎教：给胎宝宝缤纷的世界

色彩中的冷暖、浓淡，给人以明澈、喜悦等不同的感受。人因色彩而感动，因色彩而幸福。让你的宝宝与色彩相通，把握对色彩的理解，是你给他的最宝贵的智慧。

● 多彩准妈妈

准妈妈是胎宝宝的第一位色彩老师，你对色彩的感觉很大程度上影响着胎宝宝的审美。给自己补充一下色彩方面的知识，快来做位糖果色的准妈妈吧！

粉红色的衣着最适合孕初期的准妈妈，因为它可以引起大家的关爱和照顾。黄色的打扮适合孕中期的准妈妈，因为黄色可以让你心情舒畅。孕晚期，绿色的衣衫可以帮你放松待产。

选择适合自己颜色的衣着，有利于宝宝日后的成长。另外，准妈妈在穿着上应避免黑色。因为它除了影响准妈妈的情绪之外，黑色的光还会挡住宝宝吸收光源，无形中影响胎宝宝的心情与健康。

● 生活的色彩无处不在

家是准妈妈和胎宝宝幸福的港湾，所以这里的色彩设计要让人快乐。居室内应以浅蓝色、淡绿色等清新的色彩为主。在主色调的背景上，最好布置一些暖色调，如黄色、粉红色等。这样一来，准妈妈在工作之余，可以尽快摆脱烦躁情绪，减轻疲惫，在精神和体力上都能得到休息。

❤ 开心乐园

一位来做客的夫人非常奇怪她的小侄子为什么那么规矩。

"你真乖。"她说："你为什么这么听话呢？"

小侄子答道："因为妈妈答应给我买个玩具熊猫，如果我不嘲笑你那蒜头鼻子和扇风耳的话。"

❤ 情趣胎教：快快乐乐DIY

准妈妈可以在这段日子里，快快乐乐地过把DIY的瘾！

❤ 描画——美味童年的快乐

描画是许多准妈妈儿时最爱的游戏，看着一张只画有黑色线条的白纸一点一点地被涂上各种颜色，觉得好兴奋，仿佛画上的主人公也在一瞬间活了起来。你是不是很向往这种感觉呢？现在，只要一把彩色铅笔，你就可以再次回味童年的快乐了，赶快动手吧！

❤ 插花——装点美好家居

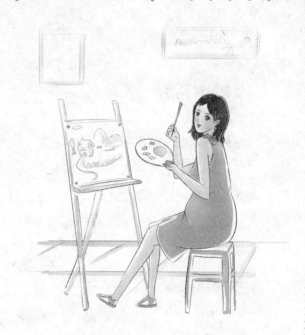

鲜花不仅可以怡情养性，还可以装点家居，为居室平添一抹生动的亮色。如果是你亲手制作的插花，那意义更是非同寻常了。其实不仅是鲜花，就连蔬菜和水果也可以作为你插花的材料呢。只要肯发挥想象力，你也可以是艺术家。而且，你亲自动手插花，实际上也是一种隐性胎教。你平和、宁谧的心绪在插花的过程中传递给腹中的胎宝宝，让他从小就懂得热爱生活，善于发现生命之美。

❤ 布偶——送给宝宝的见面礼

憨憨的维尼熊、可爱乖巧的小狗、眯着小眼的流氓兔……这些女孩子和小孩子都喜爱的布艺玩具不仅只有在玩具店里才能买到，你自己也可以试着做出来哦。赶快找找家里你准备当作垃圾处理掉的碎布片、旧毛巾，这些东西在你制作玩具时都可以用得上。从网上或书中找来教程开始学习吧，你不仅可以体会到创造的乐趣，而且还能省下不少钱呢。等宝宝出生后，将这些你亲手制作的小玩具送给他，是不是很特别呢？

❤ 准爸胎教：给平淡生活制造点情调

妻子怀孕后，丈夫整天手忙脚乱，估计很长时间没有给妻子营造一些浪漫的氛围了。平时还是想办法制造点儿小情调吧，给平淡的生活增加点色彩，也能给准妈妈带来一些甜蜜的惊喜。

❤ 给生活添加情趣

准爸爸可能经常为怀孕的妻子按摩，经常给她热情的拥抱，不时带她出去吃浪漫晚餐，又或者为未来的孩子买了很多可爱的衣服。但几个月之后，准爸爸可能会发现要哄准妈妈开心已经快没有办法了。那么，看看以下这些简单经济而且又能让准妈妈笑口常开的方法吧。

❤ 做个浪漫的侠客

准爸爸可以考虑做个浪漫的侠客，带准妈妈暂时逃离现实的尘嚣，比如重游对两个人意义非凡的故地，或是长久以来一直想去的地方。以此调节双方的心情，也可重温恋爱时的浪漫，这对准妈妈的身心极为有益。当然，不要忘记安全哦。

❤ 给妻子买新衣服

丈夫给妻子买的一条裤子或者一件外衣都能够给妻子带来惊喜。所以，准爸爸可以将买好的衣服放在一个礼盒中，在上面写上一些甜蜜的话，不过记得拿回来包装之前要将衣服先洗一遍。

❤ 做一顿丰盛的晚餐

其实最重要的是努力，而不是结果。所以如果准爸爸厨艺不精的话，也可以来个简单的晚餐。当然准妈妈不能喝酒，但不代表不能增添情趣。可以用高脚杯装上果汁、开水代替。

❤ 献点小殷勤

给妻子写一封信，告诉妻子20项你爱她的原因等等。在信封上写上自己的特有地址，然后附上一些小礼品，浪漫和傻气两者的结合肯定能够给妻子带来温馨的感觉。

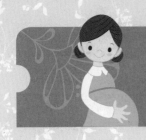

产科专家主张

♡ 保护准妈妈的第二心·脏——脚

随着体重的不断增加，脚将承受越来越大的压力。整个孕期，脚部尺寸会增加1～2码。在一天之中，脚部围度变化量在10～25毫米之间，脚长也会随着身体姿势的不同而改变，坐姿与站姿的平均变化量约为4～7毫米，站姿与走姿的平均变化量约为3～6毫米。所以，准妈妈一定要选择合适的鞋子。

☺ 面料首选布料

相比皮革或塑料材质来说，布料的透气性、吸汗性更好，也更为柔软，可弯曲性更高，行走起来也比较省力，但布料的保暖性较差，适合春秋季节穿着。如果要穿皮革鞋，最好选择柔软轻薄的牛皮、羊皮鞋。

☺ 选择合适的款式

选择圆头且肥度较宽的鞋子，尺码最好比脚长多出1码。如果要去买鞋，宜在下午3～4点钟，因为这时是一天中脚部肿胀度最大的时候，依这时的脚型买鞋，才不至于使鞋码偏小。

最好不要选择拖鞋，因为拖鞋的防滑功能差，而且没有包覆住脚部，行走时脚掌需要更多的力量来抓住拖鞋，容易造成重心不稳，导致摔跤。

☺ 鞋根最佳高度2厘米左右

准妈妈鞋跟的理想高度为2厘米左右，且后跟要宽大、结实、有弹性，而不是一点跟都没有的平底鞋。由于腹部的压力，准妈妈的重心会自然后移，穿平底鞋时脚跟先着地，脚尖后着地，不能维持足弓吸收震荡，容易引起肌肉及韧带的疲劳和损伤。

♥ 准妈妈春节"四个注意"

守夜、春晚、贺岁大片……春节到了，准妈妈却要加倍小心，一不留神就可能"乐极生悲"，害了自己，伤着肚子里的宝宝可不得了。如何安全地欢度春节，请看产科专家的春节健康提醒。

♥ 饮食有忌口

春节期间，人们的饮食会有较大变化，平日较少吃的高蛋白、高脂肪食物在这时会无意识地增多。此时，准妈妈一定要切记营养平衡，尤其不能过多吃动物内脏（肝、肾），以免引起胎儿发育障碍。因而准妈妈面对美味佳肴，该忌口时就忌口。

♥ 走亲访友量力而行

至亲好友的互相拜访是春节很重要的一个节目，但作为准妈妈就应量力而行，万万不能凭一时高兴而累着自己，也不可因应酬而影响睡眠。因为睡眠缺乏不仅影响准妈妈的精神状态，还会影响胎儿大脑神经发育和体重的增加。

♥ 保持心境平和

由于节日期间要同各种人打交道，自然有可能会出现各种意想不到的状况。因此准妈妈应做好思想准备，保持心境平和，别因为一些鸡毛蒜皮的小事而情绪激动，引发不必要的麻烦。

♥ 如有不适，及时去医院

虽然全国人民都在休假，但医院是不会休息的，专家忠告准妈妈，在节日期间该做的检查仍应"雷打不动"地执行。如果感觉身体不适，也应及时去医院看病，别因为过节偷懒或自己硬撑而危及胎儿。

什么影响肚肚的大与小

孕期，所有人最关注的就是准妈妈的肚子了。无论到哪儿，人们都会不经意地打量一下这肚子的状况，比如：大小、形状。今天我们也来研究一下影响准妈妈腹部大小的因素吧！

准妈妈的体形

准妈妈的体形不同，腹部形状也不相同。准妈妈的体态越娇小，腹部就会显得越鼓、越大；体形较丰满的准妈妈由于腹部原本脂肪就较多，即使胎儿不大，腹部也比一般人大。

腹部的形状

腹部的形状也决定着其视觉上的大小。腹部向两边延伸的准妈妈看起来肚子较小，向前方凸出的准妈妈看上去较大。一般来说，体形瘦的人腹部更圆。

羊水量

羊水量也会影响腹部的大小，羊水量随准妈妈的体质有所不同。

妊娠次数

有生产经历的准妈妈身体比初产妇变化得更快。产妇对身体的变化越敏感，腹部隆起越突出。

胎儿发育

胎儿发育不良时，腹部就会偏小。这些问题在定期检查时借助超声波就能准确地诊断出来，因此不必担心。

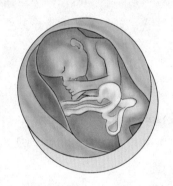

几胞胎

在双胞胎等多胎妊娠的状况下，到妊娠第6个月时，子宫的增长速度至少比普通准妈妈快1个月以上。不过，虽然从外表上看腹部很大，但是由于腹中有2个胎儿，所以，胎儿的大小位于平均水准之下。

开始为他准备衣物吧

胎宝宝6个月了，准妈妈开始着急了，不知道该为宝宝出世后准备一些什么东西。那么，就来为宝宝准备一些小衣服和必备的小物品吧。准备这些可爱的小物件，会让准妈妈很开心的。

小衣服

快要和宝宝见面了，准妈妈要给宝宝准备出生用的衣物了。但你不需要准备过多，以免浪费，因为孩子成长得很快。购买之前，最好先了解亲朋好友是否有人转赠或当做祝贺之赠礼，以免重复购买。

婴儿的衣服应该肥大，料子要纯棉的，颜色要浅，应该非常柔软。孩子的内衣接触皮肤的一面不要缝针脚，不要用带子或纽扣，可选用尼龙搭扣。

尿布

尿布是新生儿和婴儿时期最为重要的用品之一，要用柔软、易吸水的布做成。最好选用颜色比较淡的布来制作，以便观察大小便的颜色。如果家中有旧床单或旧的棉布衬衣、衬裤，也可用来制作尿布，但必须认真洗净，用开水烫后太阳暴晒以消毒。尺寸为50厘米长，50厘米宽，呈方形。

棉尿垫

棉尿垫放在尿布和褥子之间，以减少褥子被大小便弄脏弄湿的次数。棉尿垫尺寸为30厘米见方，外用棉布做套，内用晴纶棉或涤纶棉做絮，要准备6块左右。

纸尿裤

应选择吸水力强且不回渗的纸尿裤，并注意裤腰松紧带设计是否太紧，接触婴儿皮肤表层的织布是否柔软等，以防婴儿柔嫩的屁股得尿布疹。

为宝宝准备物品的注意事项

为即将出生的宝宝用心挑选婴儿用品是一件幸福的事，但也有一些注意事项必须要考虑。

暂时可以不买的

不要想怀孕前把宝宝出生后很长一段时间的东西都预备齐了。月子里需要的物品备齐了就行，如果想从容些，最多备到宝宝3个月用的就足够了。

宝宝出生后，可能会收到好几套亲朋好友送的婴儿洗护套装，宝宝套装等。所以，你可以暂时不用购买这类东西，即使买也要少买，或买最需要的单品。

向过来人取经

过来人都有经验，可以向她们取取经，问问她们在做生产准备的时候，什么东西是要多备的，什么是买了根本没用的，再根据她们的建议购置。

一个品种不要买太多

宝宝长得快，小婴儿装很快就穿不上了，小号的奶嘴、纸尿裤也会很快过渡到中号或大号，加上季节更替，一个品种备多了，用不上反而浪费。

直接说出自己的需求

对好友或家人，可以在他们征求你的意见时，直接把你的需要告诉他们，既给他们省了事，你也得到了最需要的东西，还能避免礼物的雷同。

买打折的品牌商品

一些大的品牌商品，会在一定的时候推出较高折扣，可以趁此机会采购一些，既能保证质量，又能节省开支。

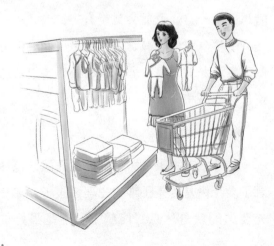

233

♥ 孕晚期的腹胀

腹胀是孕期特有的生理现象，一般是由于外界各种刺激而引起的子宫收缩，这些刺激包括身体疲劳、精神紧张等。每个人的状况不同，一般比较敏感的人就比较容易腹胀。另外，皮下脂肪少的人，由于腹腔空间较小，也比较容易发生腹胀。

● 腹胀一般不会伤害胎宝宝

腹胀时，子宫处于收缩状态，这时提供给胎宝宝的氧气会略微减少。因此，有准妈妈担心这种感觉会使胎宝宝难受。但实际上，子宫的收缩是一紧一松的，即使氧气循环会有片刻的减少，富含氧气的血液又会马上补充上来，所以胎儿并不会有什么难受的感觉。

与准妈妈的担心相反，正常的生理性腹胀反而会刺激促进胎宝宝的发育。对于腹中的胎儿来说，子宫的收缩就像是妈妈在轻拍着逗他玩一样，反而会觉得有趣。包括上面提到的氧气量的增减，这些刺激反而会促进胎宝宝大脑的发育。所以，准妈妈要放松心情，保持平和的心态。

● 腹胀出现时的对策

如果感觉腹胀，那是身体在提醒你该休息了。无论是否是正常的生理性腹胀，你首先要做的就是休息。能躺下自然是最好的

➕ 专家叮咛

如果准妈妈休息了1～2个小时，腹胀依然得不到缓解，则有可能是由于某种病症刺激了子宫造成的，此时应去医院进行检查。

了，但如果出门在外，也可以坐在椅子上安静休息一会儿。

一般准妈妈容易在晚上感觉腹胀，这是一天的疲劳导致的，这时准妈妈一定要早点休息。

很多准妈妈也会在早上醒来时感觉腹胀，这是刚醒来各种感觉比较敏感的缘故，也可能是对将要开始的一天感到紧张。这时，准妈妈不要着急起床，稍微休息一下，感觉好点后再起床。

❤ 解读异常胎动的"特殊意义"

你了解胎动异常背后的"特殊意义"吗？

❀ 胎动突然减少

诊断原因：准妈妈发烧。

专家分析：准妈妈的体温如果持续过高，超过摄氏38度的话，胎盘、子宫的血流量减少，小家伙也就变得安静许多。所以，为宝宝健康着想，准妈妈需要尽快去医院，请医生帮助。

❀ 胎动突然加快

诊断原因：准妈妈受剧烈的外伤。

专家分析：胎儿在妈妈的子宫里，有羊水的保护，可减轻外力的撞击，在准妈妈不慎受到轻微的撞击时，不至于受到伤害。但一旦准妈妈受到严重的外力撞击时，就会引起胎儿剧烈的胎动，甚至造成流产、早产等情况。此外，如果准妈妈有头部外伤、骨折、大量出血等状况出现，也会造成胎动异常的情况发生。

❀ 胎动突然加剧，随后很快停止运动

诊断原因：胎盘早期剥离。

专家分析：这种情况多发生在怀孕的中期以后，有高血压、严重外伤或短时间子宫内压力减少的准妈妈多容易出现此状况。症状有：阴道出血、腹痛、子宫收缩、严重休克。一旦出现这样的状况，胎儿也会随之做出反应——他们会因突然的缺氧，胎动出现短暂的剧烈运动，随后又很快停止。

❀ 急促的胎动后突然停止

诊断原因：脐带绕颈或打结。

专家分析：正常的脐带长度为50厘米，如果脐带过长则容易缠绕胎儿的颈部或身体。因为好动的小家伙已经可以在羊水中自由地运动，翻身打滚是常有的事情，所以一不小心就会被卡住。

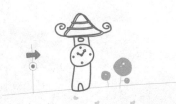

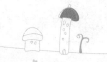

头晕目眩怎么回事

怀孕、分娩是一个正常的生理过程，但在这个貌似正常的过程中，暗伏着许多危机，潜在着太多的未知因素，比如孕妇常常发生头晕目眩，这是什么原因造成的呢？

贫血

当我们怀孕后，血循环系统的血容量在妊娠6～8周时开始增加，到妊娠32～40周达到高峰，一直维持到分娩。血容量增加的目的是在单位时间内流到胎儿那里的血液会增加，以携带充足的养料和氧气供胎儿生长。因此血容量比非孕期平均增加了30%～40%，大约增加1 500毫升。其中血浆增加40%，红血球增加20%。如果红血球增加少，造成血液相对稀释，孕妇血色素就会偏低。如果不注意铁的摄入和补充蛋白质、叶酸等维生素，就容易发生贫血。当出现贫血时，孕妇会经常出现头晕，或在蹲下站起时发生头晕目眩。

低血糖

胎儿在妈妈体内每天以惊人的速度在发育，不断地从妈妈那里获取各种营养。如果有的母亲说：我不饿就不吃；我工作忙顾不上吃饭等等，胎儿不管母亲吃与不吃都会不断地吸取营养。母亲就会因饥饿而出现低血糖，低血糖时就会出现头晕，甚至晕厥。

缺氧

氧气对一个孕妇来说是至关重要的，因此孕妇对缺氧是十分敏感的。当孕妇缺氧时胎儿就会因缺氧而出现宫内窘迫以至发生胎死宫内。孕妇妊娠期耗氧量比正常人增加10%～20%，但呼吸次数变化不大，每分钟不超过20次。因此当孕妇处在低氧的环境时，会感觉头晕，上不来气，腹中胎动频繁，说明胎儿也缺氧。

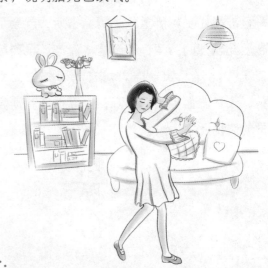

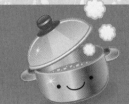

营养方案推荐

♥ 准妈妈吃水果应讲究

孕期多吃点水果对胎宝宝和准妈妈都有好处，但吃水果也有很多讲究。

◉ 以下水果不吃或少吃

↘ 菠萝、香蕉、葡萄、西瓜：含糖量较高，如果你比较胖或有糖尿病家族史，则要少吃。

↘ 荔枝、桂圆：性热，怀孕后你的体质一般会偏热，过量食用热性水果，容易产生便秘、口舌生疮等上火症状。因此要少吃。

↘ 柑橘：生温味甘，容易引起燥热而使人上火，发生口腔炎、牙周炎、咽喉炎等，不要过多食用。

↘ 柿子：多吃易引起大便干燥。

↘ 石榴：多吃会损伤牙齿，还会助火生痰，引发便秘、糖尿病等，宜少吃。

◉ 一天多少算达标

水果普遍含糖量较高，其中的葡萄糖、果糖经胃肠道消化吸收后可转化为中性脂肪，如果吃得太多，会使你的体重增长过快，胎宝宝过大，增加顺产的难度。还会使你体内的糖代谢发生紊乱，患上妊娠糖尿病，危害你和胎宝宝的健康。因此，每天各种水果的摄入总量还是不要超过500克。

妊娠高血压怎么吃

妊娠期的女性一旦患上高血压是一件让人很苦恼的事情，别的人群患高血压后可以吃药物降压，而孕妇却不能。是药三分毒，所以降压药对宝宝肯定会有很大的危害。由此可见，选择安全无害的食疗方法来给孕妇降压是最可取的。

宜多吃鱼

鱼富含优质蛋白质和优质脂肪。其中不饱和脂肪酸有降低血液中的胆固醇、抑制血小板凝集的作用，对防止全身小动脉硬化和血栓的形成有很大功效。所以鱼是高血压孕妇的首选。

补充蛋白质

注意补充蛋白质。重度患者因尿中蛋白质丢失过多，常并发低蛋白血症。因此，应及时摄入优质蛋白质，如牛奶、鱼虾、鸡蛋等，以保证胎儿的正常发育。

补充维生素C和维生素

维生素C和维生素E能起到抑制血中脂质过氧化的作用，降低高血压的反应。

宜多吃芹菜

芹菜纤维较粗，含有丰富的维生素C、烟酸及粗纤维等，对妊娠高血压的准妈妈有很大的治疗功效。注意不要把芹菜叶扔掉，叶子中的营养要远远大于菜茎。

少吃盐

限制钠的摄入量。食盐中的钠具有加重水肿、收缩血管、贮留水分、升高血压的作用。所以准妈妈每日摄入的食盐量应控制在3～5克，这其中包括了食盐和高盐食物，如咸肉、咸菜等。而小苏打、发酵粉、味精、酱油等也含有钠，也要适当限制食用。

开心乐园

米勒先生的电话铃响起，他去接听。

一个小孩的声音在电话的另一头问："你的号码是不是694136？"

"不是。"米勒先生回答。

"那你为什么拿起电话听筒？"孩子问。

钙——胎宝宝骨骼发育密码

孕期不能放松"补钙"这根弦，否则会影响胎宝宝骨骼的发育。

生理功能

钙是人体必需的常量元素，是牙齿和骨骼的主要成分，钙离子是血液保持一定凝固性的必要因子之一，也是体内许多重要酶的激活剂。钙能维持胎宝宝大脑和骨骼以及机体的发育，保持准妈妈心血管的健康，有效控制孕期所患的炎症和水肿。此外，神经细胞代谢及神经肌肉活动均与钙有着密切的联系，充足的钙可增强神经组织的传导能力和收缩性。

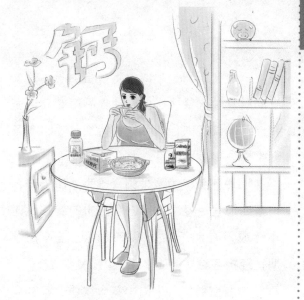

缺乏警示

因缺钙准妈妈易患骨质疏松症，情绪容易激动，也易引起孕期相关疾病。缺钙还会使胎宝宝发育不良，易患先天性佝偻病。

每日最佳供给量

随着胎宝宝的成长，准妈妈对钙的摄取也不断增多。以孕早期每日800毫克、孕中期每日1000毫克、孕晚期每日1200毫克为宜。准妈妈每日饮用200～300毫升牛奶就能满足身体需求，不喜欢牛奶的准妈妈可在医生指导下服用钙制剂。

补充攻略

多吃含钙丰富的食物：奶类如全脂奶粉、奶酪、牛奶；豆制品类如大豆、北豆腐、南豆腐；海产品类如鱼粉、虾皮、虾米、海带、海参、紫菜、熟鱼干；此外，还有芝麻酱、茶食、金针菜、木耳、西瓜子、南瓜子（炒）、芹菜、花生仁等含钙都比较丰富。

牛肉——预防准妈妈缺铁性贫血

营养学家鉴定，牛肉是肉类中排行第一的健康食品。害怕吃其他肉长胖的准妈妈，不妨多吃点牛肉。

食补功效

↘ 生肌暖胃。牛肉中富含蛋白质，其含有的肌氨酸含量比任何其他食品都高，这使牛肉对增长肌肉、增强力量特别有效。寒冬食牛肉，有暖胃作用，为寒冬补益佳品。

↘ 增强免疫力。牛肉含维生素B_6、锌，可帮助增强免疫力，促进蛋白质的新陈代谢和合成，有助于准妈妈安然度过漫长的孕期，迎接考验体能的生产大事。

↘ 补血益气。牛肉中富含铁质，有补血功效。

最佳食用方法

牛肉适合于爆炒、做汤、炖食、酱制等烹饪方式，清炖牛肉能较好地保存营养成分。烹饪牛肉时有许多需要注意的细节，会令烹饪效果更佳，肉质较嫩的牛瘦肉，适宜烧、烤、煎、炒；肉质较坚韧的牛腩、牛腱、条肉等部位则适宜炖、蒸、煮等。

搭配宜忌

土豆与牛肉同食能起到互相促进两者营养价值的效果。马铃薯可以供给机体较多的热量，而且牛肉富含蛋白质，弥补了土豆的不足。两者搭配，大大地提高了营养价值。另外，牛肉单独食用易感油腻。若两者同烧不仅营养丰富，并且味道可口，易增加口感和食欲。

但牛肉与田螺或橄榄同食，不易消化，有时会引起腹胀。牛肉也不可与鱼肉、栗子、黍米、蜂蜜同食。

营养师提醒

有内热的准妈妈应少食用牛肉，以防助热生痰。牛肉不宜熏、烤、腌制，以免产生亚硝胺等致癌物质。牛肉属"发物"范畴，患有发热、过敏、疖疮、湿疹、疮疡及肿毒性疾病的准妈妈不宜多吃。

龙虾——提高宝宝兴奋度

龙虾对准妈妈来说是不错的餐桌美味，但切记不可贪多。

食补价值

蛋白质是脑细胞的主要成分之一，也是脑细胞兴奋和抑制过程的物质基础。它对人的语言、思考、记忆、神经传导、运动等方面都起着重要的作用。氨基酸是构成蛋白质的基本物质。龙虾含有人体所必需的而体内又不能合成或合成量不足的8种必需氨基酸，不但包括异亮氨酸、色氨酸、赖氨酸、苯丙氨酸、缬氨酸和苏氨酸，而且还含有脊椎动物体内含量很少的精氨酸，所以说，龙虾对胎宝宝的大脑发育有益。

最佳食用方法

每次食用30~50克为宜，盐水白灼比较能够保持虾的原始风味和营养。椒盐、油炸、红焖可以让虾的滋味更为鲜美，有胶质感。

搭配宜忌

准妈妈在吃完龙虾后最好不要吃含有鞣酸的水果，如葡萄、石榴、山楂、柿子等。因为龙虾含有丰富的蛋白质和钙等营养素，而水果中含有较多的鞣酸，如果吃完龙虾后马上吃水果，不但影响人体对蛋白质的吸收，龙虾中的钙还会与水果中的鞣酸相结合，形成难溶的钙，这会对胃肠道产生刺激，甚至引起腹痛、恶心、呕吐等症状。最好间隔2小时以上再吃水果。

吃龙虾后也不宜喝茶。因为茶叶中也含有鞣酸，同样能与龙虾中的钙形成难溶的钙。在食用龙虾前后喝茶，都会增加钙与鞣酸相结合的机会。因此，在吃龙虾时最好别喝茶。

营养师提醒

准妈妈吃龙虾，必须保证熟透了才吃。因为龙虾的生长过程中可能会含有某些寄生虫。活龙虾在买来后，最好放在清水里养24~36小时，使其吐净体内的泥沙等杂质。

开心乐园

小辉问小坚："你知道小平的地址吗？"

小坚说："不知道。你写封信问问他，就知道了。"

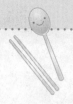

本月食谱推荐

焖鸭肝

原料 鸭肝200克，黑木耳10克，姜1小片，葱1小段，彩椒丝少许，盐1小勺，香油小半勺，水淀粉、高汤、植物油各适量。

做法

1. 先将鸭肝清洗干净，然后放入沸水中汆煮大约5分钟，捞出后切成厚片备用。

2. 黑木耳用温水泡发后去蒂，冲洗干净，撕成小朵。葱洗干净切成段。

3. 锅中倒入适量的植物油烧热，然后加入葱段、姜片爆香，再加入鸭肝、黑木耳翻炒片刻。

4. 往锅中倒入高汤，开中火焖至九分熟，加入盐调味，继续焖至入味。用水淀粉勾芡，再淋上香油拌匀，撒上彩椒丝即可。

营养分析

这道菜中的含铁量非常丰富，不仅是鸭肝中含有大量的铁，黑木耳中也含有较多的铁，能够有效地帮助准妈妈防治缺铁性贫血。并且鸭肝中还含有维生素C和硒，有助于提高准妈妈的免疫力。

清蒸带鱼

原料 新鲜带鱼400克，玉米须15克，葱段、葱花、生姜、植物油、盐各适量，绍酒少许。

做法

1. 将带鱼处理干净后洗净，切成5厘米的小段。

2. 玉米须洗净加适量的水煎成汁。

3. 把盐和绍酒均匀地涂抹在带鱼段表面放入盘中，然后加入生姜、葱段，倒入玉米须汁，用保鲜膜密封放入蒸锅中，用旺火蒸15分钟后取出。去掉生姜、葱段，撒上葱花，最后浇上适量烧热的油即可。

营养分析

带鱼中含有大量的DHA，可以促进胎宝宝的大脑发育，使宝宝将来更聪明。这道菜还可以降低转氨酶，预防准妈妈患妊娠期黄疸型肝炎。

海带煮黄豆

原料 黄豆50克，海带20克，香菇20克，酱油2小勺，干辣椒1个，红糖、盐各适量。

做法

1. 将黄豆放在清水中浸泡3个小时后洗净。把香菇、海带切块。

2. 把黄豆、香菇、海带放入锅中，然后加入适量的水用大火煮开，放入酱油、盐、红糖和干辣椒。

3. 改为小火炖20分钟，等汤汁慢慢收干后即可关火。

营养分析

海带可以补充准妈妈和胎宝宝所需要的碘，另外，黄豆中含有大量的优质蛋白质、矿物质等多种营养成分，能够促进胎宝宝神经系统和脑部的发育，提高准妈妈的免疫力，有效地预防感冒。

芹菜炒花生米

原料 芹菜120克，花生50克，猪肉50克，大蒜3瓣，水淀粉1勺，盐、酱油、植物油、白糖各适量。

做法

1. 把猪肉洗干净剁成肉末盛入碗中，倒入酱油腌渍5分钟。

2. 将芹菜择洗干净，然后切成3厘米左右的小段。花生用水冲洗干净后，沥干水分备用。大蒜洗净后切成片。

3. 锅中倒入适量的植物油烧热，然后放入花生米，开小火炸熟捞出控干油。

4. 锅中留少量油，放入猪肉末炒散，再加入芹菜末和蒜片翻炒，炒至八成熟时加入盐、白糖翻炒均匀。

5. 最后倒入炸好的花生，用水淀粉勾芡后即可出锅。

营养分析

芹菜中含有大量的纤维素，气味特殊，可以促进准妈妈的食欲，预防便秘。另外，花生中含有多种维生素和矿物质，有利于胎宝宝的骨骼发育，预防准妈妈患缺铁性贫血。

PART 8

30⁺，秀一下我的完美孕姿

——30⁺准妈孕7月全程指导

胎宝宝：您被翻天覆地动来动去的我，折腾得休息不好；您的身体越来越沉重；您的手脚还出现了酸痛的状况。真不好意思，妈妈！不过，妈妈我变得越来越好看，舌头能分辨出味道了，为我开心吧！

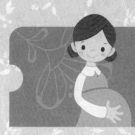

胎儿密语与妈妈体语

♥ 胎儿：我眼睛睁开，向往光明

胎儿身长为35～38厘米，体重为1 000克，脸也有人的模样了。尽管这么说，但由于皱纹很多，相貌像个老人似的。头发已长出5厘米左右，全身被毫毛覆盖着。眼睑的分界清楚地出现，眼睛能睁开了。外生殖器中，男孩子的睾丸还没有降下来，但女孩子的小阴唇、阴核已清楚地突起。吸乳的力量还不充分，气管和肺部还不发达。为此，如在这个时期早产，尽管胎儿有浅浅的呼吸和哭泣，但很难存活。但是，随着未成熟儿医学的发展，胎儿存活的可能性越来越大。此外，这时脑的发育也有进展。

♥ 母体：睡觉有点问题了

这个月，准妈妈的肚子明显变大，内部的器官也逐渐改变。长时间地站或坐会感到很累，而且手和脚会有水肿现象发生。准妈妈在睡觉时可能要把脚稍微垫高一点才舒服些。

↘ 从耻骨至子宫底的长度为21～24厘米，可在肚脐上方二指幅的地方触摸到子宫底。

↘ 腿部可能抽筋，要适时按摩抽筋的肌肉。

↘ 本月份可能开始出现下肢静脉曲张、外阴静脉曲张（静脉瘤）的现象。建议穿弹性绷带袜，避免久站以减轻症状，但不可以按摩静脉曲张的部位。静脉曲张愈到怀孕末期愈严重。

↘ 开始出现痔疮，愈到怀孕末期愈严重，生产时最严重；应避免久站、久坐。

↘ 腰、背容易酸痛，易感觉疲劳。

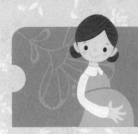

生活保健知识

♥ 做家务注意姿势和动作

准妈妈适量做点家务有以下好处：能促进新陈代谢和血液循环，有助于消化；增强肌肉力量，提高腰腹盆底肌肉的柔韧性，有利于自然分娩；减轻或消除怀孕带来的不适症状，如腰酸背痛、下肢静脉曲张等。但做家务还是要注意一些细节。

✿ 挑选适合准妈妈做的家务

在做家务时，准妈妈要有所选择，那些需要伸展肢体及弯腰、下蹲等容易压迫到肚子的家务，准妈妈还是不做为好，如提拿重物、擦玻璃等。而像买菜、洗菜、做饭、用洗衣机洗衣服、叠衣被之类的家务，不需要太大的肢体动作，也不用多大的力气，不会太累，可以适当做一点。

✿ 小心一点为妙

做家务时最好不要弯腰，打扫时要避免蹲下或跪在地上，到孕晚期更不可弯腰干活。还要防止滑倒。不要勉强踮着脚或登高从高处拿取物件，晾衣时也不可勉强伸长胳膊，最好使用可以升降的晾衣架，或者请准爸代劳。

洗衣服时不要压迫腹部，不要把手直接浸入冷水中，尤其是在冬春季节更应注意。准妈妈着凉、受寒有诱发流产的危险。

将放在地上的东西拿起或放下时，要屈膝落腰，完全下蹲，单腿跪下，然后侧身拿住东西，伸直双膝站起。

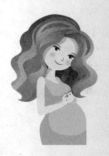

♥ 特 | 别 | 提 | 示　TIPS

在做家务的过程中，你可以不时地停下来休息一会儿，坐下来将双腿伸平放在椅子或沙发上，并将小腿适当垫高，以缓解疲劳。

💗 巧妙减轻疲惫感

胎宝宝越来越大，准妈妈的动作会变得有些笨拙，容易感到疲劳。下面就教准妈妈几招巧减疲惫、恢复精神的小方法。

多听听胎教音乐

美妙的乐声，可以使准妈妈忘记疲劳。准妈妈可以多准备几首胎教音乐，在感到疲惫、没有精神或是睡觉前听一听，这样不仅能够调整自己的情绪，还有利于胎宝宝成长发育。

保证充分的睡眠

➘ 想睡就睡：早一点上床睡觉，准妈妈的身体现在的工作量加大了，所以需要更多的休息，尽量避免熬夜。

➘ 养成睡午觉的习惯：如果还在工作，午睡就格外地重要了。其实准妈妈只需要靠在一个地方，小睡20分钟，或者闭目养神。

小手工制作

准妈妈可以学着做一些简单的小制作，比如插花、折纸、剪纸等，还可以为宝宝准备一些小礼物，动作制作一些小玩具、小衣服等。

按摩

当准妈妈感到浑身无力，累得不想动时，可以先闭目养神片刻。稍作休息后，用指尖来回按摩前额，揉压太阳穴及后颈部位。准妈妈也可以让准爸爸帮忙按摩下四肢，缓解全身的疲劳。

想想未来宝宝

这是最能缓解准妈妈疲劳的方法。只要幻想下宝宝可爱的小模样，想想宝宝的第一声哭声，宝宝第一次喊妈妈，想必再苦再累都觉得值了。

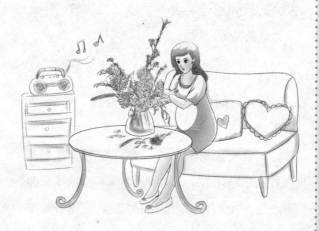

❤ 穿弹性袜护腿

静脉曲张严重时需开刀手术或硬化治疗，是对身体有人侵性的医疗行为。一般医界较为推荐的方式——穿弹性袜，这也是预防静脉曲张最有效的方法。弹性袜可减轻腿部肿胀及疲劳感，促进血液循环，长期穿着也有美化腿型的效果。

◎ 何时穿

最好在每天下床前穿上，如果忘记穿了，请躺回床上，将腿部抬高于心脏，15～20分钟再穿上。洗澡前可暂时脱下，如果洗澡后至就寝前时间尚长，最好也能穿上，睡觉时可以脱掉。

◎ 如何穿

穿法与一般丝袜相同，穿好后要将有皱折部分抚平，以免对皮肤造成压力；袜子顶端也不要有卷曲的情形，否则会让血液滞留，产生水肿现象。此外，也要注意指甲、手表、戒指等，勿伤弹性丝袜。

◎ 如何清洗

使用中性清洁剂或中性肥皂，在冷水或40度以下的温水中清洗，自然晾干，勿用漂白剂、烘干、洗衣机清洗、不可拧干、不可熨烫、不可干洗等。双腿有伤口、发红、发紫等异常现象时，请就医检查，勿再穿着。

◎ 如何选择

一般医疗的弹性袜皆可符合，也有良好的治疗效果。现今，孕妇专用的弹性袜，专为怀胎的身体变化情形设计，有裤袜、中统袜、及膝的短统袜。拥有许多特殊功能，如抗菌防臭、更加吸汗、抗紫外线照射纤维、腿部臂部弯曲处重点纺织加强、裤底部增加透气通风、色泽多样可供搭配衣服等等。

💗 准妈妈防撞小·窍门

准妈妈身体越来越笨重，一不小心就会摔倒，不得不出门时，准妈妈又该如何防止自己被撞伤呢?

💗 公共场所如何防撞

↘ 避开人潮。准妈妈应尽量避免周末出门购物；如果平时正巧赶上人多，也不去人多的地方拥挤凑热闹。

↘ 穿着轻便。准妈妈最好穿着轻便，且防滑、减震的球鞋，以保护双脚；不穿长裙，以免绊倒自己。

↘ 少提东西。一个人出门时，准妈妈最好别买太多东西，也不要提重物，即便要买或已经买了，也必须选择那种可以送货到家的物品。

💗 出门搭车如何防撞

↘ 避开高峰期。在上下班的人流高峰时段，准妈妈可以有意提前或延迟出门搭车。

↘ 避开人群。等车的时候，准妈妈可以站在人少的地方；乘坐地铁或公交车时，应该后上车；上车后，尽量走向人少的地方。

↘ 掌握正确站立姿势。在车上站着的时候，准妈妈要将双脚分开与肩同宽，并将重心放在下半身，一手扶着立柱，另一只手挡住后背。

💗 被撞倒时紧急措施

↘ 护住肚子。若准妈妈不慎被撞倒，应立即用手中的包或衣物放在肚子的左右两边或用手立即护住肚子，侧身着地以缓解被撞的冲击力，保护腹中的胎儿。

↘ 别用手或膝着地。当准妈妈因重心不稳要摔倒时，不宜用手撑地或双膝跪地，否则会损害关节，甚至造成骨折。

↘ 将身体蜷缩起来。所有的摔倒姿势里，唯有球形与地面的接触面积又大又安全，因此，准妈妈如果不慎被撞倒，应尽量将身体蜷缩起来。

↘ 收紧下巴以保护头部。准妈妈应赶紧将下巴向锁骨中心缩，以保护头部。

提前物色称职月嫂

月子里的新妈妈往往比较敏感，月嫂选择好与不好，直接关系到宝宝和新妈妈的身心健康，因此慎重选择月嫂十分重要。

请月嫂的观念要统一

有时准妈妈想请月嫂，但是家人可能观点不一。月嫂选定后退单或者入户工作后遇到很多困难，得不偿失，所以，家人观念统一很重要。

选择正规家政公司

家政中心要验看其营业资格，并保证其人员的从业资格。签订合同要写清服务的具体内容，收费标准，违约或者事故责任等；付费时索取正式发票。

月嫂身心健康是根本

健康状况良好才能做一个称职的月嫂。正规的月嫂一般需进行一个全面的身体检查，包括乙肝两对半、肝功能、胸部X检查、妇科检查等体检项目，合格者才有资格做月嫂。

任职资格要过关

怎么才知道这个月嫂是不是专业？提问不妨多从实际工作出发，比如您带过多少宝宝，都做哪些工作，宝宝吃奶开始吃多少，一周后吃多少，给宝宝洗澡的细节是什么样的等。看月嫂是否好，除了技术，还要看人品，这个很重要。

与准妈妈的性格相融

性格相融是来自两方面的，与这家的准妈妈合得来的月嫂，不一定就适合另外一家。因此，在雇佣月嫂前，准妈妈要谨慎小心，早做打算，以免引起不快。

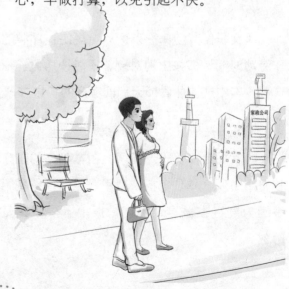

💜 捍卫准妈妈的"职场特权"

准妈妈应该了解到法律赋予自己的职场权利，在不幸遭遇不公平待遇时，应该勇敢地拿起法律武器，捍卫自己的权利。

‧ ‧

‿ 怀孕期间不得被辞退

法律规定，任何单位不得因结婚、怀孕、产假、哺乳等情形，降低女职工的工资，辞退女职工，单方解除劳动（聘用）合同或者服务协议。女职工在医疗期、孕期、产期和哺乳期内，劳动合同期限届满时，用人单位不得终止劳动合同。

‿ 劳动时间和强度均有明确规定

《劳动法》规定：不得安排女职工在怀孕期间从事国家规定的第三级体力劳动强度的劳动和孕期禁忌从事的劳动；对怀孕七个月以上的女职工，不得安排其延长工作时间和夜班劳动；不得安排女职工在哺乳未满一周岁的婴儿期间从事国家规定的第三级体力劳动强度的劳动和哺乳期禁忌从事的其他劳动，不得安排其延长工作时间和夜班劳动。

‿ 孕产期拥有带薪假

《女职工劳动保护条例》中规定：怀孕的女职工，在劳动时间内进行产前检查，应当算作劳动时间，即按出勤对待，不能按病假、事假、旷工处理。女职工生育享受不少于90天的产假，其中产前休假15天。剖宫产的，增加产假30天。

‿ 享有生育医疗费用报销权利

国家规定，女职工怀孕，在本单位的医疗机构或者指定的医疗机构检查和分娩时，其各种费用由所在单位负担，费用由原医疗经费渠道开支。虽然根据各地政策不同，报销范围与报销力度存在差异，但无论报销多少，正是单位为准妈妈所办理的生育保险发挥作用的时刻。

😊 夫妻间的准妈妈"特权"

腹中的小生命，让准妈妈和老公之间的关系产生了微妙的变化。孕期如何"调教"一下丈夫？你有什么"特权"？

😊 臭脾气无罪

准妈妈宜提前告知老公你孕期发脾气很多时候是生理原因所致，是无心之失，希望他像个男子汉一样包容、担待，这样你就可以使用此项特权。但要注意特权不可滥用哦！

😊 免费异性按摩

睡前按摩不但有助于准妈妈松弛神经，改善睡眠，在按摩油的作用下还能够防止妊娠纹产生，会阴按摩更能够有效减少生产过程中的撕裂现象。但按摩腹部和会阴处对于准妈妈来说是不可能完成的任务。这时候就需亲爱的"准爸"做免费异性按摩了。

😊 丈夫陪护是义务

怀孕期间，丈夫有义务常伴左右，分享你的欢乐与痛苦。至于生产，《人口与计划生育管理条例》规定：晚育者丈夫休护理假的时间，一般在7～10天，有些地区可长达1个月之久。

😊 他不能提出离婚

我国《婚姻法》第四十五条规定：女方在怀孕期间、分娩后一年内或中止妊娠后六个月内，男方不得提出离婚。女方提出离婚的，或人民法院认为确有必要受理男方离婚请求的，不在此限。即使他是陈世美，也只能在你宝贝周岁之后上演"铡美案"。

😊 性生活你说了算

准爸可能有时看着睡在一旁的你，百爪挠心。非常在意宝贝的准爸爸，宁愿打坐念经做苦行僧，也不愿意碰一下你。接受还是拒绝？主动权完全掌握在你的手上，享受"性福"你说了算。

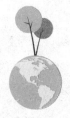

胎教方案推荐

♥ 美学胎教：亲手做个小玩具

做手工也是不错的胎教方法哦！利用家里的下脚料，比如袜子、边角料等等，和肚子里的宝宝一起做手工吧。心灵手巧的准妈妈也可以网购一些丝线，或织毛衣，或编织个小包包，把你对宝宝全部的爱都慢慢地沉淀进去，做全世界最伟大的妈妈！

♥ 做一个袜子娃娃

袜子娃娃做法不复杂，取材也方便，更重要的是每个人都可以做出独一无二的娃娃，是非常有个性的DIY作品。

准妈妈可以按照下面给出的方法做一个小精灵。当然如果手足够巧，你还可以与宝宝一起设计自己独有的娃娃。

手工材料：

袜子、针线、剪刀、水溶笔（如果没有，也可以直接用中性笔画娃娃的眼睛）、珠针（用来固定纽扣）、填充棉。

手工步骤：

1. 用水溶笔画出小精灵的样子，将袜子的脚后跟部位做脸部，然后剪出效果图。

2. 翻过袜子来，将两只耳朵缝合，然后翻回正面。

3. 两只耳朵里分别塞两团棉花，揉搓至均匀饱满，用同样的方法将脸部塞一团，身体部位同样塞一团，然后缝合底部。

4. 画出嘴巴的线条，用线缝出来，完工。

💬 语言胎教：对着大肚肚说"甜言蜜语"

怀孕7个月时，胎宝宝的听觉系统已经很发达，感受能力也更强，这时候和胎宝宝进行"对话"，让他不断接受语音信息，他不仅能够做出一定的反应，还能在脑子里形成记忆，这就好比为一台空白的电脑输入程序。

胎宝宝经过语言胎教后，对语言的节奏、内容和情调之间的关系会有一个初步的印象，为今后更好地把握和理解语言的规律打下良好的基础。充满亲情的语言胎教会使胎宝宝产生安全感和愉悦感，并可增进胎宝宝出生后和父母的感情，促进健全人格的培养和形成。

♥ 生活语言胎教

将你日常生活中看到的、听到的、感受到的，转化成语言说给胎宝宝听。比如，早晨起床时可以边摸肚子边对着胎宝宝说："宝贝，该起床了，今天天气很好哦！"外出散步时告诉胎宝宝你看到的一切，穿梭的行人、奔跑的汽车……

♥ 文学语言胎教

文学作品的选取一定要谨慎，暴力、色情等小说读后会使人出现恐惧、悲伤、愤恨等情绪，应该回避。最好读一些高尚、纯洁、有趣味的作品，如古诗词、童话、寓言等，读的时候要充分发挥想象力，在大脑里形成画面，然后用富有感情的语言表达出来。

♥ 好书推荐

推荐几本适合用来做胎教的图书，供准妈妈参考：《一千零一夜》、《安徒生童话故事》、《芒果街上的小屋》、《窗边的小豆豆》、《我的心中每天开出一朵花》。

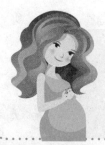

♥ 特|别|提|示   **TIPS**

准爸要积极参与语言胎教，因为比起准妈妈的高频声音，准爸的中低音更容易传到子宫内的羊水中。

行为胎教：拍套香艳大肚照

并不是只有青春少女才能拍艺术照，也并不是要结婚才能去婚纱摄影店。怀孕这个人生特殊时期，当然应该拍一辑艺术照，给自己和未来的孩子留下一个永远的纪念。这时候你的肚子长得已经够大了，正是拍大肚照的最佳时期。

什么时候拍

大肚艺术照要到怀孕七八个月再拍，肚子越大拍出来越有意义。准妈妈容易疲劳，最好选择周一、周二等影楼生意较淡的时段去，等候时间不会太长。选择风和日丽的日子和通风条件好的拍摄环境，以利于健康。拍摄时间不宜太长，也不宜设计"高难动作"。

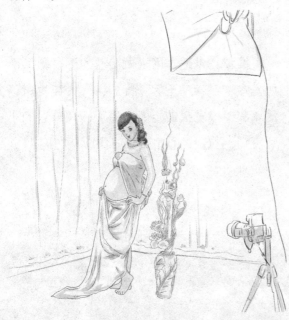

拍摄注意事项

选择专门给孕妇拍摄的影楼，这样专业性会比较强，而且有很多孕妇服装可以选择。

与化妆师沟通，尽量少用化妆品，不要用含铅的化妆品，尤其是唇彩，小心吃到肚子里。

既然是拍大肚照，至少要有一组露出肚子的照片。不要害羞，也不要遮遮掩掩的，大方地把骄傲的大肚子露出来，还可以涂些亮亮的橄榄油。但要注意对腰腹部的保暖。

解除不必要担心

照相是利用自然光或灯光，把进入照相机镜头的人或景物感光到底片上。在整个拍摄过程中，照相机不会产生有害射线，自然光或灯光也不会对身体造成危害。所以准妈妈不必担心。

意念胎教：想像胎宝宝的娱乐生活

在漫长的280天中，胎宝宝大部分时间都用来睡觉。但在醒着的时候，他可是一个精力充沛、调皮好动的小家伙，拥有你想象不到的丰富多彩的娱乐生活。

遨游羊水中

胎宝宝在子宫里游动，漫无目的，随心所欲，随遇而安，不时变换着各种奇怪的姿势，像只悠闲的小海马。

打哈欠、吮吸和吞咽

B超时就可以看到，胎宝宝打哈欠如同成人一样，把嘴张得大大的。羊水是胎宝宝口中进进出出、吞咽玩耍的玩具，或许就像我们吹泡泡那样乐趣无穷吧！

活动筋骨，做鬼脸

胎宝宝能自由地移动胳膊，弯曲手指和脚趾，还能弯曲、伸展并转动手掌、手腕、双腿和脚趾，常常翻身，乱踢一通，这都是胎宝宝在活动筋骨、做运动。宝宝的面部表情也很丰富，微笑、皱眉头、做鬼脸样样都有！

玩转脐带

脐带是胎宝宝在子宫内的一个非常有吸引力的"玩具"。围着脐带转圈，抓着脐带把玩。玩累了他就歇一歇，精神头儿足了越玩越起劲。

抢占地盘

胎宝宝在想尽办法努力开拓地盘，他把妈妈身体内的器官挤挪了地方，肠子搬家到了上腹部，胃缩小了地盘，正因为这样很多准妈妈才出现了胃部的不适感。

打嗝

胎宝宝会打嗝？当然。从医学角度看，这是胎宝宝在"练习"呼吸动作，让肺能快一点发育成熟，所以胎宝宝的打嗝并不是真正意义上的打嗝。

胎宝宝在子宫里的娱乐生活是不是很丰富，是不是让你大开眼界，为你的宝宝喝彩吧！

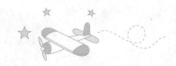

♥ 音乐胎教：感悟古筝曲的魅力

古筝是我国独特的、重要的民族乐器之一。它的音色优美，音域宽广、演奏技巧丰富，具有相当的表现力，建议准妈妈欣赏以下两首曲子。

◉ 欣赏《渔舟唱晚》

《渔舟唱晚》是一首著名的古筝曲。乐曲开始，以优美典雅的曲调、舒缓的节奏，描绘出一幅夕阳映万顷碧波的画面。接着，音乐活泼而富有情趣。当它再次变化反复时，十分优美动听，确有"唱晚"之趣。最后先递升后递降的旋律形成一个循环，并加以多次反复，而且速度逐次加快，表现了心情喜悦的渔民悠悠自得，片片白帆随波逐流，渔舟满载而归的情景。

古筝古典婉约，此曲既然名为唱晚，黄昏是最为合适的欣赏时间了。如果窗子临湖，意境更会油然而生。准妈妈可舒舒服服地躺在床上欣赏这首音乐，心情会随着乐曲中的波光荡漾起来。

◉ 欣赏《春江花月夜》

《春江花月夜》全曲由清脆嘹亮的古筝滚指连重奏法起奏开始，形象的模拟鼓声由慢渐快；接着引出具有江南风格的音乐主题，抒情，优美，婉转如歌；句尾的大鼓滚奏，描绘出夕阳西下、泛舟江上、游船箫鼓齐鸣的动人情景。

配上李清照的"误入藕花深处"，那感觉一定美到极致，所以，准妈妈可以试试在音乐的伴奏下吟诵这首词。如果觉得麻烦，那很好解决，让准爸爸朗诵吧。另外，如果准妈妈有更多的时间，可以尝试在播放这段音乐的时候，闭上眼睛，想象音乐的画面。在唯美的中国古典音乐里，铺开一幅中国水墨画卷，无论是渔舟唱晚，池塘小荷，还是青帆远水……让想象自由地舒展吧！这对日后宝宝感受你的心灵至关重要哦！

♥ 运动胎教：防难产的简单体操

过了容易流产的孕早期后，无论是体力还是精力，对于准妈妈来说，这个时期是个活力四射的时期，因此，要做些预防难产的体操，为将来的分娩热身。

◉ 防止骨盆充血的运动

这个运动同时具有锻炼支持背部和骨盆肌肉的功能。

首先，趴在床上或地板上，两手和膝盖支撑身体，背部弓起保持圆弧的样子，头放低。

然后，头向上举，臀部不动，背部稍向下凹，做完一次呼吸后，恢复原来的样子。反复数次。这个运动每天早晚做一次就可以了。

◉ 强化骨盆肌肉的运动

这项运动能够加强骨盆关节和腰部肌肉的柔软作用。

平躺在床上或地板上，左腿伸直，右膝弯曲，并向左方慢慢翻倒，同时做一次呼吸，然后还原。接着，右膝向右外侧翻倒，尽量挨到地板为止，同时做一次呼吸，再还原。

交换，右腿伸直，左膝弯曲，方法及要领如上。

做完上面一个回合后，接着将两脚并拢，膝盖弯曲，肩不要离开地板，再两脚交替倒向左右方向。

早上起床后、饭后或睡前做效果会更好。

◉ 松弛骨盆和腰部关节的运动

这项运动除了松弛骨盆和腰部关节外，还可使产道出口肌肉柔软，并强健下腹部肌肉。

仰卧，双膝直立，腿心与掌心平放床上，腹部呈弓形向上突起，约10秒钟，还原。

运动时间选在早晚最好，以5～10次为宜。

♥ 开心乐园 ♥♥♥♥♥

宝宝不小心，吞下一粒橘子核。邻居小弟弟对他说："你千万别喝水，我哥哥说'种子得了水分和养料，就会发芽、生长'。你要喝了水，头上就会长出橘子树来！"

准爸胎教：设立父与子游戏时间

现在，越来越多的男人把妻子分娩看作是夫妻两人必须共同度过的历程。越来越多的准爸爸不愿在胎宝宝的成长过程中缺席，踊跃地参加到胎教进程中来，设立专门的父与子游戏时间。

和胎宝宝"藏猫猫"

准爸爸可以和胎宝宝进行有趣的游戏胎教训练，通过动作刺激来达到胎教目的。为了提高趣味性，父母可以从简单的抚摸与拍打提升为有内容的游戏，比如藏猫猫游戏。

准爸爸轻轻拍打准妈妈腹中的胎宝宝，然后对胎宝宝说："爸爸要藏起来了，小宝宝找找看。"然后把脸贴在妻子另一边的腹壁上，让宝宝寻找。如果胎宝宝正好踢到爸爸的脸颊，一定要对宝宝给予表扬，如果宝宝没有找到，也要耐心轻抚宝宝，鼓励他（她）继续。相信通过这样的游戏，胎宝宝肯定会对爸爸妈妈记忆深刻的。这种游戏胎教训练，不但增进了胎宝宝活动的积极性，而且有利于胎宝宝智力的发育。

通过数胎动与胎宝宝交流

准爸爸要帮准妈妈数胎动，在数胎动的时候，可以发挥自己的想象，想象着和胎宝宝对话，对胎宝宝的美好祝福与愿望都可以在胎动时说出来。准爸爸还可以念儿歌，讲童话或者给胎宝宝唱歌。由准爸爸通过准妈妈的腹部轻轻地抚摸胎宝宝，并实施对话："哦，小宝宝，爸爸来啦，这是小脚丫，这是小手，让爸爸摸摸。啊！会蹬腿了，再来一个……"

心理学家特别指出，让准爸爸多对胎儿讲话，这样不仅可增加夫妻间的恩爱，共享天伦之乐，还能将父母的爱传到胎宝宝那里，这对胎宝宝的情感发育有很大的好处。

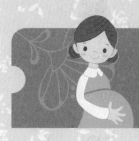
♥ 妊娠心·电图检查

心电图指的是心脏在每个心动周期中，由起搏点、心房、心室相继兴奋，伴随着心电图生物电的变化，通过心电描记器从体表引出多种形式的电位变化的图形（简称ECG）。心电图是心脏兴奋的发生、传播及恢复过程的客观指标。

♥ 什么时间做心电图

一般在初诊和妊娠32～34周时分别做一次心电图。初诊时，排除心脏病。另外，孕期心脏的负担会经历两个高峰时期，第一个高峰是妊娠32～34周，第二个高峰是分娩时，所以第一个高峰时要做一下心电图，看看心脏负担情况。

♥ 做心电图需要注意些什么

↘ 不要在空腹做心电图，以免出现低血糖，引起心跳加速，影响心电图的结果。

↘ 不要在匆匆忙忙的状态下去做心电图，检查前最好先休息一会儿，等平静下来再做检查。

↘ 在检查时既不要紧张，也不要说话，否则会产生干扰，影响心电图的清晰度。

↘ 做心电图时，最好穿一些容易解脱的衣服（特别是冬季）。

↘ 如果身上有手表、手机，最好取下来放在一边，以免对心电图机产生干扰。

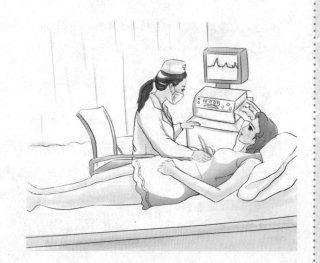

♡ 胎位不正也别太担心·

到孕晚期，胎位是最关键的问题。若胎位不正，就要及时纠正过来。纠正胎位的方法很多，有些必须由医护人员进行，也有一些可以由家人配合着帮你做。

♡ 胸膝卧位法

适用于怀孕30周后，胎位仍为臀位或横位者。方法：双膝稍分开（与肩同宽）跪在床上，双膝蜷成直角，胸肩贴在床上，头歪向一侧，双手放在头的两侧，形成臀部高、头部低的位置，两者高低差别越大越好，以使胎儿头顶到母体横幅处，借重心的改变来纠正胎儿方位。每日做2次，每次15~20分钟，一周后复查。

♡ 侧睡法

对于横位或枕后位可采取此方法。侧卧时还可同时向侧卧方向轻轻抚摸腹壁，每日2次，每次15~20分钟，也可在睡眠中注意侧卧姿势。一般在怀孕26~30周时都建议侧睡。

♡ 艾灸治疗

艾灸至阴穴，每日1次，每次15~20分钟，5~7次一个疗程，适用于臀位、横位、斜位的准妈妈。此方法可配合胸膝卧位，同时做。但需要在专业医生的指导下进行，准妈妈一定不要自己擅自操作。

♡ 外倒转术

如果以上方法均不见效，医生还会考虑从外部让胎儿来个180°的翻转，然后用腹带把腹部包裹起来，维持头位。当然这种方法必须由医生来操作，自己可不能擅自操作。其做法是用手在腹壁上摸到胎儿的头后，把胎儿的头慢慢转到骨盆腔里，再把臀部推上去。

适用于腹壁松弛的孕妇，一般在妊娠32~34周进行，最好在B超和胎心电子监测下进行，还要注意以后的胎心、胎动情况。

💗 脐带绕颈没那么可怕

进入孕晚期，有些准妈妈到医院例行检查时可能会查出胎儿脐带绕颈。有些准妈妈一看到"脐带绕颈"就非常担心，其实"脐带绕颈"没那么可怕。

◔ 怎么会脐带绕颈

脐带绕颈与脐带长度及胎动有关，如胎宝宝较多地自动回转或医生对孕妇实施了外倒转术，都可能导致脐带绕颈。一般没什么危险，不必过于担心。

◔ 会不会勒坏孩子

脐带绕颈一周的情况很常见。脐带绕颈松弛，不影响脐带血循环，不会危及胎儿。脐带绕颈的发生率为20%～25%。有很多绕了1圈甚至还有3圈的，孩子也都很好。

当然，任何事情都有意外。如果脐带绕颈过紧，可使脐血管受压，致血循环受阻或胎儿颈静脉受压，使胎儿脑粤织缺血、缺氧，造成宫内窘迫甚至死胎、死产或新生儿窒息。

◔ 准妈妈该怎么办

做B超如果检查出脐带绕颈，回家要经常数一下胎动，如果突然发生激烈的大量胎动，赶紧去医院检查。学会数胎动，胎动过多或过少时，应及时去医院检查；羊水过多或过少，胎位不正的要做好产前检查；通过胎心监测和超声检查等间接方法，判断脐带的情况。

胎儿脐带绕颈，准妈妈要注意的就是减少震动，保持睡眠左侧位。不要因惧怕脐带意外而要求剖宫产。

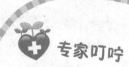
专家叮咛

胎儿是一直在动的，所以才会有脐带绕颈，但是也有可能会通过胎动又绕开的，所以不要担心，更不要乱来！

❤ 谨防早产的发生

所有的准妈妈都希望生一个健康活泼的宝宝，眼看到了胜利的时刻，还有一个让准妈妈担心的问题，那就是早产。

怎样算早产

怀孕满28周但不足37周的分娩叫早产。早产儿的存活率低，即使成活，也容易发生各种疾病，其后天的体质、智力等一般情况下都比不上足月儿。

早产的症状

准妈妈现在更要时刻关注胎宝宝的安全，当出现以下3种情况之一时必须去医院检查：下腹部变硬、阴道出血、破水。

预防早产的好习惯

↘ 及时进行产检，找出容易引发早产的危险因素，并积极进行调理。

↘ 避免剧烈活动及增加腹部压力的动作，如弯腰。

↘ 行心理调节，避免紧张、焦虑、抑郁不良的情绪。

↘ 休息时，取左侧卧位，以增加胎盘血流量，减少宫缩。

↘ 孕32周以后要避免性生活，以防子宫受到刺激而产生宫缩。

↘ 多吃含膳食纤维丰富的蔬菜、水果等，防止便秘，避免因排便过于用力而诱发早产。

早产发生时的紧急措施

↘ 家人首先要保持冷静。

↘ 准妈妈可给自己的产科医生拨打电话咨询，或者拨打120、999急救电话，清楚描述住家地址和路标。

↘ 将待产包或住院必需品准备妥当，同时保持电话线的畅通。

↘ 准妈妈要避免慌张、避免用力呼吸、采取平躺的姿势，尽量放松心情等待救护人员的到来。

❤开心乐园 ❤❤❤

父亲："阿光，碰到眼镜蛇时，该怎么办？"
阿光："先把它的眼镜打破再逃走。"

♥ 5招让你口气去无踪

当孕妇火气较大时，她的舌苔较厚而腻，再加上在刷牙时又不敢太用力，也怕清洁舌根部而引发恶心加重呕吐不适，所以，孕妇一般口气较重，舌头对味觉的感受也会较迟钝。

♥ 使用不含蔗糖的口香糖

清洁牙齿用木糖醇口香糖等。这种口香糖具有促进唾液分泌、减轻口腔酸化、抑制细菌和清洁牙齿的作用，如果能在餐后和睡觉前咀嚼一粒，可以使蛀牙的发生率减少70%左右。

♥ 避免食用辛辣、生冷食物

为了顾及孕妇口味的改变应避免食用过于辛辣的食物，以免令肠胃无法负荷。有些孕妇吃太多麻辣或过于生冷、不够新鲜的食品，会导致剧烈腹泻，严重者还会引发早产。

♥ 时常漱口、喝水

准妈妈可以时常漱口，将口中的气味去除，也可以准备一些降火的饮料，如茶水、果汁等，以除去口腔中的异味，并且在饮食前后注意口腔卫生。

♥ 追踪特殊病史

很多疾病会引发味觉改变或口臭，如上呼吸道、喉咙、鼻孔、支气管、肺部发生感染的时候都会有此现象，而患糖尿病或肝、肾有问题者，也会有口味改变的问题。因此孕妇若有特殊疾病史，或发生口气及味觉显著改变的情形，应由医师诊治以做鉴别诊断。

♥ 清洁舌苔

当嘴巴出现怪味时，刷牙后可以顺便清洁一下舌苔，彻底清除残留在舌头上的食物，有助于消除口腔内的异味，并可恢复味蕾对味道的正确感觉，而不至于对食物口味越吃越重。

❤ 别让腰酸背疼缠上身

约50%~75%的准妈妈会在孕期出现腰背疼痛的现象，多数是在怀孕中晚期。腰背疼痛容易在下午、晚上或长时间站立之后发作或加重，疼痛部位甚会从腰椎部位向下蔓延至臀部及尾椎骨，严重时给孕期生活增添了诸多不便。

❤ 两大诱因要注意

孕期发生腰背疼痛的原因可能是多方面的，但最常见的原因有两个。

↘ 背部的韧带、筋膜变得松弛，弹性下降，从而因为劳损而引起腰背疼痛。

↘ 为了保持平衡，准妈妈在站立时必须用力收缩腰背部的肌肉，向前挺腰，使骨盆前倾以承托腹部的重量，这种姿势会导致腰背肌肉持续收缩引起疼痛。

❤ 预防是关键

如果你还没有受到腰背疼痛的"骚扰"，也不能高兴得太早，还是要进行积极的预防。首先要坚持进行体育锻炼，经常锻炼能够有效降低准妈妈腰背疼痛的概率。其次就是要注意日常姿势，不要提重物，不要久站久坐。比如长时间走路之后一定要停下来休息，坐在办公室工作时每隔1个小时就站起来活动一下腰和腿。

❤ 用一些物理方法缓解

↘ 不要睡太软、容易使腰部下陷的床，并在侧卧时在腰后垫个枕头或靠垫。

↘ 疼痛发作时可以用热毛巾或热水袋进行热敷，或者冲个热水澡也能缓解疼痛。

↘ 经常在家中让老公为你做一下简单的腰背部按摩，以放松紧张、疲劳的肌肉。

↘ 使用托腹带分担腹部重量，缓解对腹肌和背部造成的压力。

↘ 注意充分休息，不要过度劳累，尤其注意保护腰部。

 专家叮咛

如果右侧腰部疼得比较厉害，最好请医生诊治，以排除慢性盂肾炎、泌尿系统感染的可能。

❤ 和准爸一起录制胎心音

胎心音就是胎宝宝的心跳声。正常情况下，不论在医院里还是自己在家里用胎心仪听，都能听到"咚咚咚"的声音，和我们大人的心跳声差不多，只不过速度要快很多。另外，胎宝宝睡着的时候，胎心音就会小一点，而醒着的时候则要大一点，而且怀孕月份越大，胎心的声音也越大、越清晰。我们一定要把这奇妙的胎心音录制下来，给宝宝留个纪念。

❤ 医院录制胎心音

从能够听到胎心音开始，以后的每次产检，听胎心就是一项重要的检查内容了。在检查时，医生也会特意让你听听哦，你要抓住这个绝好的机会，用手机将胎心音录下来，这样就可以和老公一起分享胎宝宝美妙的"歌声"了。

不过为了避免电磁波辐射影响仪器的正常工作，医院一般是不允许你将手机带进检查室的。这时你可以向医生求求情，如果碰上好说话的医生，也许他就答应了呢。如果不允许，那也没关系，你可以在家自己录制胎心音。

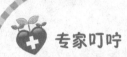

专家叮咛

胎心仪可以帮助你监测胎宝宝的健康状况，建议你购买一台备在家中。

❤ 在家录制胎心音

在家录制胎心音，你需要准备电脑、胎心仪、耳机，并下载一个录音软件。准备好之后，先用胎心仪找到胎心的位置，然后取下插在上面的耳机线，将胎心仪配的录音线一头接在原耳机的位置，另一头插在电脑"mic"的接口上，打开录音软件，就可以开始录制胎心音了。如果录好的胎心音有杂音，可以点菜单中的"效果—滤波器—降噪"，这样，你就可以听到纯净的胎心音了。

别让静脉曲张害美腿

许多怀第一胎的准妈妈，一不小心就会被静脉曲张缠上了。所以，对静脉曲张大家要有一个科学的认识。

静脉曲张对准妈妈的影响

静脉曲张虽然不会对准妈妈和胎宝宝的全身循环造成影响，但是它会使准妈妈感到发胀、酸痛、麻木和乏力。尤其是外阴部的静脉曲张，常伴有阴道和子宫颈静脉扩张，分娩时胎头经过，容易发生静脉破裂和出血。因此，外阴静脉曲张要及时采取治疗措施，并禁止性交和骑自行车。

静脉曲张四大诱因

↘ 体内荷尔蒙改变，增加的黄体素造成血管壁扩张，再加上怀孕时静脉血流量骤增，使得原本闭合的静脉瓣膜分开，造成静脉血液逆流。

↘ 增大的子宫压迫盆腔静脉和下肢静脉，使得下肢血液回流受阻，造成静脉压升高。

↘ 怀有双胎、多胎或体重超重。

↘ 有家族遗传倾向，血管先天静脉瓣膜薄弱而闭锁不全。

静脉曲张的预防

↘ 穿着弹性袜：医师建议，高危险人群的怀孕女性，以及需长时间站立的工作者，最好在白天时都能穿着，具体内容见前文。

↘ 避免站立不动：踏踏步或动动脚趾头，促进血液回流。

↘ 避免长时间静坐：坐时两腿避免交叠，以免阻碍静脉的回流。

↘ 多走动：可促进血液循环、代谢废物的排泄。

↘ 避免高温：高温易使血管扩张。

↘ 尽早治疗引起腹部内压升高的疾病。

↘ 避免过度肥胖。

↘ 在不影响舒适性的范围内，睡觉时将脚稍微垫高。

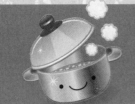

营养方案推荐

♥ 科学饮食，拒做"糖妈妈"

患妊娠糖尿病的准妈妈属于高危妊娠，容易并发妊娠高血压综合征、乳腺炎、肾盂肾炎，胎宝宝可能会出现先天畸形、巨大儿、宫内发育迟缓、死亡等。怎么才能不做"糖妈妈"呢？

◉ 控制总热量摄入

"糖妈妈"饮食的总热量摄取不宜过多，孕早期不需要特别增加热量，孕中期和孕晚期将每天摄取的热量控制在1800～2 200千卡为宜。

◉ 摄取正确的糖类

严格控制摄入容易被身体吸收的单糖类食物，如蔗糖、砂糖、果糖、冰糖、蜂蜜、葡萄糖、麦芽糖及含糖饮料、甜食。"糖妈妈"早晨时的血糖值会比较高，因此早餐要少吃淀粉类食物。

◉ 控制油脂摄入

脂肪摄入量每天每千克体重应小于1克。烹调用油以植物油为主，少吃肉皮、肥肉以及油炸、油煎类食物。

◉ 保证三类营养素的摄入

"糖妈妈"的蛋白质摄取量要比普通准妈妈多，宜多吃鸡蛋、牛奶、深红色肉类、鱼类及豆制品来补充。

膳食纤维降血糖作用明显，用糙米饭代替白米饭，多吃蔬菜、豆类和藻类。

维生素，在糖代谢中起着重要作用，要多摄取富含维生素的食物。

◉ 少食多餐

"糖妈妈"最好少食多餐，每天食5～6餐，还要避免晚餐与隔天早餐的时间相距过长，空腹过久。

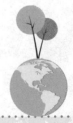

α-亚麻酸——提高宝宝智力水平

α-亚麻酸是构成细胞膜和生物酶的基础物质，对人体健康起决定性作用。

生理功能

人体大脑大约有60%是由脂肪构成的，神经的生长需要α-亚麻酸作为原料，神经和神经原需要α-亚麻酸来提供能量。对于胎宝宝来说，α-亚麻酸有益于胎宝宝大脑健康和智力提高。尤其胎宝宝20周之后，如人为地对胎宝宝的听觉、视觉、触觉进行刺激，则会引起胎宝宝大脑皮层感觉中枢的神经元增长更多的树突，这就需要准妈妈供给胎宝宝更多的α-亚麻酸。α-亚麻酸对准妈妈最重要的作用是：控制基因表达，优化遗传基因，转运细胞物质原料，降低神经管畸形和各种出生缺陷的发生率。

缺乏警示

α-亚麻酸在人体内不能自动合成，必须从外界摄取。如果α-亚麻酸摄入不足，会产生α-亚麻酸缺乏症，导致胎宝宝发育不良，出生后智力低下，视力不好，反应退钝，抵抗力弱；α-亚麻酸缺乏，准妈妈会觉得睡眠差、烦燥不安，疲劳感明显，产后乳汁少、质量低。

每日最佳供给量

α-亚麻酸对人生命质量极其重要，而饮食中的含量低，不能满足需求，人体自身又不能合成，必需专项补充才能满足人体所需。准妈妈日补充1 300毫克为宜。

补充攻略

亚麻籽油是从亚麻的种子中提取的油类，其中富含超过50%的α-亚麻酸。准妈妈用亚麻油炒菜或者每天吃几个核桃，都可以补充。

含α-亚麻酸的食物有红花油、葵花子油、大豆油、玉米油、芝麻油、花生油、茶油、菜籽油、肉类、鱼类、蛋黄、牛奶、葵花子、核桃仁、松仁、杏仁、桃仁等。

猕猴桃——"天然叶酸大户"

猕猴桃，原为野生，其果肉绿似翡翠，清香酸甜，其形如桃，又因它为猕猴所喜食，故名猕猴桃。

食补价值

猕猴桃含有丰富的叶酸，有"天然叶酸大户"之美誉。叶酸是一种水溶性B族维生素，对细胞的分裂生长及核酸、氨基酸、蛋白质的合成起着重要的作用，是胎宝宝生长发育中不可缺少的营养素。

此外，猕猴桃中丰富的维生素C对胎宝宝的神经介质传递起着重要作用，大脑接受外来刺激、向外发布命令，都有赖维生素C的支援，它能防止脑细胞老化。

最佳食用方法

因为叶酸和维生素遇高温易分解破坏，故猕猴桃生吃最好。

搭配宜忌

猕猴桃适合与烧烤食物同食，这是因为人体食入烧烤食物后，会在体内进行硝化反应，产生致癌物。而猕猴桃中富含的维生素C作为一种抗氧化剂，能够有效抑制这种硝化反应。

准妈妈在吃猕猴桃时，注意最好不要与牛奶同食，猕猴桃中的维生素C易与奶制品中的蛋白质凝结成块，不但影响消化吸收，还会使人出现腹胀、腹痛、腹泻等症状。所以食用富含维生素C的猕猴桃后，不要马上喝牛奶或吃其他乳制品。

营养师提醒

猕猴桃一定要放熟才能食用。猕猴桃的成熟需要几天时间，如果希望它快点成熟，不妨把猕猴桃和已经成熟的其他水果放在一起。

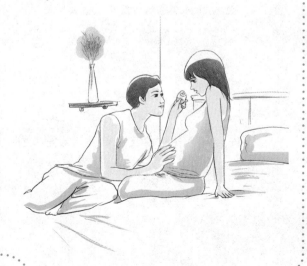

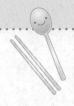

本月食谱推荐

腰果虾仁

原料 虾仁200克，腰果仁50克，鸡蛋30克，植物油适量，料酒、水淀粉各25克，醋15克，香油、味精、盐、葱、姜、蒜、高汤各少许。

做法

1. 把虾仁挑出虾线，然后洗干净。将鸡蛋打散取蛋清倒入碗中，加入盐、水淀粉、料酒搅拌均匀后，放入虾仁挂糊。

2. 将葱、姜、蒜洗净，切成碎末备用。

3. 锅中倒入油烧热后，放入腰果仁炸至金黄色，然后捞出控油，放在一边晾凉。

4. 锅中留少许的油，放入葱、姜、蒜爆香后，倒入虾仁翻炒，然后加醋、盐、高汤、腰果仁颠锅，淋上香油翻炒均匀后即可出锅。

营养分析

虾仁为准妈妈和胎宝宝提供大量的钙质，促进胎宝宝骨骼发育。腰果能降压、利尿、润肠，预防妊娠期高血压，防止便秘。

素炒三丝

原料 豆腐皮50克，胡萝卜、芹菜各10克，干香菇1朵，植物油5克，盐2克。

做法

1. 将香菇用温水泡发，去蒂洗干净，然后切成丝备用。

2. 芹菜择洗干净后切成3厘米左右的小段；胡萝卜洗干净切成细丝；豆腐皮先冲洗一下，然后切成丝。

3. 锅中倒入植物油烧热，然后放入所有的食材翻炒，炒熟后加入盐调味即可。

营养分析

豆腐皮中含有丰富的蛋白质，胡萝卜富含维生素A，芹菜含有大量的纤维素，这道菜不仅可以补充准妈妈和胎宝宝所需的营养，提高准妈妈的抗病能力，还能够促进胎宝宝的健康成长发育。

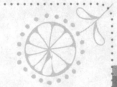

芦笋鸡柳

原料 芦笋、鸡胸脯肉各200克，胡萝卜100克，葱、姜末、盐各1小勺，酱油、料酒各2小勺，水淀粉1勺，香油、植物油各适量。

做法

1. 先把鸡胸脯肉洗净，然后切成条放入碗中，分别加入酱油、料酒各1小勺腌制5分钟。

2. 将芦笋洗净切成小段，胡萝卜洗净后切成条备用。

3. 锅中倒入植物油烧热，放入葱、姜末爆香，然后加入鸡肉、胡萝卜和芦笋翻炒片刻，再加入料酒和盐调味，等到所有食材都炒熟后，用水淀粉勾芡。临出锅前淋上香油拌匀即可。

营养分析

鸡肉可以补中益气，芦笋中含有丰富的维生素、蛋白质、钙、磷、钾等，这道菜口味清淡，营养丰富，适合准妈妈食用。

番茄猪肝汤

原料 番茄100克，猪肝250克，鸡蛋1个，蘑菇2朵，虾米15克，葱、姜、胡椒粉、盐、香油各适量。

做法

1. 先将猪肝剔除筋膜，然后洗净切成小丁，再用刀背打成浆。

2. 葱、姜分别洗净后切成末，然后打成汁后也盛入碗中，再打入鸡蛋，加盐和胡椒粉搅拌。

3. 把肝浆用旺火蒸15分钟，等肝浆凝结成膏状后，切成丁。

4. 番茄洗净后切成小块，蘑菇洗净撕成小片备用。

5. 锅中倒入适量的水，放入虾米煮开，然后加入肝膏丁、番茄和蘑菇煮沸，最后加入少许的盐调味，出锅时淋入少许的香油即可。

营养分析

番茄酸甜可口，还含有丰富的维生素C、钙等营养元素，能补中和血、健胃消食。猪肝能预防孕妇患妊娠期缺铁性贫血。

PART 9

加倍呵护，巩固好成果噢

——30⁺准妈孕8月全程指导

胎宝宝：我已经很灵敏，能够根据情况迅速做出反应。在这个月的末尾，我的身体倒转过来了！小脑袋朝下，很想再把自己转回去，可是做不到！妈妈你脚肿了，很不舒服，这我知道。

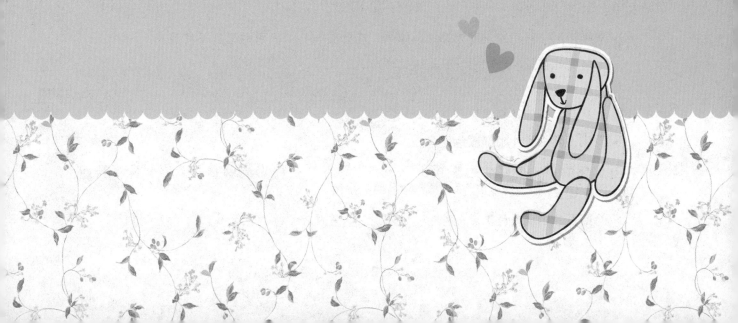

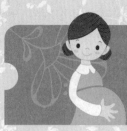

胎儿密语与妈妈体语

胎儿：大脑发育迅速

　　胎儿的身长为40～44厘米，体重达1 500克左右。从这时起，羊水量不再像以前那样增加了，迅速成长的胎儿身体，紧靠着子宫。一直自由转动的胎儿，到了这个时期，位置也固定了，由于头重，一般头部自然朝下。

　　胎儿对外界的强烈影响也有反应。假如在这个时期早产，如慎重保育，胎儿可以存活。肺等内脏器官和脑、神经系统都发展到一定程度。

母体：进入分娩准备期

　　这个时期准妈妈的体重也增加很快，每周约为500克，比妊娠前约重8～9千克。这时期的准妈妈可能会出现胃灼热、便秘、背部疼痛、尿急等妊娠期的不适症状，所以，准妈妈应注意休息，不要过于劳累。

　　↘从耻骨到子宫底的长度为25～28厘米，在肚脐与心窝间可触摸到子宫底。

　　↘下腹明显扩张，开始出现妊娠纹。

　　↘胎动明显。

　　↘久站后，脚部容易浮肿。

　　↘乳头、乳晕及外阴部颜色变深。

　　↘下腹中央，由肚脐至耻骨间出现一条明显的、由色素沉着而形成的线，称为"黑线"。

　　↘脸部可能出现褐色斑点，称为"妊娠斑"，在生产后多半会消失。

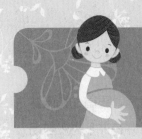

生活保健知识

❤ 潮妈妈孕期三件时髦事

怀孕是女人一生中最具有特殊意义的阶段。我们要能以最潮的形象享受怀孕，才是让人羡慕的时尚准妈妈。

• • • • ❤ • • • • ❤ • • • • ❤ • • • • ❤ • • • •

❤ 组织准妈派对

爱热闹的准妈妈不甘心让十月怀胎变成一件孤单的事，而参加日常聚会又有诸多不便，怎么办呢？与其勉强让别人适应你或者你适应别人，不如和有同样要求的人混在一起——对了，组织孕妇聚会！七八个孕妇欢聚，享用美食的同时，聊聊胎宝宝，是潮妈的智慧选择。

❤ 开个感性孕博

十月怀胎的点滴感受绝对值得详细记录。时尚妈妈开个孕博吧。那些写得成功的孕博，既给了博主倾诉的快乐，也给了众多追捧者感应的快乐。博客聚集志趣相投的孕妇朋友，是一件开心的事。等孩子生下来，孕博自然变成亲子博客，转正的准妈妈们还可以互相交流育儿经。如果有条件，生完孩子后将孕博中的精品文章汇编成书更是怀孕的意外收获了。

❤ 开间妇婴网店

趁此期间开一家网上妇婴用品店，可以让怀孕成为事业的新起点。据婴童行业协会预测，目前中国0～6岁的婴幼儿数量为1.08亿，这个市场的远景容量将是5 000亿元，专家认为，婴童产业是当前最具投资前景的朝阳产业。还有一个重要因素是：数年内，你卖的都将是你最感兴趣、最投入感情的东西，开心和利益双丰富，何乐而不为？

♥ 大肚准妈妈的甜蜜性事

孕晚期，胎盘已经发育完全，胎宝宝生活在一个有很厚"墙壁"的子宫腔里，周围又充满温暖的羊水，可以减轻震荡和摇摆。而且在孕晚期之前，你的子宫颈是紧闭的，并有许多黏液封闭着，能够防止病原菌的侵入。因此，这时是孕期享受甜蜜性爱的最佳时机。

◉ 以下情况严禁性生活

↘ 准妈妈有流产史，在本次妊娠流产危险期过去前，最好不要过性生活。

↘ 准爸爸患有性病或准妈妈阴道发炎，在彻底治愈前禁止性生活。

↘ 子宫收缩太频繁或子宫闭锁不全，可能会导致流产或早产，应避免性生活。

↘ 发生早期破水情况时，禁止性生活，以免病菌感染胎宝宝。

◉ 不要忘记"套套"

精液中的前列腺素被阴道黏膜吸收后，可促使子宫发生强烈的收缩，不仅会引起腹痛，还易导致流产、早产。因此，孕期使用安全套并非"画蛇添足"。正确使用安全套，需要注意以下几点：

↘ 必须在性交开始前戴上，套上前应捏住避孕套顶端供贮存精液用的小气囊，以防止气囊中的空气遇热膨胀促使射精时精液向阴茎根部溢出。

↘ 避孕套不宜事先展开，而应在勃起的阴茎自龟头部分顺势向下展开，保证安全套套住整个阴茎。

↘ 射精后应在阴茎疲软前以手指按住避孕套底部连同阴茎一起抽出。每个避孕套只能使用一次，用过的避孕套应装入塑料袋扔进垃圾筒。

↘ 孕晚期性生活还是要注意姿势、时间和强度，不要压迫到准妈妈的腹部，感到发生宫缩时要马上停止。

让准妈妈更舒服的睡姿

到了孕晚期，睡眠或许又成了一个让人头疼的问题。怎么办呢？

最佳睡势——左侧卧

子宫是一个呈右旋转的器官，采取左侧卧的睡姿可以改善子宫的右旋程度，减轻子宫血管张力和对主动脉、髂动脉的压迫，增加胎盘血流量，改善子宫内的供氧状态，有利于胎宝宝的生长发育。特别是在胎宝宝发育迟缓时，采取左侧卧位可以收到很好的治疗效果。

此外，左侧卧位还可以减轻子宫对下肢静脉的压迫，增加回到心脏的血流量。回心血量的增加，可使肾脏血流量增多，改善脑组织的血液供给，有利于避免或减轻妊娠高血压综合征。但如果左侧卧时间过长，感觉不舒服也可以右侧卧位，最好不要仰卧。

对胎宝宝不利的睡姿

↘ 仰卧位：巨大的子宫会压迫下腔静脉，使回心血量及心输出量减少，从而出现低血压，这时你会感觉头晕、心慌、恶心、憋气等，并伴有面色苍白、四肢无力、出冷汗等症状。

↘ 俯卧位：俯卧会压迫腹腔，使胎宝宝间接受压，同时影响腹腔血液循环和脐带血循环，导致宫内缺氧。

巧妙使用靠垫

如果准妈妈感到非常不舒服，可以用靠垫来帮忙。最好选择质地柔软且弹性好的靠垫，不要选择硬质海绵靠垫，因为它的变形度小，和你的身体及腹部曲线的贴合度比较差，用起来不舒服。侧卧时，将靠垫放置于肚子下，长度最好是能够包覆整个腹部，这样就可以分散腹部重量，减轻背部的负担，还可以在背后也放置一个靠垫。

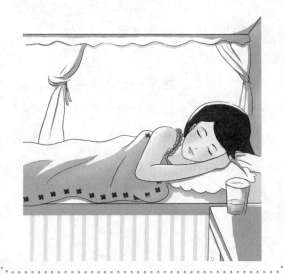

💜 试试亲情"减压大法"

在妊娠期，准妈妈往往会因为担心腹中的胎宝宝，而产生各种担心。这时不妨试试亲情减压大法，试着多与身边的亲人交流。

💜 准爸是最佳倾诉对象

准妈妈的最佳倾听对象是准爸爸，因为胎宝宝是两人爱的结晶，所以关于胎宝宝总是会有聊不完的话题。关于胎宝宝将来的培育问题以及怀孕后的各种顾虑和担心等，准妈妈都可以和准爸爸谈谈，让准爸爸帮忙解决各种难题。准爸爸千万不要觉得不耐烦，这时一定要多陪陪妻子，主动排解妻子心中的各种不快，这样将来的宝宝才能够更加健康快乐。

💜 听取婆婆的经验之谈

除了准爸爸外，准妈妈还可以多和婆婆交流，这是缓解和完善婆媳关系的最佳时机。准妈妈主动同婆婆交流各种怀孕后的反应，听取婆婆的经验之谈，不仅可以解决各种难题，还可以增进婆媳感情。

💜 父母是永远的精神支柱

当准妈妈感到孤立无援时，不要忘记了自己的父母，他们会是你永远的精神支柱。

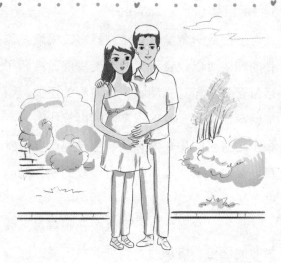

父母的爱都是相通的，你可以多和父母聊聊天，听听自己小时候的趣事，顺便让腹中的胎宝宝也听听，放松下心情。忘记不必要的担忧，想想自己，想想父母，一切不是都已经过来了吗？

女性怀孕后，常常会幻想将来宝宝出生后的画面，并且急切地想要同人交流，这时作为准妈妈身边的亲人，无疑是最佳选择对象。所以当准妈妈想要找人分享对未来美满生活的憧憬时，记得要先和自己的亲人分享哦！

巧妙使用托腹带

随着胎宝宝的长大，准妈妈腰部负担也越来越重。准妈妈可以在医生的指导下使用托腹带，保护胎宝宝的安全。

托腹带，帮你分担负重

使用托腹带，可以减缓准妈妈身体，尤其是腰、腿部的重力负担；可以帮助准妈妈调整身体越来越重的下垂力量，改变腰、腹部负担过重的受力，减轻妊娠中后期身体的负担；还能对付令人望而生厌的妊娠纹，托住腹部，免得下坠的腹部皮肤裂开。

托腹带的适合人群

＼ 有过生育史，腹壁非常松弛，成为悬垂腹的孕妇。

＼ 多胞胎，胎儿过大，站立时腹壁下垂比较剧烈的孕妇。

＼ 连接骨盆的各条韧带发生松弛性疼痛的孕妇，托腹带可以对背部起到支撑作用。

＼ 胎位为臀位，经医生做外倒转术转为头位后，为防止其又回到原来的臀位，可以用托腹带来限制。

应该什么时候使用

怀孕进入8~10个月时，腹壁扩张，并出现所谓妊娠纹，尤其进入第10个月时，变大的子宫会往前倾而使腹部更突出。此时，准妈妈应选择一些有前腹加护的内裤或托腹带。

托腹带的挑选

托腹带的伸缩弹性应该比较强，可以从下腹部微微倾斜地托起增大的腹部，从而阻止子宫下垂，保护胎位，并能减轻腰部的压力。应选用可随腹部的增大而调整、方便拆下及穿戴、透气性强不会闷热的托腹带。

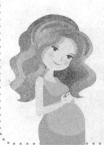

特｜别｜提｜示　　　　　　　　　　　　　　　　　　　　　　**TIPS**

洗托腹带先用温水浸泡10分钟左右，无论使用什么洗涤剂，漂洗都是一道不能马虎的程序，一定要用清水反复过洗两三遍，直到水清为止。

💜 摆脱周边人"过分关心"

怀孕了，要做妈妈了！但是，有种情况你也许没料到，那就是周边人越来越多的关心："男孩还是女孩呀？""看起来不是很大嘛！""小心点别感冒。感冒了可不要吃药哟。"……渐渐地，热情的问候变成了打扰，关心成为了自己的负担。这多少会影响自己的心境，应对不好还会影响亲友关系。其实，用点小小的技巧，就能把这些你无法忍受的关心化解掉了。

◉ 男孩OR女孩，你猜我笑笑

胎儿性别是最大的一个谜，带给了人们无尽的遐想。甚至有好事者以此打赌，对于他们的猜测，太过认真反而自寻烦恼。最好直接把决定权交给她，反问："你看像什么？"当点趣事来听，一笑了之最好。

◉ 巧妙拒绝摸肚肚

没怀孕的时候，谁也不会去摸你的肚子。可现在不同了，就有人喜欢摸摸大肚肚，你如果感觉不爽，也不必委屈自己，可以找个借口把话题岔开，或者干脆直接表示："我知道你很喜欢小宝宝，可是我的肚子不习惯被人摸，等孩子出来的时候再摸他也不迟。"说的时候别忘了面带微笑哟。

◉ 婆婆，别把我当成"国宝"

婆婆这时候关心儿媳就等于关心孙子，所以那叫一个不遗余力，可能真叫人有点烦，求助丈夫是个不错的办法，让他主动和婆婆汇报母子的情况。

◉ 拒听过来人"难过"经历

很多女性一有机会就会绘声绘色地向准妈妈们描述她们的生产经过。殊不知，这正是让准妈妈们难以忍受的事：我这儿还没生呢，你就给我讲那血淋淋的场面，这不是给我增加心理负担吗？如果不感兴趣，干脆就用夸张的语气告诉她："我胆小，你别吓我，否则我老公要找你算账了！"

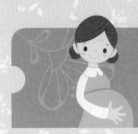

胎教方案推荐

♥ 情绪胎教：微微一笑宝宝喜

微笑是开在嘴角的两朵花，我们都喜欢看见微笑的脸。腹中的胎宝宝虽然看不见准妈妈的表情，却能感受到准妈妈的喜怒哀乐。

♥ 不要吝啬您的微笑

情绪变化与内分泌有关，在情绪紧张或应激状态下，体内一种叫乙酰胆碱的化学物质释放增加，促使肾上腺皮质激素的分泌增多。在准妈妈体内这种激素随着母体血液经胎盘进入胎宝宝体内，而肾上腺皮质激素对胚胎有明显破坏作用，影响某些组织的联合。所以，准妈妈们每天都开心一点，不要吝啬你的微笑。

♥ 美好的一天从微笑开始

清晨，可以对着镜子，先给自己一个微笑，在一瞬间，一脸惺松转为光华润泽，沉睡的细胞苏醒了，让人充满朝气与活力。一个充满欢声笑语的家庭必然是幸福的。

♥ 准爸爸也做微笑大使

在怀孕期间，准爸爸也要常常微笑，因为你的情绪常常影响着准妈妈的情绪。准妈妈快乐，这种良好的心态，会传递给腹中的宝宝，让宝宝也快乐。胎宝宝接受了这种良好的影响，会在生理、心理各方面健康发育。

♥ 用微笑给予胎宝宝最好的胎教

准妈妈要时常微笑，让自己快乐，同时也感染身边的每一个人，准妈妈愉悦的情绪可促使大脑皮层兴奋，使准妈妈血压、脉搏、呼吸、消化液的分泌均处于相互平稳、相互协调状态，有利于准妈妈身心健康。同时会改善胎盘供血量，促进胎宝宝健康发育。

语言胎教：读《生活是美好的》

准妈妈阅读契诃夫的《生活是美好的》，既是对宝宝的语言胎教，又可以增加宝宝的幸福感。

生活是美好的（节选）

契诃夫

生活是极不愉快的玩笑，不过要使它美好却也不很难。为了做到这一点，光是中头彩赢了20万卢布、得了"白鹰"勋章、娶个漂亮女人、以好人出名，还是不够的——这些福分都是无常的，而且也很容易习惯。为了不断地感到幸福，甚至在苦恼和愁闷的时候也感到幸福，那就需要：（一）善于满足现状；（二）很高兴地感到："事情原来可能更糟呢。"这是不难的。

要是火柴在你的衣袋里燃起来了，那你应当高兴，而且感谢上苍：多亏你的衣袋不是火药库。

要是有穷亲戚上别墅来找你，那你不要脸色发白，而要喜气洋洋地叫道：挺好，幸亏来的不是警察！

要是你的手指头扎了一根刺，那你应当高兴：挺好，多亏这根刺不是扎在眼睛里！

如果你的妻子或者小姨练钢琴，那你不要发脾气，而要感谢这份福气：你是在听音乐，而不是听狼嗥或者猫的音乐会。

你该高兴，因为你不是拉长途马车的马，不是寇克的"小点"，不是旋毛虫，不是猪，不是驴，不是茨冈人牵的熊，不是臭虫……你要高兴，因为眼下你没有坐在被告席上，也没有看见债主在你面前，更没有主笔土尔巴谈稿费问题。

如果你不是住在边远的地方，那你一想到命运总算没有把你送到边远的地方去，你岂不觉着幸福？

音乐胎教：在细腻的音乐中享受宁静

让我们跟随小约翰·施特劳斯《蓝色的多瑙河》圆舞曲和班得瑞的《寂静山林》一起感受大自然安谧宁静的魅力吧！

欣赏《蓝色的多瑙河》

《蓝色的多瑙河》圆舞曲为小约翰·施特劳斯代表作之一。乐曲开始，小提琴奏出徐缓的震音，如黎明时平静的多瑙河水微波荡漾，圆号吹出一个充满希望的音调，好似晨曦拨开了多瑙河上的薄雾，黎明到来。音乐生机盎然，安谧宁静。第二部分是序引的小高潮，如河水拍岸，生机勃勃，使人振奋。

这首乐曲来自一首美丽的诗，准妈妈可以在音乐时读给宝宝听：

你多愁善感，你年轻，美丽，温顺好心肠，犹如矿中的金子闪闪发光，真情就在那儿苏醒，在多瑙河旁，美丽的蓝色的多瑙河旁。

香甜的鲜花吐芳，抚慰我心中的阴影和创伤，不毛的灌木丛中花儿依然开放，夜莺歌喉啭，在多瑙河旁，美丽的蓝色的多瑙河旁。

欣赏《寂静山林》

每天早、中、晚欣赏胎教音乐15分钟，一定能使你感到心情舒畅；对腹中的胎宝宝，更是有很大的良性教育效果。现在，准妈妈就来听听一听这首班得瑞的《寂静山林》吧！

班得瑞的音乐非常地安静，没有过多的渲染层次，没有过多的音乐角度，淡淡的音乐，自然的氛围，却给人一种纯音乐角度的美感。

静静地听这首《寂静山林》，它的每一个音符，都代表层层压缩到内心里的感动。闭上眼睛，你会觉得瑞士的湖光山色，在音乐中予以唯美的具象：高山依然壮美，森林依然青翠。阳光是一只温暖的手，无声无息的，把一份惬意揽进怀中，任生命的脉动在寂静的山林中徜徉出一份安宁。一曲听罢，你会觉得耳畔有山泉般清澈的细流，涓涓流过。

❤ 行为胎教：让宝宝心灵又手巧

准妈妈不妨来试试做手工，把一些早年拿手的手工活重新拾起来，或者重新学一些新的技巧。这些看来并不起眼的小活动，对准妈妈和胎宝宝都十分有益。

孕期勤于动手的准妈妈，所生的宝宝会"手巧而心灵"。管理和支配手指活动的神经中枢在大脑皮层占的面积最大，手指的动作精细、灵敏，可以促进大脑皮层相应部位的生理活动，提高人的思维能力。而准妈妈的一举一动，对胎宝宝都是一个胎教的过程。

做手工时，准妈妈自身在对美进行欣赏与鉴别，既是在锻炼自己的思维，同时又通过信息传递的方式促进胎宝宝的大脑发育，有利于胎宝宝智商的开发。所以，准妈妈不妨利用空闲时间，做点手工，让孕期生活更有意义。

❤ 编织出一份爱

为胎宝宝编织一件漂亮的小毛衣，将您对胎宝宝的爱和期待织进毛衣，既能锻炼手脑灵活性，也可以起到为胎宝宝做胎教的目的。初学的准妈妈，可以自己去书店买书照着书上的提示一步步地学习，从简单到复杂，也可以向周围的朋友或者长辈学习。

❤ 样式的选择技巧

为胎宝宝挑选最好的款式和花样，结合自己的创造力，举一反三地编织出富有个性的特色毛衣。春秋时节的毛衣，可以织成色彩丰富、款式多样的线衣；冬装毛衣当然以织得舒适温暖为标准。准妈妈也可以织一些

毛线玩具、背包、温馨的配饰等等。为宝宝编织的羊毛衫、绒线衫，最好织成开衫，同时避免有孔洞的花型，因为宝宝的手指很容易卡在孔洞里。

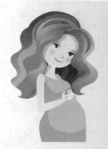

❤ 特 | 别 | 提 | 示 　TIPS

准妈妈编织时，要当件趣事来做，不要当一个任务来完成，要多注意劳逸结合，不宜废寝忘食哦。

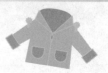

运动胎教：练练孕晚期瑜珈

孕晚期身体动作越来越笨重了，但准妈妈千万不要懈怠，坚持练练孕晚期瑜珈吧！

吉祥式

做法：

1. 坐正，做深呼吸。

2. 两脚合掌，脚跟靠近会阴处，挺直腰背，停留数秒，做深呼吸。

3. 还原，放松双腿，调息。

注意事项：双手抓住双脚板，停留时，尽量感觉腰脊挺直，同时将肛门闭紧，膝盖也应尽力压在地板上。

效果：可调整骨盆，使髋关节柔软健壮，刺激肛门强化其功能，多练习有利顺产，因分娩时产妇需要柔软度极佳的骨盆，帮助胎儿顺利出生，所以适当的伸展骨盆关节及肌肉，可使生产时骨盆能够扩张至极限，这样胎儿便能轻松地通过生产道。

分腿坐式

做法：

1. 跪坐，挺直腰背，做深呼吸。

2. 两膝左右打开，停留做深呼吸。

3. 还原，调息。

注意事项：当动作完成时，请将肛门缩紧，意念专注在呼吸上。

效果：可养精提神，使精神安宁，同时可调整骨盆，有助安产，并促进下半身的血液循环。

天线式

做法：

1. 跪坐，腰背挺直。

2. 吸气时两手左右打开。

3. 吐气时上身后仰，停留数秒做深呼吸。

4. 还原，调息。

注意事项：动作完成后，尽量深呼吸。

效果：扩胸增加氧气的吸入，促进新陈代谢，促进血液循环，并可解除忧郁及胸中烦闷，使心情愉悦，神清气爽，有助安产。

准爸胎教：给准妈妈当"三陪"

给准妈妈当"三陪"比较耗时间，对于工作忙的准爸爸们是个不小的挑战哦。

陪检查

准爸爸就算再忙也要抽出一点时间陪老婆去医院做检查，及时了解孩子的成长情况。去之前可以准备些平时遇到的问题请大夫解答，这样老婆会觉得你关心她，关心宝宝，可以缓解准妈妈的焦虑心情。像"孕妇课堂"之类的课程，有时间也要陪老婆去听课，一方面学了知识，另一方面也是体现自己对老婆"心理支持"的最有力行动。参加这样的活动，准爸爸要打起十二分的精神，即使再无聊也千万不能在课堂上打瞌睡哦。

陪散步

争取每天抽出时间陪妻子散散步，呼吸一下新鲜空气。还可以一边散步一边讲些笑话给老婆听，这样可以调节准妈妈们的心情。当然，要注意的是，准妈妈肚子大起来时身体重心也发生了变化，在下楼梯的时候极有可能踩空，所以准爸爸们别忘了搀扶哦。

陪畅想

陪着老婆一起想像宝宝的样子，一起给孩子取名字，一起对着肚子里的宝宝说话。还可以帮助老婆数胎动、听胎心、量体重……这样既能给老婆心理上的安慰，也能很好地增进夫妻感情。

开心乐园

向美术教师交作业时，一位学生只交了一张白纸。

老师问："画呢？"

学生答："这儿？"他指着白纸说。

老师："你画的是什么？"

学生："牛吃草。"

老师："草呢？"

学生："牛吃光了。"

老师："牛呢？"

学生："草吃光了，牛还站在那里干什么？"

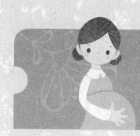

产科专家主张

♥ 孕晚期产检时间表参考

时　间	产检项目	温馨提示
29～32周	检查下肢水肿现象防早产	第六次产检，在孕期28周以后，医师要陆续为准妈妈检查是否有水肿现象。另外，准妈妈在37周前，要特别预防早产的发生，如果阵痛超过30分钟以上且持续增加，又合并有阴道出血或出水现象时，一定要立即送医院检查
33～35周	B超评估胎儿体重	第七次产检，到了孕期34周时，建议准妈妈做一次详细的B超，以评估胎儿当时的体重及发育状况（例如：罹患子痫前症的胎儿，看起来都会较为娇小），并预估胎儿至足月生产时的重量
36周	为生产事宜做准备	为生产事宜做准备
37周	注意胎动	由于胎动愈来愈频繁，准妈妈宜随时注意胎儿及自身的情况，以免胎儿提前出生
38～42周	胎位固定，胎头入盆准备生产，考虑催生	第十次产检，从38周开始，胎位开始固定，胎头已经下来，并卡在骨盆腔内，此时准妈妈应有随时准备生产的心理。有的准妈妈到了42周以后，仍没有生产迹象，就应考虑让医师使用催产素

♡ 教你看懂胎心·监护图

胎心监护是胎心胎动宫缩图的简称，是应用胎心率电子监护仪将胎心率曲线和宫缩压力波形记下来供临床分析的图形，是正确评估胎儿宫内的状况的主要检测手段。

❤ 胎心监护什么时候做

真正的胎心监护，孕妇应该从怀孕34周后开始检查，频率因胎儿检查状况而定，一般刚开始是两周一次，后来一周一次。

❤ 胎心监护怎么看

胎心监护上主要是两条线，上面一条是胎心率，正常情况下波动在每分钟120~160次，基础心率线表现为一条波形直线，出现胎动时心率会上升，出现一个向上突起的曲线，胎动结束后会慢慢下降，胎动计数每12小时大于30次为正常，每12小时小于20次提示胎儿缺氧。下面一条表示宫内压力，只要在宫缩时就会增高，随后会保持在20毫米汞柱左右。胎心监护应注意胎心音的节律性是否忽快忽慢等，正常胎心音每分钟120~160次，如果胎心音每分钟160次以上或120次以下都表示胎儿宫内缺氧，应及时治疗。

❤ 做胎心监护要注意什么

在做监护30分钟至1小时前吃一些食物，比如巧克力。最好选择一天当中胎动最为频繁的时间进行，避免不必要的重复。如果做监护的过程中宝宝不愿意动，他极有可能是睡着了，可以轻拍你的腹部把他唤醒。

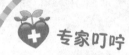

✚ 专家叮咛

如果胎心监护的效果不是很理想，那么监护会持续做下去，做40分钟或者1小时是非常有可能的，请准妈妈不要太过着急。

❤ 70%的准妈妈都有痔疮烦恼

　　女性怀孕后盆腔内动脉血流量增多，静脉内的压力升高，血管弹性降低，又因增大的子宫压迫盆腔的血管，使腿部、外阴部及直肠等处的静脉血不能通畅地返回心脏，这就使直肠下段和肛门周围的静脉充血膨大而形成痔疮。另外，孕期胃肠道蠕动减慢而出现便秘、排便困难、腹内压力增高，也是促使痔疮发生的原因。

　　痔疮发生后会经常反复出血，时间长了会导致贫血，出现头昏、气短、疲乏无力、精神不佳等症状，易造成胎宝宝发育迟缓、低体重，甚至早产或死亡。

　　痔疮发展到一定程度可脱出肛门外，形成外痔。你在行走、咳嗽等腹压增加的情况下，痔块就会脱出，坐、行走、排便时都会疼痛难忍，给你带来精神和体力的双重负担。对付痔疮，预防是关键，具体我们应该怎么做呢？

❤ 合理饮食

　　多喝水，尤其是蜂蜜水和淡盐水；多吃富含膳食纤维的蔬菜、水果；不吃辣椒、胡椒、生姜、大蒜、大葱等辛辣刺激的食物和调味品；排便困难时可多吃些芝麻、核桃等含丰富植物油脂的食物，以起到润肠的作用。

❤ 定时排便

　　不要久忍大便；每次蹲厕所的时间不要超过10分钟，以免引起肛管静脉扩张或曲张。

❤ 提肛运动

　　并拢大腿，吸气时收缩肛门，呼气时放松肛门，可改善局部血液循环，减少肛门处静脉丛的瘀血。每日早晚做2次，每次20～30次。

❤ 按摩肛门

　　排便后清洗局部，用热毛巾按压肛门，顺时针和逆时针方向各按摩15次。

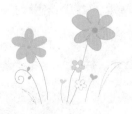

💬 开始做会阴按摩

面对会阴侧切，难道你就只能无奈地被迫接受吗？答案当然是否定的。避免它，需要你大约从孕32周开始，每天坚持进行会阴按摩。

💬 学习按摩方法

➘ 修剪指甲，并将双手充分清洗消毒。找一个温暖舒适的地方，呈半躺半坐的姿势，弯曲并分开双腿。

➘ 拿一面小镜子放在你的会阴前面，镜面朝向会阴部。此时，你会清楚地看见会阴周围肌肉组织的情况。

➘ 选择一些成分安全的按摩油，如纯的菜子油、甜杏仁油或水溶生的润滑剂，将其涂在会阴的周围。

➘ 伸出一只手的拇指，尽量深地插入你的阴道，同时伸展双腿。拇指朝直肠方向按压会阴组织，并轻柔地继续拉扯伸展会阴口，直到你感觉有轻微的烧灼或刺痛感。

➘ 保持这种伸展，直到刺痛的感觉消失，然后继续前后轻柔地按摩阴道。

➘ 按摩过程中，在阴道里勾起你的拇指，并且缓慢地向前拉伸阴道组织，因为分娩时宝宝的头也会这样出来。

➘ 最后，前后轻柔按摩拇指和食指之间的肌肉组织大约1分钟。

💬 按摩注意事项

➘ 在按摩的过程中不要用力按压尿道，否则会导致感染和发炎。

➘ 按摩的时间不宜过长，也不要太用力，以免会阴部敏感的肌肤出现疲伤和刺痛。

➘ 按摩时，如果你的阴道过度敏感而引起子宫收缩，应立即停止。

 专家叮咛

会阴按摩结合骨盆底肌肉锻炼和拉梅兹呼吸法共同进行练习，能够更好地提升肌肉弹性的锻炼效果。

拉梅兹呼吸法练习窍门

拉梅兹分娩呼吸法强调分娩是一种正常、自然、健康的过程。通过一系列的学习与持续的练习，使每位准妈妈在情绪上、生理上承受力增强。那具体练习有哪些窍门呢？

做好练习准备

准妈妈穿着宽松舒适的衣服，盘腿坐（躺着也可以）在床上或地板上，保持身体完全放松，眼睛注视着同一个点，可以在面前放一幅画或自己喜欢的布娃娃，这样比较容易使眼睛集中焦点。

善用廓清式呼吸

在每个步骤开始和结束时，都做一次廓清式呼吸，方法是先用鼻子慢慢吸气到腹部，然后再用嘴像吹蜡烛一样慢慢呼气。

配合手部动作

将手轻轻放在下腹部，吸气时用手指轻轻从腹部外围往上做环形按抚；呼气时再用手指轻轻从腹部中心往下做环形按抚，每分钟做11～13次。

模拟子宫收缩期练习

↘ 子宫收缩初期：先规律地用4个"嘻嘻轻浅呼吸法"、1个"呼"的呼吸方式。

↘ 子宫收缩渐渐达到高峰时：大约1秒做1个"呼"的呼吸方式。

↘ 子宫收缩逐渐减弱时：恢复使用4个"嘻嘻轻浅呼吸法"、1个"呼"的呼吸方式。

↘ 子宫收缩结束时：做一次胸部呼吸，由鼻子吸气，再由嘴巴吐气。

合理把握时间

练习时不要急于求成，先慢慢地来，等到熟练时再加长每次呼吸的时间。如进行嘻嘻轻浅呼吸法练习时，可以先做20秒，然后再慢慢加长，直至每次呼吸能达到60秒。

开心乐园

一天，阿呆问儿子："家中谁的视力最差劲？"

儿子回答："爸爸的视力最差劲！因为您光看一张邮票就得用40倍的放大镜看上大半天。"

♥ 胸闷呼吸沉重可改善

孕晚期为什么容易出现胸闷呢？原因有三：一、日益增大的子宫和胎宝宝压迫肺部，影响呼吸功能，导致胸闷。二、随着子宫的日渐增大，宫底会一步步升高，当宫底达到一定高度时，就会向上挤压心脏，影响到心脏的正常血液循环，就会出现胸闷。三、胎宝宝和子宫的重量压迫到腹腔主动脉，影响静脉血液回流，引起心血输出量不足而致使组织供氧不足，从而引起胸闷。

以下5种方法帮你改善胸闷，让呼吸轻松舒畅起来。

♥ 深呼吸

胸闷多是由大脑或脏器缺氧引起的，而深呼吸可以吸入更多的新鲜空气，以供给体内各脏器充足的氧气，改善微循环和脏器的功能。这样，胸闷的情况就会得到一定的缓解。另外，深呼吸还能清洁肺部，保护呼吸道，增强免疫力。

♥ 不穿紧束衣物

过紧的衣服，尤其是内衣，会阻碍血液循环，压迫胸肺部，严重时会导致胸闷。因此，衣物还是应以宽松为主，让身体处在不受束缚的自由状态。

♥ 不仰卧睡觉

仰卧时，整个子宫的重量会压迫腹主动脉和下腔静脉，使心、脑等组织器官供血不足，从而发生胸闷的症状。尤其是经过一夜的长时间睡眠后，这种情况会更严重。

♥ 保持情绪稳定

起伏不定的情绪会导致血压骤升骤降，会引起供血、供氧的不平衡，这也会导致胸闷的发生。

♥ 吸氧

缓解胸闷的比较快速的方法就是吸氧，一般医院里都会有这样的供氧设备。

甜甜蜜蜜去上学习班

孕妇学习班一般会讲解孕期的保健、营养和服药知识，以及如何预防感冒等小疾病，监测胎动、识别先兆流产等知识；在孕晚期开始讲解如何照顾新生儿、母乳喂养等知识。你可以在那里学到不少实用的孕产知识，让你对整个孕期有一个系统的把握，避免走一些弯路。你还可以和其他准妈妈相互交流经验，一定程度上消除自己的恐惧感和孤独感。怎么样，抽时间和老公甜甜蜜蜜去上学习班去吧！

明智选择学习班

医院的孕妇培训课程：好处是讲师一般为本医院的妇产科医生，她们经验比较丰富，能够从实际出发，为你孕期生活中遇到的问题作指导，但一般都是一些较为普遍的基本知识，内容比较单一，可选择的课程也较少。

社会上开设的孕妇培训班：课程内容丰富，除了一些基础孕产知识，还开设诸如孕妇瑜伽、孕妇体操之类的课程，你可以根据自己的兴趣进行选择。但比较烦人的是其中可能会有产品推销，使孕妇培训课变成产品推销会。

选择培训班时，要将路途考虑进去，因为培训课程是一个连续的长期过程，要经常去上课，如果你的家离培训班太远就比较麻烦了。

准爸不能偷懒哦

别以为孕妇学习班只是准妈妈的专利，准爸也可以上，而且还很有必要。准爸可以在准妈去上学习班时陪同前往，看看其他准妈的情况或者和在外等候的其他准爸做一下交流，对更好地照护准妈很有帮助。如果你报的孕妇班有专门针对准爸开展的课程，那就再好不过了。

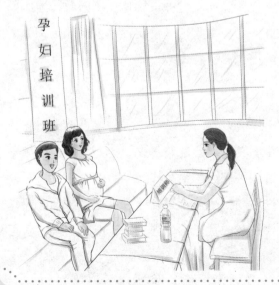

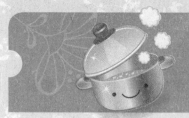

营养方案推荐

♥ 准妈妈如何饮食才能不上火

怀孕后，很多准妈妈由于这样那样的原因，可能会比较容易上火，这对孕妇及胎宝宝都会造成不良的影响，不利于保持身体健康。那准妈妈如何才能不上火呢？

◉ 多吃水果和蔬菜

除了多吃苦味的食物，准妈妈还应该多吃甘甜爽口的新鲜水果和鲜嫩蔬菜，这样也能够达到去火的目的。专家指出，甘蓝菜、花椰菜、苹果、西瓜、葡萄等富含矿物质，特别是钙、镁、硅含量较高的蔬菜水果，对于宁神降火有着神奇的功效。因此，准妈妈应多吃和常吃这些食品，对去除准妈妈体内的火有很好的效果。

◉ 牛奶解热去火

很多人认为喝牛奶会加重上火，引起烦躁。其实，喝牛奶不仅不会上火，还能解热毒、去肝火。中医认为牛奶性微寒，可以通过滋阴、解热毒来发挥去火功效。准妈妈需要注意的是，不要把牛奶冻成冰块食用，否则很多营养成分将被破坏。

◉ 苦味食品

良药苦口利于病，一般情况下苦味的东西都有利于排毒泻火。最佳的苦味食物则是苦瓜，苦瓜是凉性的食物，不管是凉拌、煸炒还是煲汤，都有清热去火的功效，从而达到去火的目的。如果准妈妈能生吃苦瓜，那去火的效果会更佳。不过正是因为苦瓜是凉性的，所以并不适合一年四季吃，而且也不是所有体质的准妈妈都适合吃，比如体寒的准妈妈就要尽量避免吃凉性食物。另外，苦味的食物除了苦瓜外还有很多种，准妈妈也可以吃一些苦菜、杏仁、芥蓝等苦味比较重的蔬菜。

❤ DHA与EPA，大脑发育不可缺

DHA是构成细胞及细胞膜的主要成分之一，它能够增强大脑传递信息的能力，是大脑发育、成长的重要物质之一。孕期补充DHA，能够优化胎宝宝大脑锥体细胞的磷脂的构成成分，刺激大脑皮层感觉中枢的神经元增长更多的突触，促进胎宝宝的大脑发育。另外，DHA还能促进视力发育。

EPA能够增进血液循环，促进体内饱和脂肪酸的代谢，降低血液黏稠度，预防心血管疾病。

❤ 该补DHA和EPA了

怀孕后期是胎宝宝大脑中枢的神经元分裂和成熟最快的时期，对DHA和EPA的需求量也最大，所以从这个时候开始准妈妈就需要专门进行补充。DHA的每日摄取量至少为200毫克，一般含DHA的食物都含EPA，满足DHA摄入的同时，就能摄入充足的EPA。

❤ DHA和EPA的来源

↘ 深海鱼类：深海鱼类和贝类的脂肪中含有大量的DHA和EPA，且容易被身体吸收，你平时可以适当吃一些金枪鱼、鲜鱼、三文鱼等深海鱼。如果担心海鱼受污染严重，可以选择其他补充方式。

↘ 海藻类：藻类物质受污染小，DHA含量和纯度更高，且EPA含量低，不用担心

EPA摄入过量。

↘ 孕妇奶粉和营养补充剂：市面上出售的孕妇奶粉、鱼油和海藻胶囊等都含有DHA和EPA，且配比更科学，服用更方便，在购买时要选择适用于孕妇的营养制剂。

↘ 坚果类：核桃、榛子等坚果和橄榄油、亚麻油等植物油中所含的亚麻酸，能够在体内转化为DHA和EPA，也可以作为间接补充来源。

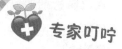

❤✚ 专家叮咛

叶黄素是DHA的"保护神"，它能够促进大脑对DHA的吸收，因此在补充DHA的同时要适且补充叶黄素。

❤ 胃胀气准妈妈怎么吃

　　胃胀气、消化不良的准妈妈的饮食需注意以下几点。恼人的胃胀气，是许多准妈妈怀孕时都会遇到的困扰。总觉得有什么东西在胃里顶着，猛然感觉饿了，吃点东西又感觉不舒服，厉害的时候都能让人坐卧难安。这可怎么办呢？胃胀成准妈妈该怎么吃东西呢？

◠ 多补充纤维素

　　准妈妈可多吃含丰富纤维素的食物，蔬菜类如茭白、笋、韭菜、菠菜、芹菜、丝瓜、莲藕、萝卜等；水果中则以柿子、苹果、香蕉、猕猴桃等含含有丰富膳食纤维。

◠ 少食多餐

　　为减轻腹部饱胀的感觉，准妈妈可以从每日三餐，改至一天吃5～6餐，减少每餐的分量。另外，在饮食上除了要控制蛋白质和脂肪的摄入量。

◠ 避免吸入不必要的气体

　　为避免让不必要的气体进入腹部，准妈妈在吃东西的时候应保持细嚼慢咽，进食时不要说话，避免用吸管吸吮饮料，不要常常含着酸梅或咀嚼口香糖等。

◠ 避免食用产气食物

　　准妈妈应尽量避免吃易产气的食物，如豆类、蛋类及其制品、油炸食物、马铃薯等，太甜或太酸的食物、辛辣刺激的食物也不宜食用。另外，烹调时添加些大蒜和姜片，也可以减少腹胀气体的产生。

◠ 多喝温开水

　　如果大便累积在大肠内，胀气情况便会更加严重。充足的水分能促进排便，准妈妈每天至少要喝1500毫升的水。

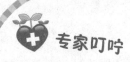

✚ 专家叮咛

　　当孕妇胃胀气的症状严重时，可以服用一些药物治疗，但是在服用前必须先征询医生的意见。

铁——给肌体运送充足的氧气

准妈妈要为自己和胎宝宝在宫内及产后的造血做好充分的铁储备，因此，在孕期应特别注意补铁。

生理功能

大脑的一切活动依赖于氧气的供给，氧气供应充足，大脑活动的频率也就越高，反应随之加快，效率提高，而铁是运送氧气的重要参与者，人体如果缺铁的话，会导致运输给大脑的氧气减少，进而影响到大脑功能。孕周越长，胎宝宝发育越完全，需要的铁就越多。适时补铁还可以改善准妈妈的睡眠质量。准妈妈需要吸收双倍的铁来为胎宝宝提供足够的氧气。

缺乏警示

营养学家提示：孕期缺铁会发生缺铁性贫血，影响身体免疫力，使准妈妈自觉头晕乏力、心慌气短，并干扰胚胎的正常分化、发育和器官的形成。胎宝宝缺铁则容易出现宫内缺氧、生长发育迟缓，甚至会在出生后有智力障碍。

每日最佳供给量

怀孕期间，准妈妈对铁的需求量是孕前的两倍，孕早期每日至少要摄入15～20毫克，孕晚期铁的每日摄入量为20～30毫克。

补充攻略

含铁量较高的食物有：蛋黄，每100克含铁6.5微克；海带，每100克含铁4.7微克；桂圆，就是通常所说的龙眼，每100克含铁3.9微克；猪血，每100克含铁8.7微克。我们常说的深色食物，如紫菜，每100克含铁54.9微克；猪肝，每100克含铁22.6微克；黑木耳是含铁量最高的，每100克达到97.4微克的铁含量。准妈妈如果能将富含维生素C的橙汁、红辣椒和草莓与含铁的谷物、菠菜以及全麦面包一起吃则更有利于铁质的吸收。

鱼——营养丰富，百味之味

有人说：吃鱼的女士更漂亮，吃鱼的先生更健康，吃鱼的孩子更聪明，吃鱼的民族更兴旺。30+准妈妈，相信你也喜欢鱼之味。

食补价值

鱼的蛋白质含量丰富。鱼类蛋白质含有丰富的蛋氨基酸和牛磺酸，都是含硫氨基酸，它能影响血压的调节机制，使尿的排出量增加，从而抑制钠盐对血压的影响，降低妊娠高血压的发病率，有利于母婴的健康。

鱼的无机盐、维生素含量较高。海水鱼含碘较丰富，每千克鱼肉含碘高达500~1 000微克，淡水鱼每千克鱼肉也含碘50~400毫克。还含有钙、磷、铁、维生素等，这些都是人体所需要的营养素。

鱼具有降低胆固醇的功效。鱼身上的脂肪多为不饱和脂肪酸，具有降低胆固醇的作用。另外，孕中后期是宝宝大脑发育的关键时期，而促进大脑发育的最佳营养素为不饱和脂肪酸。所以如果准妈妈在怀孕时多食鱼，无疑对胎宝宝大脑的发育是大有好处的。

最佳食用方法

鱼的吃法很多，如清蒸、糖醋、炒鱼片、做鱼丸等，但夏天一般以清炖为好，比较清淡，不会影响准妈妈的食欲。

搭配宜忌

鱼与豆腐搭配炖汤营养价值最高；如用陈皮和鲤鱼煮汤，有温中散寒、补脾开胃的功效，适宜胃寒腹痛、食欲不振、消化不良、虚弱无力的准妈妈食用。

但鱼也有很多食用禁忌，例如煲鱼汤的时候加入猪肉或者猪肝易产生有害物质。

营养师提醒

鱼虽然对准妈妈有补充营养的作用，但是如果每天都吃的话不利于营养均衡，还会造成便秘，此外，感冒发烧的准妈妈不宜多吃鱼。

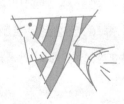

酸奶——嫩肤益智功效大

酸奶是大家熟知的乳制食品，它清凉可口，增进食欲。从"药食同源"的角度看，酸奶完全可以同乳酪相媲美。

• •

食补价值

酸奶的营养价值超过新鲜牛奶。它含有多种乳酸、乳糖、氨基酸、矿物质、维生素、酶等。其中，乳糖能促进人体肠道内乳酸菌的生长，抑制肠内异常发酵造成的中毒，保证肠道健康。

准妈妈常喝酸奶，会使皮肤白嫩、光洁，而且酸奶中含有的物质，能促进胎宝宝大脑发育。此外，酸奶中的矿物质种类非常丰富，除了我们所熟知的钙以外，磷、铁、锌、铜、锰的含量都很高。

最佳食用方法

最好饭后半小时到1个小时饮用。

酸奶贮藏温度以2~6℃为宜，饮用酸奶的适宜温度应在10~12℃，能够保证酸奶的营养物质不被破坏而得到充分吸收。

搭配宜忌

酸奶适合与各种甜味水果块一起食用。

将猕猴桃、黄桃、草莓切成块，和酸奶一起拌食，是既新鲜又漂亮的健康美食。

酸奶很适合与淀粉类的食物搭配食用，比如米饭、面条、包子、馒头、面包等。对爱喝酸奶的准妈妈来说，酸奶配面包、点心作早餐，既口感好还营养丰富。

酸奶千万不要和高油脂的加工肉品，如香肠、腊肉等一起食用。因为此类食品内含有的亚硝酸，会和酸奶中的胺形成致癌物亚硝胺。

营养师提醒

酸牛奶忌加热，加热后，不仅酸奶的特有风味消失，其中的有益菌也被杀死。

切忌空腹喝酸奶，饭后2小时饮用较好。理由有三：一是乳酸菌在胃酸很强的条件下死亡，妨碍其保健效果的发挥；二是空腹喝酸奶蛋白质会被浪费；三是酸奶中的乳酸对胃有刺激作用。

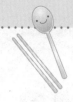

本月食谱推荐

冬菇炒茼蒿

原料 冬菇100克，茼蒿400克，大蒜4瓣，料酒、水淀粉各1勺，葱白1段，盐1小勺，香油、鸡精各少许，植物油适量。

做法

1. 将茼蒿择洗干净，然后切成段，氽烫一下，捞出沥干水分。

2. 把冬菇洗净切成片；葱白洗净后切成小段；大蒜切片备用。

3. 锅中倒入适量的植物油烧热，然后放入葱段、蒜片爆香。

4. 加入冬菇翻炒，待快熟时再放入茼蒿，加入料酒、鸡精、盐煸炒片刻，最后用水淀粉勾芡，淋上香油搅匀即可。

营养分析

茼蒿中含有大量的粗纤维，能够润肠通便，有助于防治孕妇便秘。冬菇中的维生素D含量较多，能够帮助钙质的吸收。

椰子煲鸡

原料 椰子1个，乌鸡1只，杏仁15克，火腿30克，盐10克，白胡椒粉3克。

做法

1. 将椰子的顶端用刀切开一个小口，然后将椰汁倒出，再将内壁的椰肉挖出来，除去表面的碎渣切成小片。

2. 把乌鸡剁去头和爪子，把鸡皮撕去。将火腿切成薄片。

3. 锅中倒入清水烧沸，放入乌鸡、杏仁开中火煮沸。再把椰肉放入锅中，转为小火慢炖2个小时。

4. 乌鸡煮烂后，加入火腿片。最后再放入盐和胡椒粉调味即可。

营养分析

乌鸡是很好的滋补品，富含蛋白质、B族维生素、磷、铁、钾等多种营养物质，能够有效地预防孕妇患骨质疏松症和缺铁性贫血。椰肉中含有大量的蛋白质、脂肪、糖类、维生素C的营养成分，能够利尿消肿，有利于缓解准妈妈腿脚水肿的症状。

红豆糯米炖莲藕

原料 莲藕90克，红豆40克，莲藕20克，糯米25克，白糖适量。

做法

1. 将莲藕洗净，然后切成片备用；把莲子、红豆、糯米洗净。

2. 锅中加入适量的水，然后放入藕片、莲子、红豆、糯米，用大火煮沸后转为小火慢炖2小时。

3. 出锅时加入适量的白糖调味即可食用。

营养分析

莲藕中含有丰富的植物蛋白质、维生素、淀粉、钙等营养物质，可以补中益气，有助于准妈妈提高免疫力。红豆能够健脾利胃，有利于准妈妈消化吸收营养。莲子能够预防流产、早产，有安胎保胎的作用。

黄豆猪蹄

原料 猪蹄200克，黄豆100克，姜1块，葱1棵，八角、糖、酱油、盐各适量。

做法

1. 先将黄豆提前浸泡半天。将猪蹄洗净焯水2～3分钟后冲洗。

2. 将炒锅置于火上，锅内下油，待油热时放入生姜片、葱段、八角，有香味后将猪蹄放入锅内爆炒，然后加酱油翻炒几下。

3. 然后在锅内加水，记住水要没过猪蹄，大火烧开。然后转小火，大约20分钟。

4. 最后在锅内加入黄豆大火烧开，再加些糖、盐。然后小火慢慢煨了，直到猪蹄烂为止。没有熟的话可以再加些水，继续煨一会儿。黄豆也一定要熟哦！

5. 放入味精，葱花，出锅即可。

营养分析

黄豆中含有丰富的优质蛋白质，能够防止血管硬化，促进宝宝大脑发育。猪蹄可以预防孕妇患骨质疏松症，出现腿脚抽筋或麻木，有利于缓解四肢疲劳。

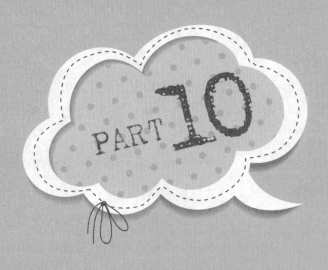

PART 10

等待，有点激动有点忐忑

——30⁺准妈孕9月全程指导

胎宝宝：妈妈，我已经是一个足月的婴儿了。呼吸、消化、生殖系统、大脑、骨骼、四肢、五官……该有的，都有了。妈妈，我晓得你现在不好受，越来越大的我挤着你的五脏六腑都快撑不住了，你的手脚、腿都出现了水肿。再耐心等待一下吧，用不了多少日子你就可以见到可爱的我啦！

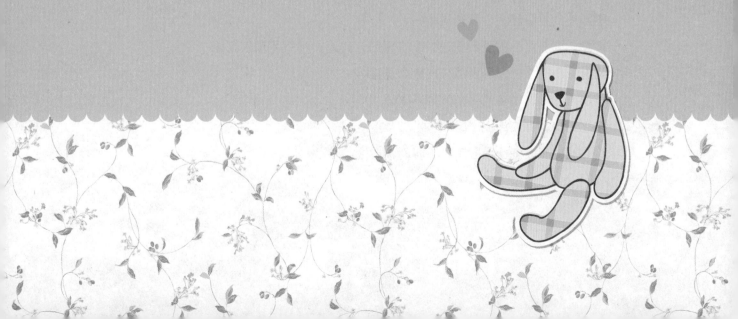

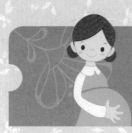

胎儿密语与妈妈体语

胎儿：我是可爱的小·BABY

　　胎儿身长为45～48厘米，体重增加了1 000克左右，有2 500克了。全身开始出现皮下脂肪，身体变成圆形的，皱纹也多了，皮肤呈有光泽和肤色。长满全身的毫毛开始逐渐消退，脸上和肚子上的细毛已经消失。指甲很快长出，直达指尖，但是不会超过指尖。男孩子的睾丸下降至阴囊中，女孩子的大阴唇隆起，左右紧贴在一起，也就是说，生殖器几乎已齐备。

　　到这时，肺和胃肠也都很发达。已具备呼吸能力，婴儿喝进羊水，能分泌少量的消化液。尿也排在羊水中。因此，胎儿若在这个时期娩出，有在暖箱中生长的能力。

母体：这个月好难对付

　　↘ 从耻骨可触摸到子宫。

　　↘ 腹部外凸更明显，容易造成腰痛。

　　↘ 胃肠、肺脏、心脏受到压迫，会有胃胀、胸闷、呼吸不顺等现象。

　　↘ 阴道分泌物增加，容易感染白色念珠菌。

　　↘ 小便次数增加，老觉得小便解不干净。

　　↘ 按压乳房，有乳汁流出。

　　↘ 胎儿的位置大多已经固定，不容易再改变。

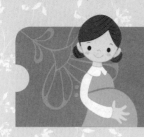

生活保健知识

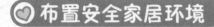

❤ 布置安全家居环境

孕晚期，准妈妈诸多行动不便，所以家居环境一定要做一些特殊的布置。

❤ 地板不能太滑

大肚的你本来就身体笨重，行走不便，如果在光滑的地板上滑一跤，那可非同小可，即使没有摔倒，也会受到不小的惊吓。如果家里是瓷砖地板，最好能够在经常走动的位置铺上地毯，这样既可防滑，走在上面又能使身体得到较好的缓冲，为你在家中的行走安全上了"双保险"。

❤ 用可升降晾衣架

换一套可升降的晾衣架吧，轻轻摇动手柄便可随意调节横杆的高度，即使准爸爸不在家，你也可以自己轻松完成晾衣的工作了。免得踮起脚或踩着凳子才能够得着，这样做实在太危险了。

❤ 床铺高度要适中

床铺太高，你就需要"爬上爬下"，给上下床造成一定困难，很不方便；太低的话，你又需要弯腰俯身，但因为腰不能用力，这就增加了腿的负担，容易发生"跌坐"的情况。所以，床铺的高度要以你只需稍微弯曲膝盖就能坐在上面的高度为宜。

❤ 让桌角变"温柔"

家里桌椅板凳的边边角角看似平常，但在孕期就变成值得关注的危险因素了，尤其是方桌角和玻璃材质的桌角。虽然这看起来有些小题大做了，但是为了你的安全，建议你将家里所有家居带棱带角的部分都要用布包上，让它们变得"温柔"起来。

起床时，动作要缓慢平稳

准妈妈到晚期天大的事都不要急躁。起床亦是如此，不然有可能发生意外。

不要着急起床

我们从睡眠的状态醒来时，血压有一个从低变高的过程，如果猛然起床，会使大脑出现短暂性缺血，很容易发生晕厥。因此，你在起床时不要一睁开眼就马上着急起来，而要先在床上躺几分钟，清醒一下，等血压慢慢升高，意识完全恢复之后再起身。

起床动作要缓慢

起床动作要尽量缓慢、平稳。不要直直地坐起身，更不要让腹部用力，而是要侧着身体，先用下边的手臂撑住床面，然后借助另一只手的力量将身体慢慢撑起。如果自己起身有困难，可以让老公搭把手。

床边放置脚垫

孕晚期肚子太大了，你坐在床边时脚往往不容易够到地面，在下床时可能会由于重心不稳而摔倒。建议你在床边的地板上放置几块比较厚的硬垫子，在下床时用来搁脚。千万不要用小板凳，容易踩翻摔跤。

起床前做下预备动作

经过一晚上的睡眠之后，你可能会有身体僵硬、腰酸背痛等现象出现。这时先不要着急下床，而是先坐在床上将身体各关节活动开，比如前后左右转动一下脖子，伸平手臂做一下扩胸运动（但千万不要做伸懒腰的动作）等，这也许会让你感到更舒服些。

如果你在起床时经常有头晕的情况发生，就要到医院检查一下是否有贫血或低血压。

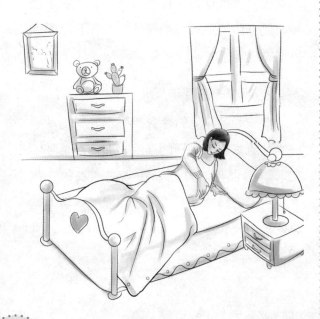

💟 自我"减负"有五招

到了孕晚期，准妈妈身体会有诸多不适，可能一定程度上也会增加自己心理上的压力，这时候该怎么自我"减负"呢？

💟 做做深呼吸

当心情变得烦躁不安时，准妈妈们不妨试一下深呼吸。全身放松后，微闭双眼，然后用鼻子深深地吸一口气，大约5秒钟左右，再慢慢地呼出去，重复做深呼吸3分钟。

💟 听欢快音乐

怀孕后，如果准妈妈每天早晨都能听节奏欢快的音乐，那心情也会变得快乐起来；中午时可以听一些激昂的音乐，能够振奋精神。晚上听些舒缓的音乐，有助于使大脑放松，帮助入睡。

💟 想象可爱宝宝

当你想要发脾气时，可以想象一下宝宝正在看着你，想要安慰你的样子。当你因为孕吐反应而情绪失落时，可以想想宝宝将来的样子，为了宝宝能够健康顺利地出生，你要告诫自己不可以闹情绪，要保持愉快稳定的情绪。

💟 美文阅读

当情绪烦躁的时候，你可以试着去读一些优美的散文或是诗歌，充分展开你的想象力，幻想下未来幸福的一家三口的画面。也可以看一些语言活泼、愉快的文字，让自己的身心逐渐放松，忘记不快。但是注意不要看悬疑、恐怖小说。

💟 换一下形象

女性心情不好的时候常会换个发型或是去买衣服。准妈妈也可以在心情不好的时候，换个发型，改变一下自己的形象。也可以去买几件新衣服，打扮下自己，让自己看起来更有魅力。

❤ 做好按摩的注意事项

按摩可以使孕晚期的准妈妈缓解疲劳，减少因怀孕带来的不适感，但是如果按摩不当也会带来意想不到的后果，所以按摩时一定要注意。

❧ 力量要适当

人体对疼痛的承受力各有不同，而男性的手劲较大，所以准爸爸帮准妈妈按摩时，手法要温柔，力量轻重要以准妈妈感觉舒服最重要。有些穴位只要稍微压按就难以忍受，如承山穴，应适可而止。如果用力过猛、刺激太强，效果反而不好。

❧ 按摩部位要适宜

按摩部位要选好，以免操作时伤害到重要组织，如腹部的穴位，最好少去按摩刺激，可以用热敷来代替；对容易引起子宫收

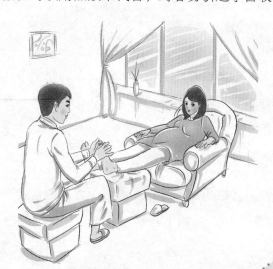

缩的敏感部位，如乳房、大腿内侧也不要加以刺激；还有如合谷穴，按压会促进催产素的分泌，具有催产作用，中医无痛分娩时会用；肩井穴，如果刺激太强容易使人休克，可能对胎宝宝也不利。

❧ 特殊情况，及时停止

一般来说，准妈妈做按摩是十分安全的，但是如果出现以下情况，要及时停止，如骨质疏松或严重缺钙，出现这种情况就不宜再接受按摩，以免骨骼由于外力的作用出现脱位、骨折或者骨裂；如饱腹，因为饱腹按摩容易降低大脑供血，引起胸闷、呕吐、头晕等不良反应，严重者造成母体缺氧，威胁胎宝宝的生命与健康。

❧ 把握原则，循序渐进

在按摩时，要掌握好一个原则，即活动范围由小到大，活动速度也要先慢后快，力度要先轻后重，恰到好处，既要有效又要让准妈妈感到全身轻松，使不适症状好转。

310

❤ 准妈妈做一些助产运动吧

经过9个月的盼望，这个月准妈妈就要进入产前的准备状态了。为了使胎宝宝能够顺利地出生，准妈妈在产前一定要坚持做助产运动，这样有助于准妈妈顺利地分娩。下面我们就一起学习一些助产的运动吧！

❤ 第一节：放松运动

先仰卧，并垫高头、膝和脚底，使全身肌肉放松，自然呼吸。然后换侧卧。

❤ 第二节：抬腿运动

侧卧，一手支撑头部，下面一条腿弯曲，让上面一条腿脚尖撑地，向上抬起、伸直，把脚尖膝盖打直，然后从膝盖开始放松，恢复姿势。完成后，换另一侧，重复同样动作。

❤ 第三节：盘坐伸展运动

先盘腿坐好，把重量放在两胯上，然后一边吐气一边做。然后双手放在肩上，一只手向上举起拉伸，高度高于另一手，然后放松，换另一手。完成后手上举，进行扩胸动作，然后深呼吸。

❤ 第四节：驼峰下垂运动

让双手与双膝触地，使腰部与背部得到充分伸展，然后一边吸气一边收缩肛门，接着头朝下，在准爸爸的协助下将背部弯成弓形，慢慢吐气，放松肛门，脸往前看，将重心前移，使背部得到放松。

❤ 第五节：骨盆倾斜运动

两脚叉开30厘米，双手放在身体两侧，靠墙站立，双膝弯曲，后腰贴近墙面，呼气，吸气，并放松脊椎骨，重复做几次。

如果从中晚期开始准妈妈就坚持做助产运动，不仅能减少分娩时间，有利于宝宝的顺利娩出，还会从很大程度上减少准妈妈宫缩的痛苦。

❤ 开心乐园

姑姑问宝宝几岁了，宝宝答："三岁。"姑姑道："长得真快，就要跟桌子一样高了。"宝宝歪着脑袋想想，问道："妈妈，桌子几岁了？"

上班族准妈妈安度孕晚期

由于工作和生活压力较大，很多准妈妈在怀孕后依然坚持上班，即使是到了孕晚期，也还在职场上奋斗着。下面我们将教给上班族准妈妈如何度过孕晚期。

高压力族群

如果长期承受着过重的压力，准妈妈就容易出现早产、流产等问题。现在每个行业都有很大的压力，所以上班族准妈妈应该注意缓解压力。

应对方法：压力较重的准妈妈可以经常找人倾诉、听音乐放松情绪或换位思考问题，这都能为不良情绪找到出口。

需要长时间坐立

长时间坐着的准妈妈腿部容易静脉血栓，这是因为长期坐在狭窄的空间里，缺乏活动，导致静脉血液回流受阻，血液稠度增加，使得血液回流不顺畅，引起下肢腿部静脉血管内出现血栓。

应对方法：准妈妈每隔1~2小时，就站起来走动走动、做简易的伸展操，活动下筋骨；坐着时宜多活动双脚（如脚踝运动、按摩腿部等）、避免翘脚。

需要长时间走路

虽然说散步是最适合孕妇的运动，但是如果准妈妈长时间走路就会引发子宫收缩异常，使得子宫颈轻易张开，增加早产的风险。

应对方法：一旦上班族准妈妈有早产的迹象，应立即休息1小时，如果休息后情况有改善，则以后要更谨慎些；如果休息后非但没有缓解反而加剧了，则应该马上到医院诊治。

生活作息不正常

有调查结果表明，生活作息不正常的上班族准妈妈，发生流产的可能性较高。

应对方法：在怀孕满23周后，准妈妈应该尽量避免从事夜班工作。

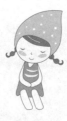

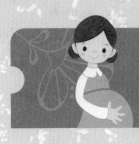

胎教方案推荐

❤ 情绪胎教：享受"孕球"的奇妙感觉

作为准妈妈，就是这生命奇迹的创造者和见证者。亲身经历了这次巨变，一定会让你赞叹生命的力量。

❤ 悦纳身体的奇妙变化

怀孕是一件多么奇妙的事：原来的"太平公主"现如今丰乳肥臀，前凸后翘；腹部平平的现在胰胸叠肚，成了大肚子蝈蝈；曾经吃素的你在"害喜"之后，居然莫名爱上了红烧肉；一向走路轻快的你被高起来的肚子拖累得鸭子步态，甚至看不到自己的脚面；以前除非饿了才会肚子咕咕叫，现在肚子里面居然冒泡泡，还有不安分的小手小脚抓来踢去；小时候总想扒开肚脐眼看看里面有什么的你这下子心愿得偿……

❤ 悦纳周围人的关照

珍惜并慢慢咀嚼怀孕的个中滋味吧，错过了就没机会了。

职场伙伴对你提高了关注度：领导对你更加关照，男同事默默地帮你承担力气活，女同事恨不得把自己育儿的经验和心得全传授给你，朋友忙里偷闲过来看你，还给你带了大枣、准妈妈奶粉之类的营养品。

连陌生人都会关注你，上车有人给你让座，排队有人让你先来，让你由衷赞美社会公德之高，社会风气之好。

那种感觉就像自己是一块被人捧在手心里的宝贝，得到那么多人的精心呵护，是多么幸福的一件事呀！

♥ 行为胎教：计划产假，完美交接

对上班族准妈妈来说，首先要面对的是处理产假与工作的关系，因为只有事先做好职场上的准备，才能让产假无后顾之忧。

◐ 产假何时开休

什么时候开始休产假，要根据个人情况来定。如果准妈妈产检一切正常，就可以工作到预产期前1周；如果身体不允许，那就提前1个月或者更早开始休产假。

◐ 请产假前先做计划

既能照顾好宝宝又能在职场占得一席之地是最好的结果，但不是每个准妈妈都有那么好的机遇。因此，我们在此想提醒准妈妈，虽然休产假是法律赋予您的基本权利，但在行使这些权利时还要多加考虑，尤其是对那些不想放弃工作的准妈妈，更需要提前规划一份产假工作计划。

◐ 列出工作明细表

职业女性所从事工作的不可替代性越高，交接准备工作就越复杂。可以先将每一项与自己相关的工作细节仔细记录下来，之后列出工作明细表，例如"例行事务表"、"专题任务表"、"即将开始实施任务表"等等，这样代理人会根据表中的安排很快接手工作。

◐ 完美交接工作

与工作代理人交接工作是一个很重要的环节。在产假前，准妈妈让代理人了解自己工作的脉络与流程，并提前进入工作状态，万一自己出现早产症状，可轻松离开。同时，让代理人同与自己工作有密切联系的同事熟悉，便于代理人在产假期间接替工作。

◐ 产假期间常联系

在产假期间可以与代理人通电话，关心一下他的工作状态，虽然有时会比较麻烦，但不吝啬这点时间与耐心，才是以后在职场生存的长久之道。

💗语言胎教：读《你是人间的四月天》

　　这是一代才女林徽因写给爱子梁从诫的一首诗。四月是四季中最美好的一个月，蕴含着春天的蓬勃力量。宝宝就是春天的星、嫩芽的鹅黄，是一树花开，是梁间燕子……是世界上所有美好的事物中最耀眼的那一个。宝宝在母亲的眼中是多么地珍贵，母爱是多么地热烈。

你是人间的四月天
—— 一句爱的赞颂

我说你是人间的四月天，
笑响点亮了四面风，
轻灵在春的光艳中交舞着变。

你是四月早天里的云烟，
黄昏吹着风的软，
星子在无意中闪，
细雨点洒在花前。

那轻，那娉婷，你是，
鲜妍百花的冠冕你戴着，
你是天真，庄严，
你是夜夜的月圆。

雪化后那片鹅黄，你像；
新鲜初放芽的绿，你是；

柔嫩喜悦，
水光浮动着你梦中期待的白莲。

你是一树一树的花开，
是燕在梁间呢喃，
——你是爱，是暖，是希望，
你是人间的四月天！

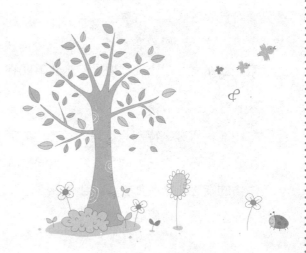

❤ 准爸胎教：给妻子最细微的呵护

准爸爸在孕晚期对准妈妈的呵护关键在一些细节哦！

● ● ● ● ● ❤ ● ● ● ● ● ❤ ● ● ● ● ● ❤ ● ● ● ● ● ❤ ● ● ● ● ● ❤

❤ 帮她洗脚、剪脚指甲

到9个月，准妈妈的肚子会大到看不见自己的脚，这就会使一些需要弯腰去做的事变得难以实施了，比如洗脚和剪脚指甲。

每天准备好一盆热水，帮妻子舒舒服服泡个脚，再帮她擦干，定期修剪脚指甲，既解决了妻子面临的难题，又能让妻子倍感欣慰，何乐而不为呢？

❤ 一起走路时搀扶她

准爸爸有力的臂膀是妻子此时最大的帮助，随时随地搀她一把，让她因为有你而感觉到安全、舒适，在一生中的任何时刻你们都应该这样相持相扶。

❤ 她翻身助一臂之力

到孕晚期，准妈妈睡觉可不是件舒服的事。翻身变得越发有难度，要么是身子先过去，再把肚子挪过去；要么是肚子先过去，身子再跟过去；甚至干脆翻不过去。这时，身边再有个只顾自己呼呼大睡、对妻子的困难一无所知的准爸爸，那份心情可想而知。

所以，这一时期的准爸爸就要牺牲一点自己的睡眠了，警醒一些，多留意身边的妻子，适时帮她翻个身，别让她今后提起这件事就有的说。

❤ 帮她穿衣、系鞋带

有些准妈妈装，特别是准妈妈裙都是在背后有个拉链。行动越来越"笨"的准妈妈想要自己拉好拉链还是挺吃力的，系鞋带也同样有难度。

体贴的准爸爸这时如能主动上前帮妻子的忙，一定会让她心情大悦。关键是要主动，别总是等着妻子要求你做这做那。

❤ 意念胎教：想想宝宝的可爱样子

整个孕期我们都不厌其烦地在心中悄悄描绘着宝宝的样子：他最好长着爸爸那样高挺的鼻子，长着妈妈那样水汪汪的大眼睛和秀美的眉毛，至于脸形，最好比爸爸的圆一点，比妈妈的长一点。宝宝的模样究竟是由什么决定的呢？这几乎就是另一个美丽的"歌德巴赫猜想"呢！

研究证明，准妈妈常常设想宝宝的美好形象，即使是相貌平平的父母，也能生出非常漂亮的宝宝。这是因为母亲通过自己与胎儿在心理和生理上的相通，将这种信息传递给了胎儿。另一个原因是，准妈妈在构想胎儿的形象时，情绪会非常好，从而促使体内具有美容作用的激素增多，这些激素利于胎儿面部器官的结构组合和皮肤发育，从而塑造出准妈妈理想中的宝宝。但是，想象过程中要注意以下两点。

❤ 想象"理想宝宝"

准妈妈正因为心中存着美好的愿望，所以能够体现在言行举止中。正因为有了对宝宝将来的期望，才能在孕期非美不视、非美不做。因此，准父母可以强化"我的孩子应该是这样的"愿望，用自己的意象来塑造理想的宝宝。

❤ 把美好的向往具体化

想象塑造宝宝，应当具体化、形象化，不要笼统地想："我的宝宝一定要漂亮"。可以看一些喜欢的儿童画和照片，并仔细观察夫妻双方的相貌特点，择取各人长处进行综合，在头脑中给宝宝画一个明晰的画像，

并反复强化。每一遍的强化都默默地告诉宝宝："你会长成这样哦。"时间一长，这些就会潜移默化地被胎儿接受，成为胎教。

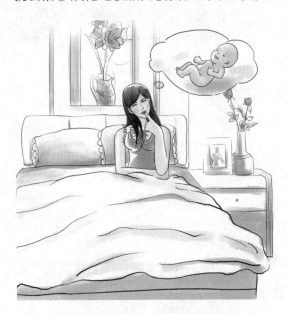

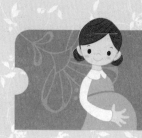

产科专家主张

💗 胎盘——胎宝宝的生长基地

　　胎盘是胎儿与母体间进行物质交换的器官。胎儿依靠胎盘从母体获得营养、氧气，维持自己在子宫中的生长发育，并将自身的代谢物通过胎盘送入母血，由母体排出体外；胎盘还能合成人绒毛膜促性腺激素、雌激素、孕激素、宫缩素酶等，以维持孕期母体与胎儿的需求。胎盘还可以阻止母血中的某些有害物质进入胎儿血中，保护胎儿免受危险因素的侵害。下面这些异常情况需要小心了。

❤ 前置胎盘

　　正常情况下，胎盘应附着在子宫的前壁、后壁及侧壁上。如果胎盘像小帽子那样附着在子宫颈内口的上方，恰好戴在胎宝宝的头上或臀部，这种情况称为前置胎盘。前置胎盘不会直接影响胎儿发育。如果出血程度轻微，止住出血可以继续妊娠到自然分娩。如果出血很多，就得剖宫产以保母子平安。

❤ 胎盘早剥

　　在胎宝宝还没出生以前，胎盘的正常位置是紧贴于子宫壁的。如果它在预产期前要脱离子宫壁，称为胎盘早剥。如果胎盘早剥，原则上应争分夺秒地让胎儿产出。

❤ 粘连性胎盘和植入性胎盘

　　如果绒毛深入蜕膜基底层，胎盘粘连于子宫壁上，就形成粘连性胎盘，需要助产人员用手进入宫腔剥离。

　　蜕膜有炎症或叶状绒毛生长过长造成植入性胎盘，这种情况强行剥离，会发生出血、休克，穿破子宫肌肉，造成子宫穿孔和感染，后果会很严重，应立即进行剖腹手术，缓解危机。

💟 白带增多，纯属正常

怀孕期间，体内激素分泌增多，刺激子宫腺体增生，阴道上皮细胞及宫颈腺体分泌旺盛，再加上胎宝宝的增大对骨盆等组织的压迫，出现血管和组织充血，白带等分泌物就会增加，这是正常现象。但我们也不能大意，因为细菌有可能来捣乱。

🔍 观察白带，自测身体健康

↘ 正常的白带无臭味，呈无色透明如蛋清样，也不会引起瘙痒。如果白带性状、气味改变，就很可能是患上了某种妇科疾病。为了方便判断白带的颜色及状态，最好穿浅色的内裤。

↘ 如果白带较多、气味难闻或阴部瘙痒，就应该看有无细菌感染。

↘ 如果白带量增多并且呈乳酪状，伴有阴部剧烈瘙痒，可能感染了白色念珠菌。

↘ 如果白带恶臭并呈水状，阴部瘙痒或疼痛，可能感染了滴虫。

↘ 如果白带呈脓样且气味难闻，可能感染了衣原体。

↘ 如果白带呈豆腐渣样，且伴有外阴瘙痒及烧灼样疼痛感，则是感染霉菌性阴道炎的症状。

↘ 如果白带呈黄色，质黏如脓涕，则多见于宫颈糜烂等。

一旦发现白带性状、颜色、气味出现异常，应及时去医院就诊。

💟 局部清洁很关键

经常用干净的温开水冲洗外阴，清洗用的盆具要专用，不能用来洗别的东西。每次用完后将盆洗净擦干，收在干燥通风的地方。

💟 内裤选择与清洗

选择面料柔软、透气、吸汗的内裤，最好是棉质的，较不容易引起皮肤过敏。另外，内裤边缘不能太紧，以免紧勒下腹部及大腿根部，引起血流不畅。保持内裤的清洁卫生，每天更换，并单独手洗。先用开水或消毒液浸泡清洗内裤，然后在阳光下暴晒干燥，最好不要阴干。

♥ 羊水有什么"特异功能"

人类是另一种类型的"两栖动物"，胎儿时期住在水中，出生后生活在陆地上。而孕育胎儿的神奇之水便是"羊水"。宝宝有什么"特异功能"，才可以在羊水里自由生活呢？

◉ 神奇羊水解密

胎宝宝并不是像鱼或者其他两栖动物一样在水中可以"呼吸氧气"。胎宝宝赖以生存的主要因素是胎宝宝与母亲之间的脐带，脐带与胎儿的重要血管联结，通过胎盘与子宫建立密切联系。因此，胎儿在子宫内的羊水中并不进行有效地呼吸活动。

◉ 羊水的形成

孕早期时，羊水来源是母体血清的透析物质，这时水分也能透过胎儿皮肤，因此羊水也能来自胎儿血浆。

当孕龄增加时羊水量也增加，孕4个月起胎儿尿液也混入羊水中。另一方面，胎儿胃肠道可以吞咽较多的羊水，从而取得羊水量的平衡。另外，呼吸道分泌物也能进入羊水。因此在孕4个月时羊水量约为200毫升，至孕34～35周时为980毫升。以后羊水也会稍微减少，至孕40周时约为800毫升。

◉ 羊水的三大作用

﹨缓冲腹部外来压力，给宝宝安全的生长环境。有了羊水的缓冲，外来压力就不会直接伤及胎儿。

﹨羊水还能稳定子宫内温度，使其不会有非常大的波动，让胎儿有一个相对稳定的生长发育环境。

﹨在分娩期羊水形成水囊，可以起到缓慢扩张宫颈的作用。

羊水提供胎宝宝健康信息，因此医学上常常通过检测羊水的质和量及其中的某些成分来了解胎儿的健康及发育情况。

❤ 开始着手分娩前准备工作

怀孕第九个月之后，宝宝即将到来了，为了保证分娩的过程顺利，这时候，准妈妈应适当做一些分娩前的准备工作，让身体处于最佳状态。具体需要做些什么呢？

❤ 适度的运动

临近预产期，准妈妈肚子明显增大，行动笨重，很容易疲劳。有些准妈妈于是就什么都不做，整天躺在床上，这种做法是错误的。此时的运动是非常重要的，既可以使胎儿呼吸到新鲜空气，又可以使孕妇锻炼腹部和盆腔的肌肉，有助于将来的顺利分娩。

❤ 练习呼吸

分娩能否顺利进行，很大程度取决于产妇是否懂得用力、休息、呼吸这三方面的方法，交替采取不同的呼吸法可使全身松弛，以减轻子宫阵缩及宫颈口扩张引起的不适。如腹式深呼吸、胸式呼吸、浅呼吸、短促呼吸、肌肉松弛法等，立下决心顺产的准妈妈，应当坚持每天用一点时间来练习。

❤ 洗浴要注意

太凉或太热的水对皮肤造成的刺激，会影响准妈妈的周身血液分布，不利母体健康及胎儿发育。在饥饿或饱食后1小时以内不宜洗澡。注意乳头的清洁，要经常用温水清洗乳头，洗后抹上油脂，这样可使皮肤滋润而有韧性，分娩后经得起婴儿吸吮。否则容易发生乳头皲裂。

❤ 产前检查

一般来说，准妈妈每个月只需做一次产前检查就可以了，但从怀孕8个月开始，则必须每两周做1次检查，这是为了尽早发现妊娠后期的孕妇疾病，特别是对胎儿有直接影响的"妊娠中毒症"。

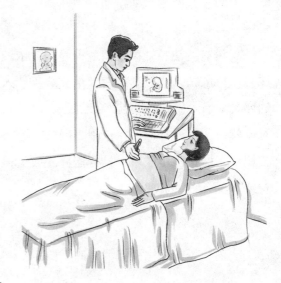

♥ 小心产前焦虑来袭

进入孕晚期，你除了要承受身体上越来越多的不便外，还要经历一次严峻的心理考验，因为这时你很容易产生焦虑情绪，甚至患上产前抑郁症。产前焦虑会给你和胎宝宝都带来直接的影响，严重焦虑常伴有恶性妊娠呕吐，并可导致早产、产程延长、新生儿窒息、围产期并发症等状况。焦虑还会使你的肾上腺素分泌旺盛，导致代谢性酸中毒，引起胎宝宝宫内缺氧或引起自主神经紊乱，造成产时宫缩无力、难产或滞产。

◉ 产前焦虑的害处

＼ 睡眠质量差：夜里睡不好、睡不深、夜尿频多、多梦且非常在意梦的内容。白天没精神，晚上睡眠差，越睡不好越焦虑，越焦虑越睡不好，形成一种恶性循环。

＼ 嗜好有点疯狂：你可能会突然对某件事非常感兴趣，如变得无比热爱购物，有用的没用的买回来一大堆，而且乐此不疲。这也是人体对焦虑情绪的一种调节保护机制。

＼ 没有办法独处：感情变得脆弱，依赖性强，特别黏人，时刻需要准爸爸或其他人的陪伴，无法忍受独处。自己一个人呆着时，就会不停地打电话，或用上网聊天等方式和别人保持密切联系，只有这样才会觉得安全。

◉ 究根问底找原因

＼ 内分泌的变化引起情绪的不稳定。

＼ 担心胎宝宝畸形或患有某些疾病而产检未能检查出来。

＼ 害怕自己承受不了分娩的痛苦或分娩时发生意外。

＼ 担心宝宝出生后，自己的职业受到影响或家庭经济压力增大。

当局者迷，准妈妈往往在有了焦虑情绪时还不自知，以为这是理所当然。因此，准爸爸要细心观察、时刻监督，及时扑灭老婆产前抑郁症的火苗。

♥ 开心乐园 • • • •

"爸爸，墨水很贵重吗？"

"啊，不。你怎么会这样想呢？"

"因为我洒了一点点墨水在地毯上，妈妈就像非常痛心似的。"

骨盆测量别怕烦

产道的通畅与否将直接关系到准妈妈的安危，是整个分娩准备中与先天素质密切相关的内容。为了防止由于骨盆过于狭窄而引起的难产，在妊娠末期，医生会对准妈妈进行骨盆测量。

什么是骨盆测量

骨盆测量分为外测量和内测量两个部分，主要测量准妈妈骨盆入口和出口的大小。

＼ 如果入口过小，宝宝的头部无法正常入盆，准妈妈的肚子往往是高高尖尖的，民间俗称"悬垂腹"。此种情况，准妈妈根本没有经阴道分娩的可能，一般都是进行剖宫产结束分娩。

＼ 如果出口过小，宝宝到达骨盆底部后，胎头无法顺利娩出，宫缩加剧，准妈妈疼痛难忍，胎头受压变形，不仅不能正常分娩，时间过长还会导致宝宝颅内出血，导致胎儿窘迫等危险；准妈妈则会因频繁宫缩发生先兆子宫破裂，严重影响母婴安全。

骨盆测量的时间

有些医院在进行初次检查时就会测量骨盆，大多数医院在妊娠28～34周之间测量骨盆，也有的医院在妊娠37～38周时还要做一次鉴定，以判断胎儿是否能经阴道分娩。

怎样配合医生测量

产检时，如果医生要进行骨盆检查，千万不要因为害怕妇科检查的疼痛而拒绝进行。在配合医生检查时，做深呼吸，同时放松腹部肌肉，你越紧张，医生的操作越困难，你的痛苦越大，需要的时间也会更长。

另外，一些早期检查中发现骨盆不够宽的准妈妈在孕晚期再次检查时，也有骨盆变为正常的可能，此时你就可以安心地生产小宝宝了！

PART

10

等待，有点激动有点忐忑

准妈妈不能忽视这"肿"问题

约有75%的孕妇，在怀孕期和产后或多或少会有水肿情形发生。原由是由于子宫越来越大，压迫到下腔静脉，因而造成血液循环回流不顺。这是属于正常现象。但确实给准妈妈造成了很大的痛苦，那我们该怎么面对这"肿"问题呢？

减轻水肿自己做运动

预备姿势：盘腿坐在地上或坐在椅子上。

动作1：抬起左脚，将右手除大拇指外的4根手指从左脚的脚底方向全部插进脚趾缝里，刺激脚趾缝。做1分钟左右，换另一只脚。

动作2：两只手捏住左脚，两个大拇指置于脚背，并齐沿两根脚趾骨的骨缝向下按摩。按摩2~3分钟后换另一只脚。

给自己选一双好鞋

为缓解浮肿，有效减少脚的疲劳，准妈妈的鞋最好选择柔软天然材质的软皮或布鞋。鞋底防滑、鞋后跟以2厘米为好。鞋大小适中，宽松舒适为佳。不宜选沉重而且不透气的鞋。

减轻水肿的饮食

脚部水肿，可能是因为摄食过多盐分或者饮用过多的水，那聪明的准妈妈如何通过饮食把水肿赶跑呢？冬瓜、南瓜以及西瓜等可帮助消水肿。冬瓜鱼汤、冬瓜蒸菌等菜肴中的冬瓜性寒味甘，可以减轻孕妇的下肢水肿。另外，南瓜的营养也很丰富，不但可以促进胎儿的脑细胞发育，还可以防治妊娠水肿。吃西瓜既可消暑，又具利尿作用，是去水肿的最佳水果。

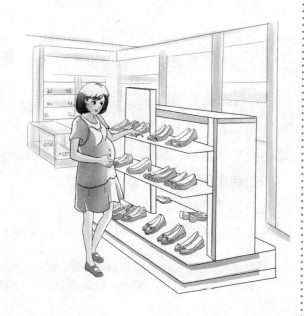

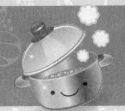

营养方案推荐

❤ 防治妊娠贫血的食疗妙方

准妈妈贫血吃什么？以下食谱值得借鉴。

土豆什锦汤

原料 土豆1个，胡萝卜半根，干金针菜10克，红枣10颗，当归1片，海带1小块。

做法 先将土豆与胡萝卜洗净去皮，然后切成块。红枣泡软后切开去掉核，海带泡软后切成丝，金针菜用沸水氽烫1分钟后捞出沥水。将准备好的全部食材放入锅中，加入1000毫升的水，用大火煮沸，再转为小火继续煮20分钟，加入盐调味即可。

清蒸香菇红枣

原料 大枣10颗，香菇20克，鸡肉150克，葱姜末、白糖、食盐等适量。

做法 把香菇用温水泡发洗净，切成丝备用，鸡肉洗净切成丝。然后将大枣、香菇和鸡肉，加入适量的盐、白糖、葱姜末放过锅中，隔水蒸熟即可，每天吃一次。

紫菜芝麻粥

原料 干紫菜10克，发菜10克，红糖10克，黑芝麻粉5克，甘草粉2克。

做法 先把干紫菜和发菜放入锅中，加入300毫升的水用大火煮沸，再转为小火继续煮5分钟，关火放凉。往汤中加入黑芝麻粉、甘草粉和红糖，再果如果汁机中搅拌均匀即可。

缓解妊娠水肿的食疗方

在妊娠期，准妈妈的体液大约会增加7升左右，如果其中的细胞外液猪留在了组织中，就会造成妊娠期水肿的现象。下面介绍几种能够缓解孕期水肿的食疗方法：

玉米须瓜皮汤

原料 老玉米须30克，白色的西瓜内皮250克，冬瓜皮250克，红豆150克。

做法 先将老玉米须洗干净，然后用沸水汆烫1分钟，捞出沥干水分。再把老玉米须装到纱布袋中，放入锅内，倒入3 000毫升的水，加入西瓜皮、冬瓜皮和红豆一同用大火煮沸，再改为小火煮半个小时，滤渣取汤汁饮用。

薏仁粥

原料 糯米200克，薏仁150克，红糖5克。

做法 先将糯米和薏仁分别淘洗干净，然后倒入沙锅中，加入适量的水，开小火慢慢熬制糯米软化即可。食用前加入红糖调味即食。

豆腐干拌豆角

原料 豆腐干200克，豆角250克，胡萝卜50克，花椒油10克，姜5克，盐3克。

做法 先把豆角择洗干净切成小段，再放入沸水锅中汆熟，捞出后沥干水分晾凉。把豆腐干洗净，切成小片放入沸水中焯一下，捞出控干水分。胡萝卜和姜分别洗净，胡萝卜切成薄片，姜切成碎末。把豆角、豆腐干和胡萝卜都放入盘中，用花椒油、盐和姜末调成酱汁，倒入盘中搅拌均匀即可食用。

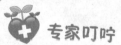 **专家叮咛**

出现妊娠期水肿，准妈妈的饮食要注意低盐，多吃些富含维生素B_1的食物，如黄豆、动物肝脏等。另外要多吃些冬瓜、南瓜等利尿的食物。

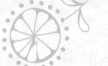

维生素C——增加肌体的抗病能力

30⁺准妈妈孕期不能缺少维生素C，建议多吃些富含维生素C的蔬菜或水果。

生理功能

维生素C又叫抗坏血酸，具有重要的生理作用。它不但参与人体一些组织的形成，而且能增强母亲的抗病能力。同时也是很好的肌肤营养素，是美白、保湿过程中必不可少的重要分子。

维生素C还能促进钙和铁的吸收，有利于防止准妈妈钙、铁的缺乏。另外，如果准妈妈体内维生素C不足，会直接影响到胎儿的发育，严重的情况会造成早产和流产等后果。

另外，维生素C能促进胎儿皮肤、骨骼、牙齿和造血器官的生长，尤其是在胎儿牙齿形成时期如果缺乏维生素C，牙质不能正常形成，会造成牙基质的发育不良，孩子出生后牙齿容易损伤或产生龋齿。

缺乏警示

怀孕期间缺乏维生素C，不仅影响准妈妈对铁的吸收，出现孕期贫血，还会引发牙龈肿胀出血、牙齿松动，并影响胎宝宝对铁的吸收，出现新生儿先天性贫血及营养不良。

每日最佳供给量

我国推荐准妈妈膳食维生素C的摄入量由每日100毫克增至130毫克，以满足母体和胎宝宝的需要。因此，准妈妈每日的中餐或晚餐中最好保证都有蔬菜的摄入。

补充攻略

维生素C多存在于新鲜蔬菜和水果中，水果中的酸枣、柑橘、草莓、野蔷薇果、猕猴桃等含量最高；蔬菜中以番茄、辣椒、豆芽含量最多。先洗后切，洗菜时速度要快，烹调时应快炒，少加或不加水，都能减少维生素C的流失。如果是依靠服用维生素制剂来补充，须在医生的指导下服用。

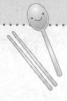

本月食谱推荐

清蒸冬瓜鸡

原料 嫩鸡肉350克，冬瓜500克，绍酒1小勺，葱白1段，姜1块，盐适量。

做法

1. 先将嫩鸡肉洗净，然后放入沸水中焯熟，再去掉鸡皮，切成小块。

2. 把葱洗净切成小段，姜洗净后切成片。

3. 将鸡块放入盘中，加入鸡汤、盐、葱段、姜片上笼蒸透，然后把葱、姜拣出，滗出鸡汤。

4. 把冬瓜洗净去皮，然后切成小块，放入沸水中余烫，捞出沥干水分。

5. 将鸡汤倒入沙锅中，然后放入冬瓜，大火煮开后，加入鸡块，转为小火，烧开后撇去浮沫即可。

营养分析

冬瓜能够清热利尿，消肿祛湿，预防孕妇患妊娠期高血压。准妈妈常吃些鸡肉，能健脾利胃，强筋健骨，有利于胎儿发育。

红枣黑豆炖鲤鱼

原料 鲤鱼1条，黑豆30克，红枣6颗，葱2段，姜2片，盐、料酒各适量。

做法

1. 黑豆先淘洗干净，再放入水中浸泡1小时左右。把鲤鱼处理干净后洗净，然后切成段。红枣洗净后去掉核。

2. 锅中倒入适量的清水，然后放入鲤鱼段，用大火烧开。

3. 加入黑豆、红枣、葱段、姜片、盐和料酒，转为小火煮至黑豆烂熟即可关火。

营养分析

鲤鱼中含有丰富的蛋白质和钙质，能够促进胎儿的大脑发育。黑豆可以治疗水肿、消胀，有利于准妈妈防治妊娠水肿。

番茄荸荠鸡片

原料 鸡胸脯肉150克，荸荠50克，番茄酱50克，鸡蛋清1个，白糖25克，淀粉15克，醋、盐、熟猪油各适量。

做法

1. 先将鸡胸脯肉洗净，然后切成片放入碗中，加入盐、蛋清、淀粉腌制待用。把荸荠去皮洗净切成片。

2. 锅中倒入熟猪油，待三成熟后，放入鸡片，加入少量盐，开大火翻炒至鸡肉变白后捞出。

3. 锅中倒入适量的清水，然后加入荸荠、盐、番茄酱、白糖和醋，大火烧开，用淀粉勾芡，再倒入鸡片翻炒均匀即可。

营养分析

荸荠中含有丰富的蛋白质、脂肪、粗纤维、维生素和碳水化合物，能够清热泻火、生津止渴。孕妇常吃能够预防流感，增强身体的免疫力，有利于胎儿的健康成长，还能健胃消食、通肠利便。

木耳炒莴苣

原料 干木耳20克，莴苣300克，大蒜2瓣，葱1小段，姜1片，泡椒5克，盐1小勺，植物油适量。

做法

1. 把木耳用温水泡发，去蒂清洗干净，然后用手撕成小朵。莴苣去皮后洗净，切成菱形的薄片，加入少许盐搅拌均匀。

2. 泡椒洗净切成丁备用；大蒜斜切成小段；葱段、姜丝备用。

3. 锅中倒入适量的植物油，烧热后放入姜、葱、泡椒炒出香味，然后加入木耳和莴苣，用大火翻炒至断生。

4. 最后放入葱段，加入盐翻炒均匀即可出锅。

营养分析

莴苣中富含铁元素，能够有效防治准妈妈患缺铁性贫血。木耳有利于提高孕妇的免疫力，清洗肠道。

PART 11

万事俱备，宝宝要"搬家"

——30⁺准妈孕10月全程指导

胎宝宝：我的"房子"越来越放不下我了，我得"搬家"了，我必须"搬家"了。我周围那清澈透明的水开始变得浑浊，过去每天给我提供营养的胎盘开始不能满足我的需要。我已有了足够的本领，我要到外面的世界生活了。

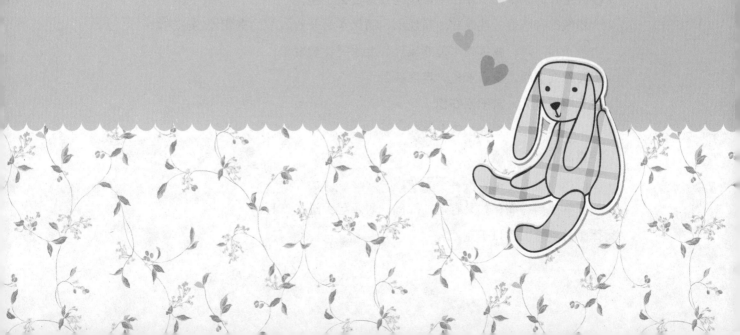

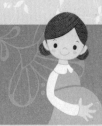

胎儿密语与妈妈体语

❤ 胎儿：迫不及待要"搬家"

身长为48～50厘米，体重为3 000克左右，皱纹已消失，变成个淡黄色的胖乎乎的胎儿了。头部已进入骨盆之中，身体的位置稍有下降，胎动比以前更加频繁。

胎儿除了仍在继续成长和成熟外，最突出的在于为体外生活准备条件。其中首要的就是中枢神经系统的成熟，使胎儿的首脑部位能获得掌握生命和应付环境的最基本能力。

❤ 母体：迎接瓜熟蒂落吧

这个月准妈妈的身体有哪些变化呢?

↘ 耻骨至子宫底的长度为32～34厘米。

↘ 接近足月时，胎儿下降，子宫底的位置也会下移。

↘ 大腿根部有压迫、酸痛或抽筋现象，腹部常因子宫收缩而有变硬的感觉。

↘ 由于子宫下降，胸部的压迫感减轻，会感觉比较轻松。

↘ 下腹部向前倾，重心不稳，容易摔跤。

↘ 由于腹部变大，常睡不安稳。

↘ 手指经常肿胀、发麻，甚至疼痛。

↘ 阴道流出大量黏液分泌物。

↘ 小便次数增加，常觉得解不干净。

↘ 腹部常感到疼痛，如果有规则阵痛，表示已经进入产程。

↘ 体重总共增加约11千克。

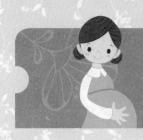

生活保健知识

♥ 让准妈妈放松的小窍门

随着预产期越来越接近，准妈妈会对分娩有一种恐惧感，在别人的经验中，准妈妈知道分娩是一项痛苦、困难并且让人筋疲力尽的任务。要知道，准妈妈的感情会直接传达给胎儿，如果总是处于紧张和疲劳的状态，那么胎儿的情绪也会受到影响。所以准妈妈一定要记得，放松一下，改善自己的心情！那么，准妈妈可以用什么办法来放松呢？

♥ 味觉

在这个时期，吃一些富含碳水化合物和维生素B的食物对于分娩的第一阶段十分有帮助。即使大部分的孕妇在这个时候没有食欲，但可能还是会喜欢一些富含营养和提供能量的零食。比如说，水果、功能饮品、薄荷糖或者口香糖等。

♥ 声音

音乐能够令准妈妈有一种冲动去跳舞，或者是可以让准妈妈更好地入睡。准妈妈可能会发现一些如海浪拍打的声音能够让自己注意到宫缩的频率，或者一些鸟叫的声音能够让思绪飘到另外一个世界中。

♥ 触觉

每个女性对于接触的感受都有所不同。有些准妈妈对一些轻轻的按压可能会觉得很反感，但有些则会觉得很舒服。所以准妈妈需要花时间去尝试一些不同类型的按摩、针压、水疗等适合自己的按压方式和力度。

♥ 视觉

人们常说："眼睛是心灵的窗户。"准妈妈所看到的肯定会影响到自己的心情和行为，因此准妈妈一定要尽量为自己创造一个放松的环境，如柔和的光线、灯和烛光等都能够带来宁静、安全和温暖，同时这也能使自己减少紧张情绪。

💗 列一下·临产前的注意事项

　　临近入院待产的日子，看看以下这些事情你是否都已经安排好了，考虑得越详尽越周密越好。

　　↘ 是否将医院和医生的联系电话记录下来了。

　　↘ 应该什么时候给医生打电话。

　　↘ 医生和护士下班后如何能找到他们。

　　↘ 是先给医生打电话还是直接去医院。

　　↘ 家离医院有多远。

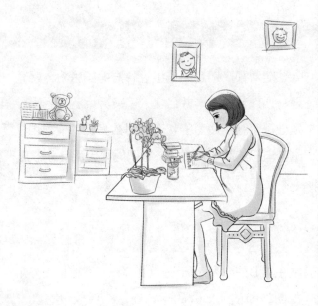

　　↘ 乘坐什么交通工具去医院，多长时间能够到达。

　　↘ 如果遇到交通拥堵，大约需多长时间到达医院。

　　↘ 是否预先熟悉过从家到医院的路程。

　　↘ 当一条路堵塞时，有没有其他的路可供选择。

　　↘ 是否已经安排好人时刻守护在准妈妈身边。

　　↘ 是否将家里的事情安排好，有没有请人帮忙看家、照顾宠物和料理家务。

　　↘ 工作的事情是否安排好了，有没有告知上司和同事你的预产期。

　　当然，除了上述内容，你还有许多要注意的方面。有时候自己可能考虑不够周全，难免会漏掉一些重要事项或特别需要注意的，这时候你就需要和自己的父母、朋友、同事甚至是邻居多做沟通，从他们那里得到一些信息，毕竟人多力量大，每人想出一点，你就会得到一份更周密的保障。尤其是有过生产经验的人，她们的意见和建议对你来说参考价值非常大，如果你恰巧有刚生产过的亲戚或朋友，最好能够向她们咨询；如果没有，也可以通过网上论坛来和其他妈妈交流，相信你会得到很多帮助。

♥ 安排好住院期间的看护工作

入院待产前，除要带好相应的物品外，还有一个问题必须要考虑周到，那就是合理安排产妇住院期间的看护工作。

无论是顺产还是剖宫产，产妇的身体一般都比较虚弱。在住院期间，产妇需要有人特别照顾，这里的照顾包括陪护、三餐营养等。如果所有的担子都由丈夫来承担，那也不太现实，全家人最好分工合作，共同来度过这一段"非常时期"。

◉ 考虑要不要请护工看护

老人体力不好，可以分担一下准妈妈的营养餐制作，丈夫负责每日看护产妇。国家对于产妇丈夫是给予一定假期的，可以合理利用假期，陪同爱妻和新初生的宝宝。现在各大医院及社会组织也针对产妇推出月子看护等服务，这些护工受过专业培训并有一定的产妇和新生儿护理知识，对于第一次迎接小宝宝到来的新妈妈、新爸爸来说，他们的帮助也是十分有用的。这类护工既可以在住院期间提供服务，也可以根据需要请回家做全天候服务，如何选择这类服务，可根据自己家庭的实际情况来决定。

◉ 坐月子可能提前安排的细小事

宝宝的降生会给全家带来欢笑，但是繁琐的照顾、夜间的哭闹、完全被打乱的生活，也会引发许多家庭矛盾。所以在孩子出生前就开个家庭会议，把出生后照顾的工作分配一下，让所有家庭成员都明确自己的分工与责任，尽力为新生宝宝创造一个和谐的家庭环境。

首先，月子在哪里坐，自己家？公婆家？还是父母家？宝宝晚上跟谁睡？月子中的三餐谁来做？宝宝的尿布谁来洗？请老人帮忙，还是请一个专职保姆？无数细小的问题，都要提前想一想，千万不要等问题出现了再手忙脚乱地去解决！

💗 产前抑郁，请绕行

产前抑郁症是近年来出现的一种新的孕期心理疾病，准妈妈可以通过以下方式远离产前抑郁！

💗 向准爸爸说出感觉

准妈妈的依赖性增强，希望引起他人的重视，寻求保护，所以可能会喋喋不休，这是宣泄不良情绪的直接而合理的方式。这时准爸爸要理解准妈妈情绪上的波动，耐心倾听准妈妈的诉说，给她精神上的鼓励和安慰。

💗 让自己有事可干

孕晚期准妈妈适当做一些有利于健康的活动，以此来转移注意力，能够避免出现抑郁情绪。如唱歌、绘画、编织、散步或与亲朋好友聊聊天，不要整日闭门在家，什么都不做，躺在床上胡思乱想，将精力浪费在对各种莫名的问题的无谓担忧上。

💗 分娩没那么可怕

准妈妈不要过多受电视、报刊、网络等关于分娩困难的报道的影响，多学习一些分娩的原理及有关的科学知识，并相信生育是女性与生俱来的能力，生产也是正常的生理现象，自己一定能够顺利完成。即使存在胎位不正、骨盆狭窄等问题，现代医疗技术也能采取剖腹产将宝宝顺利取出，最大限度地保证母婴安全。

💗 准备分娩，减少焦虑

为分娩做好各种准备，包括健康检查、心理上的准备和物质上的准备。准备的过程会让你忙碌起来，觉得一切都会自然而然地发生，这在一定程度上也可以减少焦虑情绪的产生。

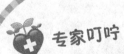

专家叮咛

临近预产期时，准爸应该抽出更多的时间留在家中，陪在准妈妈身边，给准妈妈更多的信心与勇气，让她的心有所依靠。

♥ 万一来不及去医院生了

你可能做过这样的美梦——突然羊水流了下来，然后急忙叫救护车。等救护人员到来时，发现孩子已经自己爬了出来，她们只需帮你处理一下现场，并开心地告诉你："母子平安。"这样的白日梦如果真发生在现实中，如果真的发现来不及去医院怎么办？为避免把宝宝生在路上，最好直接留在家里生产。没关系，不要慌，冷静沉着最重要。

♥ ♥ ♥ ♥ ♥ ♥ ♥ ♥ ♥ ♥ ♥ ♥ ♥

♥ 首先要打120

请120派最近的护理人员到家里来协助。家里有人一切都好办，但如果只有准妈妈一个人在家，一定要记得打完电话后，先把家门打开，以免救护人员到了，你却疼得无法起身开门。

♥ 平躺下来，安静等待

打完电话后，要平躺下来，并在身下垫个干净的棉被或其他柔软物品，避免宝宝出生太快，头撞到地面。另外，事先要准备好大毛巾，在宝宝出生后可以用大毛巾把他裹起来保暖。

♥ 剪脐带须用无菌剪刀

在宝宝娩出后，千万不要急着自己用剪刀把脐带剪断，万一剪刀没有消毒，宝宝很容易感染细菌。救护车上都配有无菌剪刀，等救护人员到达后，用无菌剪刀把脐带剪断才更保险。

♥ 娩后终须去医院

救护人员在家帮助新妈妈处理完毕之后，母子俩还是应该上救护车到医院报到。宝宝需要做身体检查，而新妈妈后续的胎盘娩出也应该到医院让医护人员处理。如果胎盘娩出时没有处理好，容易造成产后大出血，危及母亲生命。

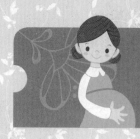

胎教方案推荐

♥ 情绪胎教：笑看产房里的准爸爸

产房里的准爸爸，在妻子分娩的那一刻，会做什么呢？我们一起来看看这些"天才"爸爸们的表现吧！

有个准爸爸在宝宝马上就要生出来的那一刻，三下五除二脱光了自己的衣服。在他看来，宝宝是什么都没穿就来到这个世界上的，所以他也应该赤裸裸地迎接宝宝，和宝宝"坦诚相见"。医生护士当时忙于接生，一时也不知如何应对。当护士把光溜溜的宝宝递到光溜溜的父亲手中时，即使再见多识广的人也还是会有几分怪异的感觉。

还有一位准爸爸将家里的祖传宝剑带到了产房，准备用它来切断儿子的脐带，据说这么做可以增长宝宝的英雄气概，此子将来必定前途无量。可医生坚决阻止了他的做法，因为无法保证祖传宝剑能够像产房里的剪刀一样彻底消毒，一旦由此引起宝宝感染，再多的英雄气概也救不了宝宝的命。

当时宝宝刚生下来，助产士递给爸爸一把剪刀让他剪断宝宝的脐带，这个爸爸还没有从生产的震惊中缓过劲来，不敢也不想去碰宝宝身上的东西。于是那个医生说："是他妈妈把他生到我们这个世界上的，现在你把他们母子剪开来，使他成为一个独立的生命。两者同等重要、缺一不可，对吗？"你说哪个当父亲的听了这话，不眼含热泪激动万分地立即抄起剪子来。

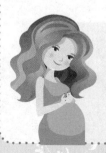

♥ 特 | 别 | 提 | 示　　　　　　　　　　　　　　　　　　　**TIPS**

陪产过程中，丈夫能体会到妻子的痛苦与艰辛，而妻子也能得到丈夫的鼓励和安慰，两人之间的感情会得到升华。

音乐胎教：感悟少数民族音乐之美

我国56个少数民族都能歌善舞，均拥有本民族创造和传承下来的优秀而独特的音乐。民族语言或许我们不懂，但音乐却是相通的。

欣赏《月光下的凤尾竹》

准妈妈今天来欣赏这首美丽的音乐《月光下的凤尾竹》吧！相信准妈妈听到这首乐曲，一定会忘掉一切烦恼，变得心绪宁静、空灵。

《月光下的凤尾竹》是傣族名曲，以葫芦丝演奏的版本最为常见。悠扬的曲调娓娓动听，是特具民族情调的歌曲，给人以心旷神怡的感觉。

低沉、悠扬、委婉的葫芦丝声，是那样地醉人：皎洁的月夜，瑞丽江水静静地流淌，江水在银色的月光下波光粼粼，月光如水，静静地泻在一片片凤尾竹上，参差斑驳的竹影在风中摇曳。微风轻拂凤尾竹，远看像一层绿色的雾在舞动，竹楼里美丽的阿妹正深情地凝望窗外，竹楼外痴情的阿哥爱慕的葫芦丝声，在静谧的夜晚愈加缠绵，彼此正倾诉着心中的爱恋。

欣赏《大草原》马头琴曲

马头琴是蒙古族人民特有的一种弦乐器。马头琴表现力丰富，善于演奏抒情乐曲，据说有的不给小羔吃奶的母骆驼，听到了感情深沉的马头琴声，竟然感动得掉下了眼泪去哺育小驼羔。

《大草原》是作曲家张千一为电视连续剧《成吉思汗》创作的主题歌。优美、庞大的管弦乐背景，衬托取材于蒙古族传统民歌的旋律。马头琴内敛、深情的音质，仿佛是从天边而来，带着对圣祖成吉思汗的景仰和对草原深深的爱恋。

闭上眼睛，想象你就是那匹骏马，在蓝天白云下，奔驰在一望无际的草原上，闻着身边青草的清香……是不是感到心情愉悦，心胸开阔？这种让人心胸广阔的美景每个人都很喜欢，我们的胎宝宝也不例外，而且这种自由自在的氛围会促使迅速成长的。

行为胎教：算好迎接宝宝的经济账

也许夫妻两人都有勤俭节约的传统美德，到现在已经小有所获；也许夫妻两人一直做着"月光族"，对即将到来的生活有些不知所措。但不管怎样，想要小宝宝财政预算是必不可少的，否则，接下来的日子就会变得乱七八糟。

小宝贝的到来会给生活增加很大一笔开销，特别是在宝宝出生前后，集中花钱的地方很多，所以应该率先学会理财，以尽量减少后顾之忧。可以先计算一下大体所需的开支，然后考虑如下的问题：

↘ 家庭的收入稳定吗？

↘ 有节余吗？

↘ 节余的钱能够支持即将增加的开支吗？

↘ 在准妈妈怀孕和生产期间，准爸爸的收入能独挡一面吗？

↘ 公司能提供哪些相关的福利？

如果家庭收入欠稳定，用度捉襟见肘，就不能为宝宝提供一个良好的孕育条件。因为，除了怀孕和生产期间所需的费用外，年轻夫妻还需准备一笔购买宝宝必需品的钱。别看宝宝身体小，它所用度的开支可能会超过夫妻两人的总和。年轻的父母自然希望能给宝宝最好的东西，尤其是妈妈，在母性的驱动下，有时只是路过宝宝用品店，也会不由自主地跑进去买下许多东西。

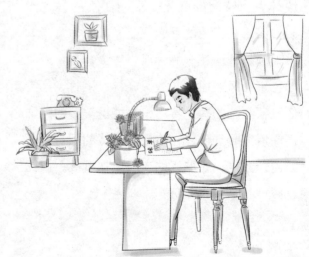

如果愿意也可以向刚生完宝宝的朋友、亲戚或同事征询一下，问问他们都买了些什么东西，哪些是必备品。如果他们还有余下未用的或用后搁置起来的宝宝物品，不妨借来用用，比自己花很多钱买来许多物品却又只能用短短几个月要明智得多。

语言胎教：英语是很好的素材

英语是世界语言，在宝宝的听力发育有了突破进展的时候，对宝宝进行英语启蒙教育，可以为宝宝以后的语言能力、英语学习能力打下坚实的基础。

用英语和宝宝说话

准妈妈可以讲一些很简单的英语，例如："This is Mommy"，"It's a nice day"，"Let's go to the park"，"That is a cat"，将自己看见、听见的事情，以简单的英语对胎儿说话。如果已经知道胎儿的性别，或者已经替即将出生的宝宝取好了名字的话，准妈妈就更可以常常呼唤胎儿的名字啦！例如："Lisa，I am your Mommy and I love you so much"，"Johnny，you are my lovely baby"。

哼唱英文歌给宝宝听

下面这首歌准妈妈一定也非常熟悉，那么唱给胎宝宝听吧。

MERRY CHRISTMAS

We wish you a Merry Christmas.

祝你圣诞决乐，

We wish you a merry Christmas.

祝你圣诞快乐。

We wish you a Merry Christmas，and a Happy New Year！

祝你圣诞和新年快乐！

Good tidings to you，

都会给你喜讯，

wherever you are.

无论你在哪里.

Good tidings for Christmas，and a Happy New Year！

带给你圣诞和新年的喜讯！

We wish you a Merry Christmas！

祝你圣诞快乐！

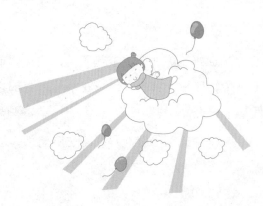

♥ 准爸胎教：给准妈妈做按摩

准爸爸不妨帮助妻子做一做按摩吧，可以促进血液循环，减轻压力，更能缓解不适，让她和胎宝宝一起来享受你对他们的深深爱意吧！

☺ 头部按摩

↘ 准妈妈舒服地躺在床上或垫子上。

↘ 双手轻压准妈妈头部两侧，然后手指轻揉整个头部。

↘ 双手轻按准妈妈前额中部，然后轻扫太阳穴两侧。

↘ 双手轻按准妈妈眼部周围。

↘ 双手轻按准妈妈脸颊两侧，然后轻扫太阳穴。

↘ 双手置准妈妈下巴中部，然后向上扫至太阳穴。

↘ 食指及中指前后轻按准妈妈下耳部四周。

☺ 背部按摩

↘ 准妈妈跪在床上或垫子上，头和胸前垫一个软枕头或靠垫，也可在小腿和臀部之间垫上一个。

↘ 双手分别平放准妈妈的左右肩部，沿脊柱左右两侧，缓慢向下挤压至臀部。

↘ 两个拇指在脊柱两侧的沟内旋转按压，每一个椎骨依次缓慢进行。

↘ 整个手掌在准妈妈的背部下方反复做大旋转的动作。

☺ 手部按摩

↘ 准妈妈舒适地坐在靠椅上，后面垫一软靠垫。

↘ 手轻托准妈妈的手腕，另一只手依次拉抻准妈妈的每一个手指。

↘ 换另一只手进行。

↘ 使准妈妈两只手的 5 个手指相互对压。

↘ 使准妈妈的 10 个手指交叉，手心向外推出。

↘ 握准妈妈一只手的腕部轻轻摇动。

↘ 换另一只手进行。

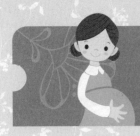

产科专家主张

♥ 脐带——胎宝宝的"生命线"

脐带是胎宝宝赖以生存和发育的生命线，所以我们有必要对它进行详细地了解。

♥ 脐带什么样儿

脐带是连接胎宝宝和胎盘的管状结构。它是胎盘的一部分，通常由2条脐动脉与1条脐静脉组成，外面包裹着一层柔软的胶状物质和半透明的薄膜，直径为1~2.5厘米。这3条血管呈螺旋状排列，利用产检超声波就会发现，脐带的横切面就像是卡通明星"米奇"的头。

♥ 脐带的功能

如果把胎盘比作提供营养的仓库，脐带就是一条运输线。胎宝宝通过脐带和胎盘与母体连接，进行营养与代谢物质的交换。脐动脉将胎宝宝排泄的废物运送至胎盘，脐静脉将氧气和其他营养物质运送给胎宝宝。这样，通过脐带胎宝宝和母体间就完成了营养物质和代谢产物的相互交换。

♥ 脐带异常有哪些

↘ 脐带过短或过长：脐带平均长度为55厘米，超过70厘米为脐带过长，不足30厘米为脐带过短。脐带太长容易发生脐带打结、脐带绕颈等问题，导致胎宝宝缺氧；脐带太短则会因为没有弹性空间，过度拉扯而导致胎盘早剥、脐带内出血或分娩后子宫外翻。

↘ 脐带脱垂：破膜时脐带从胎头先露部位脱出，受到挤压而使血液循环受阻，导致胎宝宝缺氧，严重的会令胎宝宝窒息。这种情况多由羊水过多、胎位不正或早产引起，是一种产科急症，需要进行剖腹产。

❤ 怎样克服对分娩的恐惧

进入孕10月，很多准妈妈都会对即将到来的分娩在期待之余又有些恐惧。其实，分娩的感觉因人而异，疼痛是恐惧心理和疼痛敏感因素所造成。有些女性平时就对疼痛很敏感，又轻信一些经产妇添枝加叶的形容，势必造成极大的心理负担，加剧分娩时的疼痛。减轻分娩恐惧心理的调节方法有哪些呢？

❤ 一切顺其自然

"船到桥头自然直"，分娩本来就是一个自然的生理过程，是你和宝宝共同做出的第一次努力，为了你们的初次见面而做出努力！不要把分娩当做一件很严重的事情来考虑，一切顺其自然。

❤ 不提早入院

毫无疑问，临产时身在医院，对于准妈妈来说是最安全、最保险的。可是，医院不可能像家中那样舒适、安静和方便；而且，准妈妈入院后较长时间不临产，会有一种紧迫感，尤其看到其他一些比自己后入院的准妈妈已经分娩，你就会更焦虑，心情也更紧张。另外，产科病房内的每一件事都可能影响准妈妈的情绪，对顺利分娩并不十分有利。

❤ 做好分娩准备

分娩的准备包括孕晚期的健康检查、心理上的准备和物质上的准备。一切准备的目的都是希望母婴平安，所以，准备的过程也是对准妈妈的安慰。如果准妈妈了解到家人及医生为自己做了大量的工作，并且对意外情况也有所考虑，那么，她自然会更放心。

❤ 掌握与分娩有关的知识

人的恐惧大多是由于缺乏科学知识胡思乱想而造成的。有的学者说："愚笨和不安全产生恐惧，知识和保障却拒绝恐惧。"建议准妈妈看一些关于分娩的书，了解整个分娩过程后，就能以科学的头脑取代无端的恐惧。

警惕羊水过多或过少

在孕妇子宫中，胎儿被一种液体温暖包裹，这就是羊水。羊水是维持胎儿生命的重要部分。每次做检查都会检查羊水的量，医生会告诉准妈妈们，羊水虽好，但过多过少都不行。

正常妊娠

妊娠时羊水量随孕周增加而逐渐增加，约在孕5月左右为最高容量（1 000～1 500毫升），之后会逐渐减少，妊娠足月时羊水量约为1 000毫升。凡在妊娠任何时期内羊水量超过2 000毫升者为羊水过多，而少于3 00毫升则为羊水过少。羊水过多或过少都属于异常情况，需要引起准妈妈的高度重视。

羊水过多

羊水过多常常提示胎儿或母体方面存在着某些病变，常见的有：胎儿畸形、妊娠合并糖尿病、母儿血型不合，或是提示胎盘过大，也有可能是双胞胎所致。这种情况下，应严密观察其发展，一旦出现症状，则应及时进行治疗。准妈妈可通过利尿药物应用、中医中药治疗以缓解病情，也可通过穿刺的办法减少羊水。

羊水过少

羊水过少，起不到保护层的作用，让胎儿得不到应有的保护，外界压力随时可能波及胎儿，在子宫收缩时很可能会导致胎儿供养不足。另外，羊水过少还会直接延缓产程，胎儿大多"姗姗来迟"，而且先天不足。如果羊水过少，胎儿经检查无畸形，准妈妈没有严重并发疾病，可在两小时之内饮4碗水，如果仍然达不到要求，还可重复上述办法。这种办法安全、有效，没有副作用，可在大夫的指导下进行。

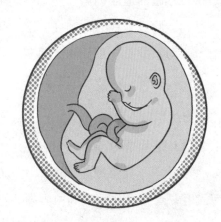

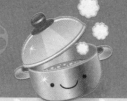

营养方案推荐

♥ 食物让宝宝眼睛明亮

吃什么能够促进胎宝宝的视力发育呢?

♥ 含钙食物

钙能够消除眼部紧张,有利于准妈妈及胎宝宝视力的发育。含钙量较高的食物有虾皮、豆类、绿叶蔬菜等,准妈妈可以常吃海带排骨汤、糖醋排骨等,补充体内的钙。

♥ 含有维生素A的食物

准妈妈多吃含有维生素A的食物,能够提高眼睛对黑暗的适应能力,还能够防治干眼病,有利于胎宝宝视力的发展。准妈妈应该多吃一些动物肝脏、鱼肝油、胡萝卜、青椒、橘子等,能够充分补充维生素A。

♥ 富含维生素C的食物

维生素C是眼球水晶体的重要组成成分,如果准妈妈不能摄取足够的维生素C,胎宝宝就容易患水晶体浑浊的白内障病。青椒、大枣、菜花、小白菜等新鲜水果和蔬菜中,含有较多的维生素C。

♥ 富含维生素B的食物

维生素B_1是视觉神经的重要营养来源,如果维生素B_1不足,眼睛就容易感到疲劳。维生素B_2则能够有效地预防准妈妈患角膜炎。因此,准妈妈要多吃一些含维生素B的食物,如大豆及其制品、麦芽、鲜奶、芝麻等。

♥ 枸杞

枸杞具有清肝明目的作用,准妈妈常吃枸杞,对于自身及胎宝宝的视力都有好处。枸杞中含有的有利于视力发育的营养成分较多,能够有效补充各种营养,促进胎宝宝视力的发育。

💗 膳食纤维——促消化，加快肠胃蠕动

膳食纤维是食物中无法被人体消化分解的成分，虽然它并不具有任何营养价值，但是它留在肠道中却发挥了许多作用。

🌸 生理功能

膳食纤维是食物中不被人体胃肠消化酶分解消化的、且不被吸收利用的多糖和木质素，按溶解度分为可溶性膳食纤维和不溶性膳食纤维。膳食纤维能够刺激消化液分泌，促进肠蠕动，缩短食物在肠内的通过时间，降低血胆固醇水平，减少胆石症的发生，减少憩息病的发生，还可以防治糖尿病。对于容易患孕期便秘的准妈妈来说，膳食纤维是解除难言之隐的好帮手。

🌸 缺乏警示

膳食纤维摄入量不足，会发生便秘、消化不良、内分泌失调，甚至高脂血、高血压、心脏病等疾病，间接使准妈妈超重，引发妊娠合并综合征。

🌸 每日供给量

每日总摄入量在20~30克为宜。按照日常膳食，建议准妈妈每天至少吃3份蔬菜以及2份水果。

💗 补充功略

谷类（特别是一些粗粮）、豆类及一些蔬菜、薯类、水果等。目前也有一些含膳食纤维高的保健食品上市。特别是一些可溶性膳食纤维，由于食用非常方便，体积小、无异味，是较好的保健食品。

如果肠胃不好，难以消化谷薯中的膳食纤维，则可选用绿叶蔬菜代替。还可以制作水果羹，在补充了膳食纤维的同时，还有开胃、健胃作用。妈妈在加餐时可以多吃一些全麦面包、红薯、菠萝片、消化饼等点心，以补充膳食纤维，防治便秘和痔疮。

😊 开心乐园

这是一通宠物食品的电话市场调查，接电话的是一个小孩。

市调员：小朋友，你家里有没有养小狗、小猫、小兔子或是小鸟？

小孩：没有，我妈就生了我一个！

香蕉——给胎宝宝大脑供能的主力军

香蕉被称为"智慧之果"，传说是因为佛祖释迦牟尼吃了香蕉而获得智慧。吃香蕉对准妈妈还有许多其他的好处。

食补价值

香蕉，可以调节准妈妈的胃肠功能，并且有利于睡眠，而且香蕉含有丰富的叶酸和钾，钾有降压、保护心脏与血管内皮的作用，这些功效对于准妈妈来说都是十分有利的。香蕉在人体内能帮助大脑制造一种化学成分——血清素，这种物质能刺激神经系统，对大脑有益。香蕉含有一种可帮助大脑产生5-经色胺的物质，能使人的心情变得愉悦，减轻疼痛和忧郁。

最佳食用方法

直接食用即可。用来做蔬果汁和拔丝香蕉，也是深受大众欢迎的食用方法。

搭配宜忌

香蕉不要和牛奶一起吃，有可能会中毒。与酸牛奶一起吃，易产生致癌物。西瓜和香蕉同食，容易引起腹泻。香蕉和土豆一起吃，容易使准妈妈面部产生色斑或蝴蝶斑。香蕉与芋头同吃会引起胃不适或胃部胀痛等症状。

营养师提醒

香蕉保护眼睛的功能和其中富含的钾有关。人体摄入盐分过多，会导致细胞中存留大量的水分，引起眼睛红肿。香蕉中的钾可帮助人体排出多余的盐分，让身体达到钾钠平衡，缓解眼睛的不适症状。

此外，香蕉中含有大量的胡萝卜素。当人体缺乏这种物质时，眼睛就会变得疼痛、干涩、眼珠无光、失水少神，多吃香蕉不仅可减轻这些症状，还可以在一定程度上缓解眼睛疲劳，避免眼睛过早衰老。

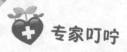

专家叮咛

准妈妈一次吃过多香蕉对身体健康非常不利。因为多吃香蕉会因胃酸分泌大大减少而引起胃肠功能紊乱和情绪波动。

♥ 苹果——传说中的智慧果

每天吃一个苹果对于准妈妈来说是非常有益的，因为苹果对胎儿的大脑发育极有好处，还能够改善胎宝宝的皮肤。

♥ 食补价值

苹果具有丰富营养成分，有食疗、辅助治疗功能。俗话说：上午的苹果是金苹果，下午的苹果是银苹果，晚上的苹果是铜苹果，所以说苹果最好上午吃。

准妈妈多吃苹果有增进记忆、提高智力的作用。苹果含蔗糖、还原糖、苹果酸、柠檬酸、酒石酸、奎宁酸、醇类、果胶、维生素C、钾、钠等大脑必需的营养素，而且更重要的是富含锌元素。锌是人体内许多重要酶的组成部分，也是促进大脑生长发育的关键元素。

♥ 最佳食用方法

苹果中的维生素和果胶等有效成分多含在皮和近皮部分，所以准妈妈在食用时应该把苹果洗干净食用，尽量不要削去表皮。准妈妈在每天吃饭前两个小时吃苹果比较好，或者在饭后两个小时吃，这样更有益于营养的吸收。

♥ 搭配宜忌

苹果适宜与牛奶同食，有清凉解渴、生津除热的作用，还有抗癌、防癌的功效。苹果与豆腐、熟胡萝卜搭配食用，可以补虚润燥，适用于体质虚弱、肺燥干咳的准妈妈食用。此外，苹果捣成泥状，用山楂粉调匀，有缓解腹泻的功效。

苹果不宜与海鲜同食。因为苹果中含有棘酸，与海鲜同食不仅降低海鲜中蛋白质的营养价值，还易发生腹痛、恶心、呕吐等。

♥ 营养师提醒

苹果有强大的杀灭传染性病毒的作用，准妈妈多吃苹果能预防感冒。而且准妈妈经常吃苹果，可以保持血糖的稳定，能有效防治妊娠糖尿病。患冠心病、心肌梗死、肾炎的准妈妈不可多食苹果。

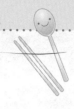

本月食谱推荐

蔬菜沙拉

原料 圆白菜100克，黄瓜半根，番茄、青椒各1个，洋葱小半个，柠檬汁1勺，熟油、蜂蜜、盐各适量。

做法

1. 先把所有的食材都洗干净，将圆白菜、番茄、黄瓜切成片，青椒和洋葱切成圈。

2. 将切好的材料混合在一起放入盘中，然后把所有的调料都混合在一起淋在蔬菜上，最后加入少许熟油搅拌均匀即可。

营养分析

圆白菜、番茄、青椒中都含有丰富的维生素，尤其是维生素C，有助于提高孕妇的免疫力。黄瓜能够利水消肿，有助于缓解妊娠水肿的症状。洋葱具有特殊的气味，能够提高孕妇的食欲。

栗子鸡块

原料 新鲜栗子15颗，鸡腿1只，酱油1大勺，葱、姜末各适量，盐3克，料酒、水淀粉、白糖各1勺。

做法

1. 将鸡腿切成小块，加酱油和料酒腌渍10分钟。把栗子煮熟。

2. 锅中倒入适量的油烧至七分熟，放入腌好的鸡块炸至金黄，捞出沥干油。再放入栗子炸一下，捞出沥干油。

3. 锅中留少许油，放入葱、姜末爆香，放入鸡块，加入料酒、酱油、白糖和盐翻炒，然后倒入适量的清水，用大火烧开后转为小火，把鸡块焖至七分熟，放入栗子。

4. 等鸡块和栗子都熟烂后，用旺火收汁，加入水淀粉勾芡即可。

营养分析

栗子中含有蛋白质、脂肪、多种维生素和矿物质等营养成分，能够健胃利脾，强筋健体，有利于促进孕妇和胎儿的健康。

莴苣炒肉片

原料 莴苣300克，瘦猪肉100克，酱油少许，盐、醋、蛋清、淀粉、葱段、姜片各适量。

做法

1. 把莴苣洗净切成薄片；瘦猪肉洗净切成片，盛入碗中。加入盐、酱油、蛋清搅拌，再加入适量的淀粉上浆。

2. 锅中倒入适量的油烧热，放入葱、姜爆香，再加入瘦猪肉翻炒，加入莴苣、酱油、醋、盐翻炒均匀。快熟时，加入少许淀粉勾芡即可。

营养分析

莴苣中含有较多的钾，能够利尿消肿，还含有碘元素，经常食用有助于准妈妈提高睡眠质量。猪肉能够提供优质的蛋白质，为孕妇及胎儿提供所需的营养。

丝瓜炒金针菇

原料 丝瓜150克，金针菇100克，盐、水淀粉、植物油各适量。

做法

1. 把丝瓜洗净切成小段，用盐稍微腌一下，以免发黑。

2. 金针菇洗净后放入沸水中焯一下，然后捞出沥干。

3. 锅中倒入适量的植物油烧热，然后放入丝瓜翻炒，再放入金针菇同炒，加入适量的盐调味。

4. 出锅前用水淀粉勾芡即可。

营养分析

丝瓜中维生素B_1的含量较高，有利于胎儿大脑的发育、智力水平的提高。丝瓜还有清热通便的作用，能够预防准妈妈便秘。金针菇中含有人体所必需的多种氨基酸，能够提高孕妇的免疫力，预防妊娠期高血压。

PART 12

30$^+$分娩，与宝宝"一见钟情"

——30$^+$准妈妈分娩全程指导

胎宝宝：挣扎、哭喊、昏天黑地……我在挣扎中不停向下滑，渐渐地我听到了些什么，越来越近，我开始看到一些亮光，我出来了！现在，我从一个得第一名的小精子变身为一个白白胖胖的宝宝了。看见了，看见了，你是我的妈妈，我是你的宝宝！

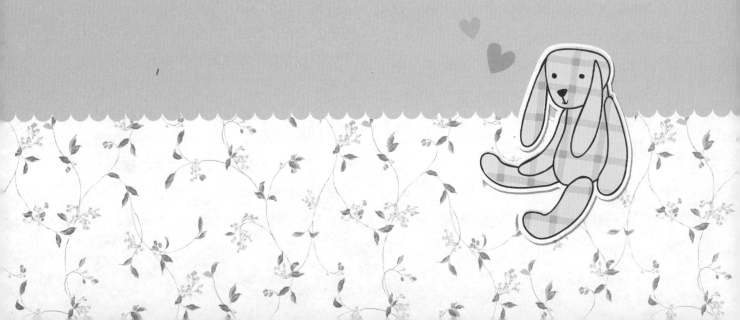

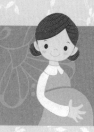

了解分娩知识，成竹在胸

♥ 宫缩——临产最有力的证据

规律的子宫收缩是临产的主要标志，子宫口开大的速度与宫缩的强弱有很大的关系。

随着子宫收缩的加强，一方面能促进宫口的扩张，加快产程的进展；另一方面也给产妇带来了下腹部或腰骶部坠胀痛、酸痛或撕裂样痛。

♥ 面对宫缩怎么办

除非宫缩发生得极为频繁（每5分钟1次），或者十分疼痛，否则不需要即刻去医院。随着宫缩的愈加频繁，揪心的阵痛来临之时，千万不能铆足了劲憋着，这样疼痛的时间会短一点。第一胎产程常常持续12～14小时，在家中先等几小时会好些。在周围慢慢活动一下，若需要休息就休息一下。如果羊水未破，可以洗个温水浴松弛松弛，或吃一点点心。医生可能建议你一直等到宫缩十分强烈并且每5分钟左右就出现一次时再离家去医院。

♥ 学会辩别假象——假性宫缩

分娩前数周，子宫肌肉较敏感，将会出现不规则的子宫收缩，持续的时间短，力量弱，或只限于子宫下部。经数小时后又停止，不能使子宫颈口张开，故并非临产，称为假阵缩。

临产的子宫收缩，是有规律的。初期间隔时间大约是10分钟一次，孕妇感到腹部阵痛，随后阵痛的持续时间逐渐延长，至40～60秒。程度也随之加重，间隔时间缩短，约3～5分钟。当子宫收缩出现腹痛时，可感到下腹部很硬。

所以，当开始感到腹部有阵痛收缩时，可以记两次阵痛的间隔时间，如果间隔时间很长，约10~20分钟一次，或是稍微走动、休息后情况就会改善，通常是假阵缩，可以先待在家中休息，并不需立即到医院。

♥ 羊膜破裂——马上去医院

羊膜是环绕在胎儿周围充满液体的囊袋，在分娩期间的任何时候囊膜都会破裂，于是囊内液体可能突然大量涌出，但因为胎儿的头部已经进入骨盆腔，阻塞了它的涌出，所以更多见的是液体一滴滴地流出来。

怀孕期间宝宝在你的子宫里被充满羊水的羊膜囊所保护、缓冲。如果羊膜破裂，液体会通过子宫颈和阴道流出来，这就是我们通常所说的"破水"。对大多数孕妇来说，这通常发生在接近第一产程结束时。破水后怎么办？

♥ 保持清洁

当羊水流出来的时候，要用纸巾、干毛巾清洁，量多的时候最好用浴巾缠住腰部，以免弄脏别的衣物。

♥ 尽快联系医院

准妈妈发生破水即使在夜间，也要及时和医院取得联系，在说明自己的情况之后，要遵照医生的嘱咐，采取相应的措施，只有当医生断定让自己去医院时，才可以在家人的帮助下去医院。

♥ 不要慌乱

乱中容易出错，准妈妈一定要时刻提醒自己："破水是分娩必须经过的过程之一，我一定能行。"

♥ 千万不要洗澡

这样不但可以防止细菌感染胎儿，也可以防止准妈妈在洗澡的时候导致羊水流出更多，所以不要入浴，直接去医院为妥。

♥ 千万不要到处走动

因为身体的移动会使羊水不断地涌出，所以去产院的时候尽量不要走动，即使准妈妈所在的位置离产院非常近也要用车送过去。在前往医院的路上，孕妇应平卧。如果流出的羊水不多，有的孕妇会误以为是白带增多或是尿液。千万不要大意哦。

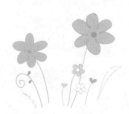

♥ 见红——不要太着急

妊娠期内，黏稠的、带有血迹的黏液栓子会堵塞子宫颈，在分娩开始前或进入分娩早期阶段时，栓子会从阴道清除出来。所谓"见红"，是子宫开始扩张开大的信号，是开始临产的可靠征象。通常是粉红色或褐色的黏稠液体从阴道流出，或只是阴道分泌物中有血丝。见红通常出现在分娩前24~48小时内，这时子宫颈口开始活动，使子宫颈口附近的胎膜与该处的子宫壁分离，毛细血管破裂的少量血液并与宫颈管内的黏液相混而排出。

❤ 见红后怎么办?

一般见红在阵痛前的24小时出现，但也有在分娩几天前甚至1周前就反复出现见红的。如果只是淡淡的血丝，量也不多，准妈妈可以留在家里观察，平时注意不要太过操劳，避免剧烈运动就可以了。要做的最重要的事便是不要着急，耐心等待，直到腹部或背部出现有规律的疼痛时再去医院。

❤ 出血和见红不同

需要我们特别留意的是，孕晚期出血和分娩前正常的见红不同，我们需要在以下几点上认真分辨。

↘ 是否能马上止住。出血后1~2天内还没有停止，就要尽早去医院做检查，看是否是由于其他原因引起的，是否疼痛等。如果疼痛十分强烈，可能有特殊情况，马上去医院检查，如果不能动的时候要叫救护车。

↘ 是否是黏乎乎的状态。见红时流出的血混合着黏液，而出血不混合黏液。

↘ 出血量是否很多。如果比月经出血量多，并且用卫生巾的量比平时多的话，就要马上和医院联系。

♥ 开心乐园 ♥♥♥♥♥

小能和小桂在公园里看见地上有个东西。"看起来像便便!"小桂弯下腰深吸了一口气，说："闻起来像便便。"小能又用手捅了下，说："摸起来像便便。"两个宝宝松口气说："幸好我们没有踩到它!"

♥ 自然分娩，妈妈的首选

　　自然分娩是妈妈们生产的首要选择，对妈妈和宝宝来说都是最安全的。所谓的自然分娩是指在有安全保障的前提下，通常不加以人工干预的手段，让胎儿经阴道娩出的分娩方式。

　　一直以来，有很多人对自然分娩存在着很多错误的理解，认为自然分娩不容易恢复体形；如果自然分娩不成，还是要剖腹产，会"吃二遍苦"；自然分娩会影响性爱；还有认为自然分娩的胎儿智商比其他胎儿低等。其实，自然分娩无论是对准妈妈还是对胎儿来讲都非常有益的。

　　这些都是错误的想法，专家建议选择自然分娩自然有其原因。

❀ 伤害小，易恢复

　　自然分娩是一种正常的生理现象，对母体造成的创伤小，产后恢复的时间也较短，一般只要产后坚持正确的饮食调养和适当的锻炼，就不会变成一个"大腹便便"的女人。

❀ 减少新生儿发病率

　　一天24小时生活在羊水内的胎儿内，呼吸道内自然存着一定量的羊水和粘液。阴道分娩，经过子宫收缩和产道的挤压，胎儿肺里和呼吸道内的羊水和黏液得以流出。新生儿羊水、胎粪等吸入性肺炎的发生几率就会大大减少。

❀ 痛是顺乎自然

　　自然分娩是胎儿通过阴道娩出的过程，是人体的一种自然的生理现象，分娩的阵痛是女性所承受的最大痛苦。自古到今，健康女性都勇敢地承受着、完成着繁衍生命的重任，会让准妈妈们在阵痛中真真切切地体会到做母亲的伟大之处。

💟 顺产须具备的4大条件

30⁺给漂亮的腹部来上一刀，未免有点悲惨。还是顺产好，顺产是自然的分娩方式，符合人类的生物学属性，较剖腹产更有优势。但是能否阴道顺产，还要看影响阴道顺产的几个主要条件，即产力、产道、胎儿的自身条件、准妈妈的精神状态等。

💟 胎宝宝娩出的通道——产道

产道分为骨产道与软产道两部分，这两部分的状态共同决定着胎宝宝娩出的顺利与否。

这里主要说的是骨产道，即骨盆。如果你的骨盆异常（发育过小或受过外伤），管道中的某些径线较短，胎宝宝通过时就会受阻而造成难产。

💟 将胎宝宝逼出的力量——产力

临产时，只有经过充分的宫缩，才能迫使宫口扩张开全，以利于胎头的下降。当然，这个过程是很疼痛的，尤其对于初产的准妈妈来说，短暂的疼痛很难完成上述过程。持续的疼痛是很消耗体力的，这就需要有足够的力气来承受长时间的疼痛。

💟 胎宝宝自身的条件

胎位和胎宝宝的大小也是自然分娩中的重要因素。如果胎位不正（屁股或腿在下，或横躺在子宫里），就很可能被卡住，影响娩出。如果你的骨盆正常，一般通过3 500克以下的胎宝宝是没有问题的，但当胎宝宝过大（超过4 000克）或头部太大、太硬，通过产道就会有难度。

💟 准妈妈的精神状态

精神状态的好坏直接影响大脑皮层神经中枢命令的传送，使产力过强或过弱，影响宝宝的下降及转动，使产程进展缓慢。胎宝宝在子宫内待的时间过长，容易造成缺氧、窒息，甚至死亡。

💟开心乐园

儿子做错了事，被我训斥后大哭了一个小时之久，我没有理他。待他不哭了，我问他："你不哭了？" 儿子答道："不是不哭，我想休息一会儿。"

❤ 剖宫产是怎样进行的

剖宫产，即将孕妇的腹部及子宫剖开，取出婴儿。中国剖宫产率居世界第一。大多数医院控制在40%～60%，某些医院已超过70%。世界卫生组织于剖宫产率设置的警戒线是15%。我国超过世界警戒线3倍以上。按此计算，准妈妈们遭遇剖宫产的可能性还是非常大的，所以我们非常有必要了解一个问题：剖宫产手术是怎样进行的。

❤ 麻醉

椎管内麻醉是目前剖宫产过程中普遍使用的麻醉手段，它最大的优点就是让人保持清醒，对准妈妈和宝宝的危险性最小。麻醉师通常在第3~4节腰椎之间，轻轻插入一根硬膜外管。药物经过管子缓慢释放，准妈妈从胸骨以下到大腿上1/3处，痛觉消失，但头脑依然保持清醒状态。注意：准妈妈应该在打麻醉药时，心态平和地听从麻醉师的安排，积极配合，放松身体。

❤ 剖腹

接下来，医生会在在您子宫上做切口（垂直的或水平的）。羊水膜囊被打开。如果它还没有破裂的话，您可能会听到吸出液体出液时汩汩或哗哗的流动声。

❤ 接生

助产人员不断地轻轻地用手安压子宫，医生手工或用接生钳悄悄地将宝宝抱出来。因为宝宝脑膜比较硬，所以他被拖拉出来的过程，您可能会比较明显的感觉到。如果您非常想亲眼目睹宝宝的降生过程，您可以尝试请求医生把隔板稍微降低。医生抱出宝宝后，会被快速地剪断脐带，就在宝宝得到精心处理的同时，医生会把您的胎盘拿出。

❤ 缝合

医生会迅速检查您的生殖器，缝合切口。子宫切口会用可吸收的线缝合，它们以后不必被拆掉。

"秋后算账"——剖宫产之痛

自然分娩是"先苦后甜"，剖腹产是"先甜后苦"。准妈妈们往往过多考虑分娩的痛苦，却忽略了剖腹产可能造成一系列长远的影响。

剖宫产对妈妈的影响

↘ 剖宫产的失血量要高于自然分娩。

↘ 手术过程中可能有子宫损伤切除或其他内脏器官的损伤等情况，且术后容易引起伤口感染。

↘ 术后恢复比较慢，容易出现盆腔内组织粘连、腹腔感染等情况，且泌尿生殖系统疾病和宫外孕的发生率也比较高。

↘ 术后子宫会留下疤痕，如果再次怀孕，很容易发生子宫破裂。

剖宫产对宝宝的影响

剖腹产的孩子由于在出生时没有经过产道挤压，缺乏生命中第一次触觉和本体感的体验和学习。

你是否需要做剖宫产

有以下情况的建议做剖宫产。

↘ 初产年龄大于35岁。

↘ 产道异常，如骨盆狭窄、骨盆畸形、骨盆与胎头大小不相称等。

↘ 重度妊娠合并症，如高血压、糖尿病、心脏病、慢性肾炎等。

↘ 临产前宫缩无力，经使用催产素无效，或产前发生严重出血。

↘ 产程迟滞（超过20个小时）或停止，胎宝宝从阴道娩出困难。

↘ 胎宝宝过大、胎位不正或宫内窘迫、缺氧，经治疗无效的。

剖宫产：横切还是纵切

剖宫产的刀口有横切口和纵切口两种。两种切口各有优劣，纵切口有利于术中根据不同情况，迅速取出胎儿，但术后疤痕较大，愈合也较慢；横切口对麻醉效果要求较高，但术后伤口小，恢复快。具体采用什么切口，应由医生决定。

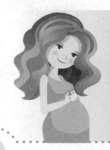

♥ 特|别|提|示　**TIPS**

剖宫产毕竟是一种手术，对身体的伤害还是很大的。所以能避免的还是尽量避免吧！

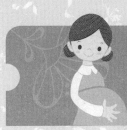

心理淡定从容，冷静面对

♥ 怀孕"过期"了怎么办

准妈妈对于阵痛的感觉分为全身疼痛、拉伸的疼痛和压迫的疼痛三种。规律性的阵痛开始，预示着准妈妈将正式进入分娩时刻成为新妈妈。可有的准妈妈到了预产期，腹中的胎儿却迟迟没有动静，那么如何让产前阵痛快点开始呢？

♥ 大量散步

准妈妈可以穿上舒适的鞋子在公园路旁或是家里散步，这样做可以借助重力的作用，帮助胎儿的头部接触骨盆，从而引起阵痛。当然，前提是运动要适度。

♥ 爬楼梯

很多医生会对已经过了预产期却还没有动静的准妈妈说："去爬楼梯吧！"没错，爬楼梯可以锻炼大腿和臀部的肌肉群，并帮助胎儿入盆，使第一产程尽快到来。

♥ 热水澡

准妈妈可以在水温大约38℃的热水里洗澡，也可以适当滴几滴香熏油，在浴缸里静静地躺10分钟。这样可以让肌肉放松，也包括腹部和骨盆的肌肉。当肌肉放松的时候会使子宫有力量地开始阵痛。但是这有可能导致准妈妈体内循环减慢。所以为了安全起见，准妈妈一定要在家里人陪伴下洗热水澡。

♥ 进行乳房按摩

坚持每天洗热水澡，并用热毛巾敷乳房，进行乳房按摩，这对产后及时下奶也有帮助。

准爸爸来做最佳配角

在中国，准爸爸进产房也开始提倡起来，让丈夫一起分担生产过程的辛苦，一起聆听宝宝的第一声啼哭，一起共享宝宝降临人世时的无尽喜悦。那准爸爸怎样做才能在产房里发挥最大的作用呢？

"兵马未动，粮草先行"

要准备好充足的水、点心或者准妈妈平时最喜欢吃的小零食，最好还有巧克力，随时准备补充能量，这很重要。准妈妈在生产过程中，体力消耗巨大，汗水淋漓，虽然没有胃口吃什么东西，但是需要喝水，对于产程长的准妈妈，准爸爸有时候需要强迫她进食，保证在关键时刻有力气。

不可有半点责备

女人在生产过程中可能会有过激或反常表现，比如大哭大叫，产房里的准爸爸常常会成为攻击对象。在这种情况下，丈夫千万不可流露出任何责备，对一些生理的异常反应，要表现出极大的理解和容忍，这个时候丈夫的表现甚至会影响以后的夫妻感情和家庭生活，这时一定要沉住气。在阵痛过程中，不要进行无关的或内容复杂的谈话，尽量和她一起用以上提到的各种方法挺过一阵阵的痛楚。

学一套缓解准妈妈痛苦的"奇招"

招数一：好话说尽。坚持鼓励她表现出色，要表现出对她能够顺利生产的信心，让她知道她将带给他们生活一个崭新的开始，要一再表白对她的感情和感激之情。

招数二：按摩高手。在整个生产过程中，可通过对准妈妈不同身体部位的按摩，达到缓解疼痛的效果，比如背部按摩，腰部按摩，还有腹两侧按摩。

招数三：制造轻松气氛。为鼓励她挺住，在阵痛间隙，和她一起畅想即将诞生的宝宝模样，将来怎样培养他，调侃宝宝会继承谁的缺点，会如何调皮，如何可爱，生活会如何精彩等等，也可以回忆以前可笑的生活事件，要竭尽全力制造轻松气氛。

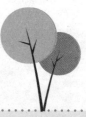

💟 莫把家"搬"到医院

"水温计、纸尿裤、吸奶器、和尚服、小围嘴……"要什么，有什么，一样也不能漏掉，怀胎十月可不能在这关键时刻掉了链子，这是大多数初为人父母的人的想法。过度紧张之下，有一些夫妇早早就恳求医生想尽办法住进医院，可是在待产房待一个星期，宝宝还不出来报到。这可累坏了作为丈夫的他，工作之余，一刻也没闲着：白天上班，晚上到医院陪床，时不时还要去采购妻子想到的"产房必备品"。带到医院的东西是越来越多，仿佛把"家"搬到了医院。

😊 没必要过早住院待产

有些孕妇并没有出现有规律的宫缩，只是因为到了预产期就来医院住院，既增多了住院费用，又累坏了家属。据了解，预产期有一定的范围，提前10天或推后10天，都是正常现象。

专家解释，不提倡早住院的原因有：

↘ 首先，环境的改变会让孕妇感到不适，可能会影响饮食和睡眠，导致真正到了该进产房时却不在"最佳状态"；

↘ 其次，几个准妈妈一起住虽然可以互相交流，但相互影响的可能性也很大；

↘ 最后，医院里床位紧张，流动人员多，也容易导致孕妇患病。

😊 什么时候应该到医院住院

专家介绍，出现临产的征兆就必须来医院了。如胎膜早破、有水从阴道流出、间隔5～6分钟且持续30秒左右的有规律的阵痛、没有诱因的情况下出现阴道流血现象等。

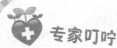

专家叮咛

过度紧张型的准爸妈不少，有的心很细，带了很多奶粉、卡通玩具，其实都用不上。刚刚出生的小婴儿是看不到任何东西的，只有光感。

正视分娩中的尴尬事

在产房里，你要下体赤裸、乱喊乱叫，甚至……拉便便，等等。别担心，告诉你这些，只是想让准妈妈们事先有个思想准备，让你知道当这些事情发生时，没什么好难为情的。

你会被脱光

不脱衣服怎么分娩？医生所有的操作都将无从下手，宝宝怎么出来？作为妈妈，首先考虑的应该是宝宝的安全，必要的时候暂时牺牲一下自己。实际上，医生是帮助你可爱的宝宝降临人间的天使。

你会被肛检

肛检的目的在于了解宫口开的情况，以确定进产房的准确时间，一般要开到十几公分。护士们之所以反复肛检，是为了更准确地了解胎儿的位置。

你会被剃阴毛

分娩过程中剃除阴毛的程序叫做会阴备皮。除去阴毛后，医生才方便对顺产的准妈妈进行会阴伤口的消毒、缝合。

你会被插尿管

医生为顺产准妈妈插尿管是因为生产过程中，准妈妈的膀胱受到压迫，功能暂时丧失，而又不能及时恢复，无法及时排尿。

万一男医生接生

我们要多往好处想：男医生跟女医生比起来力气更大，在处理突发情况时更冷静，有助于分娩的顺利进行。而且不要多心，在男医生的眼里，产妇只是需要帮忙的人。

你会大小便失禁

医生对产床上可能会排便这件事的态度很客观，他们认为这只是人体器官一种正常的运动，没什么可大惊小怪的。

你会大喊大叫，毫无形象

分娩的疼痛会让你变得疯狂，语无伦次，叫喊凄厉，讲话刻薄。如果你确实有些举动像发疯一样，也不要怪罪自己。医生和护士对这些又喊又叫的产妇已经司空见惯了。

预先了解分娩三大产程

了解分娩的三大产程，做到心中有数，会让我们面对疼痛更镇静从容。

疼痛的第一产程

第一产程是指子宫口开始扩张，直到宫口开全。这是整个过程中经历时间最长的一个产程，初产妇需8～14小时，经产妇需6～8小时。

第一产程开始后，子宫颈会变软，子宫口缓缓张开，羊水和黏液会起到润滑作用，帮助胎宝宝通过产道。然后子宫自动开始收缩，加大子宫内的压力，挤压子宫口，使子宫颈扩大，帮助胎宝宝往下滑。阵痛出现，子宫口开始张开，开到1厘米左右后会停止一段时间，然后以每次2～3厘米的速度缓缓张开，直到开到10厘米时，就准备进入第二产程。

关键的第二产程

第二产程是从子宫口开全到胎宝宝娩出的一段时间。初产妇约需1～2个小时，经产妇在1个小时以内，有的仅需数分钟。

子宫口开始张开时，羊水破裂，此时你会感觉有股温暖的液体从阴道流出。此时宫缩时间会越来越长、频率越来越快。阵痛时

会有排便的感觉，这时你要密切配合医生的口令，进行呼吸和用力，直到胎宝宝娩出。

收尾的第三产程

第三产程指从胎宝宝娩出到胎盘娩出，大约需要5～15分钟，一般不超过30分钟。

胎宝宝娩出后，宫缩会有短暂停歇，你会一下子感到轻松许多。大约相隔10分钟左右，又会出现宫缩，将胎盘及羊膜排出。这时，整个分娩过程就宣告结束了。

开心乐园

某生上课时睡觉，被老师发现。

老师："你为什么在上课时睡觉？"

某生："我没睡觉哇！"

老师："那你为什么闭上眼睛？"

某生："我在闭目沉思！"

老师："那你为什么直点头？"

某生："您刚才讲得很有道理！"

老师："那你为什么直流口水？"

某生："老师您说得津津有味！"

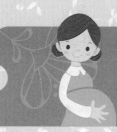

安心愉快分娩，减轻阵痛

❤ 巧用"拉梅兹"分娩呼吸法

拉梅兹分娩呼吸法也称为心理预防式的分娩准备法，它强调分娩是一种正常、自然、健康的过程。

❤ 胸部呼吸法

准妈妈鼻子深吸一口气，随着子宫的收缩就开始吸气、吐气，这样反复进行，直到阵痛停止才恢复正常呼吸。应用在产妇分娩开始的时候。

❤ 嘻嘻轻浅呼吸法

首先，准妈妈的身体完全放松，用嘴吸入一小口空气，保持轻浅的呼吸，使吸入及吐出的气量相等，完全用嘴呼吸，就像发出"嘻嘻"的声音一样。此法应用在胎儿一面转动，一面慢慢由产道下来的时候开始。

❤ 喘息呼吸法

这个呼吸法感觉就像在吹气球，先深吸一口气，接着快速做4～6次的短呼气，比嘻嘻轻浅式呼吸还要更浅。此法应用于产程最

激烈、最难控制的阶段了，这个阶段胎儿马上就要临盆了。

❤ 哈气法呼吸

阵痛开始的时候，准妈妈可以先深吸一口气，接着再短而有力地哈气，浅吐1次、2次、3次、4次，接着大大地吐出所有的"气"，这就像在吹一个很费劲的东西。此法用于第二产程。

❤ 用力推

准妈妈下巴前缩，略抬头，用力使肺部的空气压向下腹部，要求完全放松骨盆肌肉。需要换气时，要保持原有姿势，马上把气呼出，同时又要马上吸满一口气，继续憋气和用力，直到宝宝娩出。此法应用于宫口全开时。

分娩到底是怎么一种疼

很多准妈妈一想到孩子出生就满脸幸福，但随之而来的那一关——分娩，却让准妈妈提心吊胆，到底疼不疼啊，有多疼？

一种幸福的疼痛

有一首诗这样写：值得用疼痛来纪念的，只有生命。分娩痛绝对是可以忍受的，人类几千年繁衍下来，宫缩痛和下坠感是提醒你马上就要和宝宝见面了，骄傲与激动应该先占上风。

听听过来人怎么说

现在都有无痛分娩，可以减轻疼痛，当然了，即使这样也是痛的。我的感觉是比平时痛经要痛上两三倍。不过脑子里想着宝宝也在努力，这些痛也就没什么了。

——桐妮妈妈

宫缩痛是一阵一阵的，疼的时候真疼，疼过去了就像一点事儿都没有一样。

——那迪妈妈

现在不少人选择剖宫产，顺产是生的时候痛，生完就好了。剖宫产痛的时间长，要一两天，并且恢复时间长，说不痛那是骗人的，都很痛，不过当看到宝宝的时候，多痛都值得。

——柳柳妈妈

我觉得分娩的痛是可以忍受的，只要想着很快可以见到宝宝了，疼痛就会减轻。

——思思妈妈

我是剖宫产的，生的时候一点感觉都没有，感觉像有支笔在肚皮上写字。但麻醉过了会疼，疼了三四天呢。　　——楠楠妈妈

生产并不是只有分娩的时候痛。以前看电影好像生完了就没事了，没那回事的，生完了还要疼上一两天，有点心理准备比较好。

——爱珂妈妈

实际上生完孩子的痛要比分娩时更难以忍受。会阴切开术真的很痛！但看见宝宝，就忘了！　　——豆豆妈妈

我听过这么一个比方：如果用刀把手心划一道口子的疼痛是9分痛，女人生孩子就是9.7分痛。

——贝贝妈妈

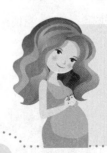

♥ 特|别|提|示　TIPS

我们一定要相信，那种幸福的疼痛感会让你感动一生，男人永远没有机会享受这些。

💙 缓解阵痛有妙招

每位准妈妈都想找到减轻阵痛的良方。但是阵痛是无法避免的，这也是妈妈最为伟大的地方，"明知山有虎，偏上虎山行"，现在向大家推荐几种方法可以缓解一下宫缩带来的阵痛。

💙 放松，再放松

初次生产的准妈妈的子宫口开得比较慢，宫口完全打开需要十几个小时。准妈妈可以适当活动，也可以和陪床的丈夫聊聊天，消除紧张情绪。实际上精神放松的妈妈，感到的疼痛也就最轻。如果妈妈精神不紧张，她就不感到害怕。

💙 呼吸要调节

调节好呼吸，是保持放松的重要条件。运用我们前面所说的，不同产程运用不同的呼吸技巧。无论准妈妈是采取喘气还是深呼吸的方法，只要把注意力放在呼吸上，准妈妈就会找到放松的感觉。

💙 适当活动一下

当阵痛总是很微弱而不变强时，可以活动活动身体，在医院的走廊里散步等都能使阵痛减弱，也可以促进分娩的进程，协助宝宝尽快与你见面。

💙 按摩有效果

在准妈妈阵痛期间，准爸爸在旁边为准妈妈按摩足部或者手部，不仅可以分散准妈妈的注意力，放松妈妈的紧张情绪，而且也有助于准妈妈舒缓分娩前的阵痛。

💙 学会正确用力

如果准妈妈会用力，可以大大缩短产程，使宝宝尽快娩出。分娩过程中，准妈妈可将注意力集中在产道或阴道，收下颌，然后看着自己的肚脐，使身体不要向后仰，否则会使不上劲儿。在用力过程中，尽量分开双膝，脚掌稳稳地踩在脚踏板上，用脚后跟用力；用双手紧紧抓住产床的把手，像摇船桨那样，朝自己身边提。

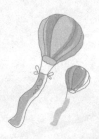